Smoothie

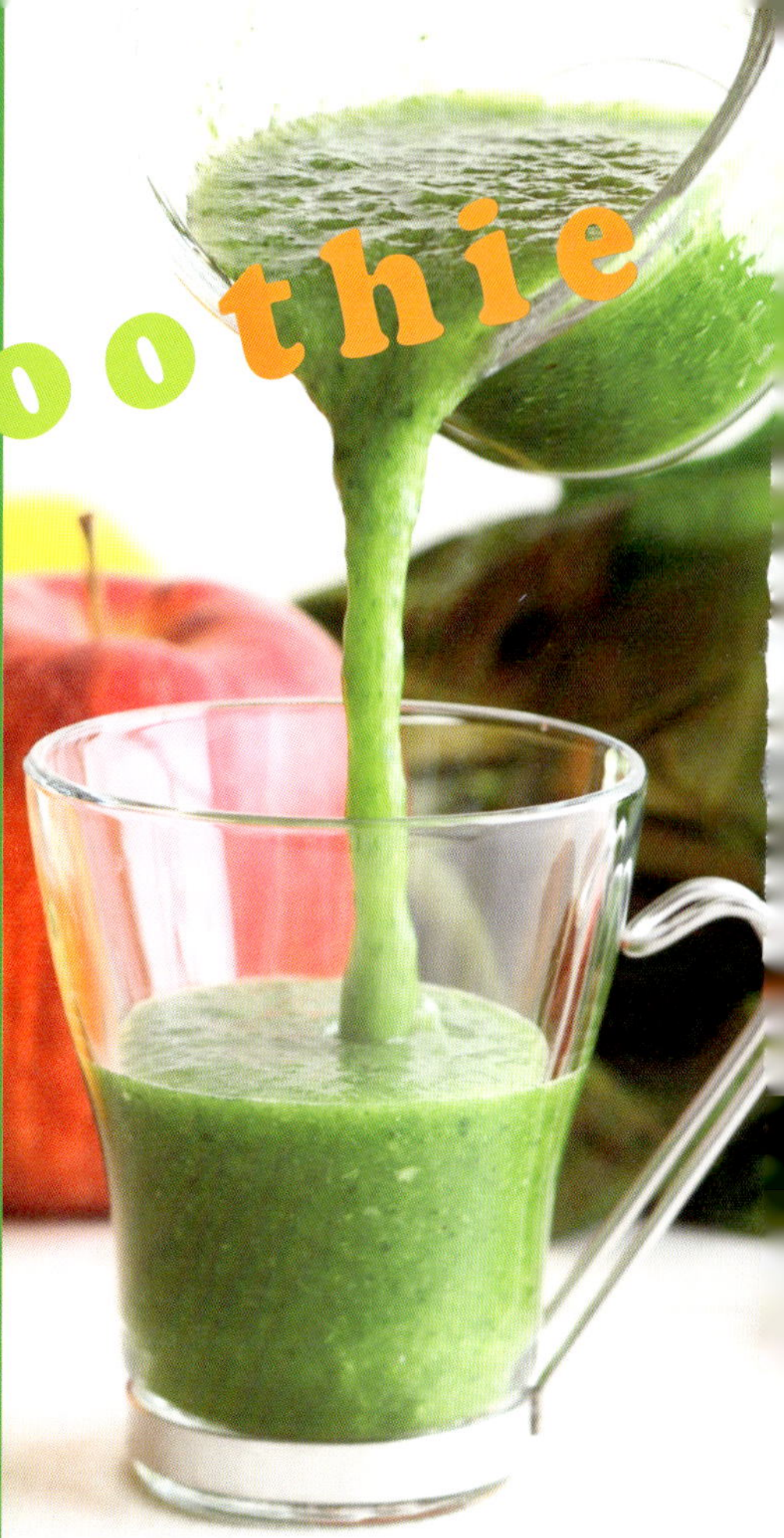

キレイにやせる！

糖質オフスムージー

糖尿病・アンチエイジング専門医
牧田善二

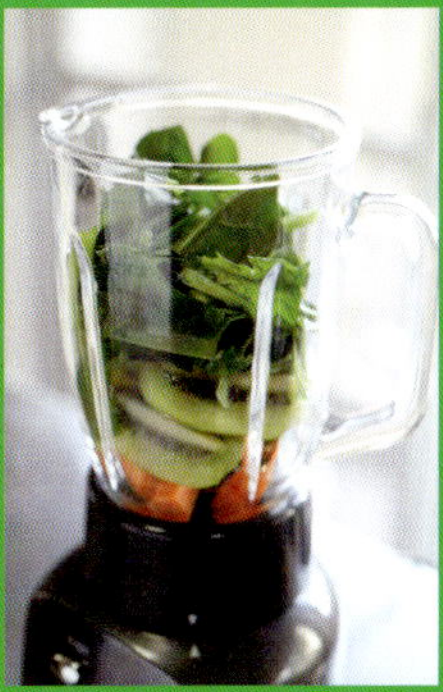

新星出版社

Prologue

はじめに

女性のほとんどが年齢を問わずに「もう少しやせていたらいいのになあ」と思っているでしょう。メディアでも頻繁にさまざまなダイエット方法が紹介されています。そしてダイエットを始めようととりあえず流行っているものをやってみても、一つの食品に頼ったり、極度なカロリー制限をしたり、ハードすぎる運動だったりして、どれも続けられず、結局はリバウンドしてしまったという経験を持っている方も多いと思います。

　ダイエットをすると肌が荒れてしまったり、疲れやすくなったり、体調を崩しやすくなる方もいるでしょう。結果、月経が止まってしまうようなこともあるかもしれません。糖質の摂取量を制限するだけの糖質オフのダイエットでは、そういった心配はいりません。さらに糖質オフはエイジングの原因であるＡＧＥの生成を防ぐことも可能ですので「やせて、キレイになる」が実現できるのです。

本書では、健康食として女性に人気のスムージーに注目し、スムージーの糖質を20グラム以内に制限しました。朝食をこの糖質オフスムージーに替えるだけで、健康を損なうことなく、ダイエットを手軽に始められて、確実にやせることができます。

やせることは、ただ見かけがよくなるだけではなく、健康を維持するうえで最も大切なことです。糖尿病、高脂血症、高血圧、ガンなどの将来の病気を予防するうえでも重要です。太っていて長生きはできません。本書で、安定したリバウンドのない体重管理をして、ぜひ健康的な生活を送ってください。そしてご自身だけでなく、パートナーや家族の健康にもぜひ役立ててもらえればと思います。

AGE牧田クリニック　院長

牧田善二

糖質オフスムージーはこんな人におすすめ！

ダイエットなんてリバウンドしてしまうし、みんな同じでは？

忙しいしダイエット食を作るのなんて面倒！

糖質オフスムージーはそう思っている人にこそ最適なダイエット食。

朝食を糖質オフスムージーに替えるだけで、きちんとダイエット効果を得られます。

ダイエットをしても体重が減らない

脂肪の原因は糖質（→P22）。

これを踏まえていないと、どんなにダイエットをしても理想の体型には近づけません。

脂肪は、過剰に摂取した糖質が体内で消費されずに余ってしまい蓄えられたもの。

糖質の摂取量を制限すると、体内の脂肪を燃やしてエネルギーにするので、自然とやせられます。

すぐにリバウンドしてしまう

必要最低限の糖質を摂っていれば新しい脂肪は作られないのでリバウンドはしません。

さらに糖質オフスムージーを飲み続けると基礎代謝量が上がるので、やせやすい体が作られます。

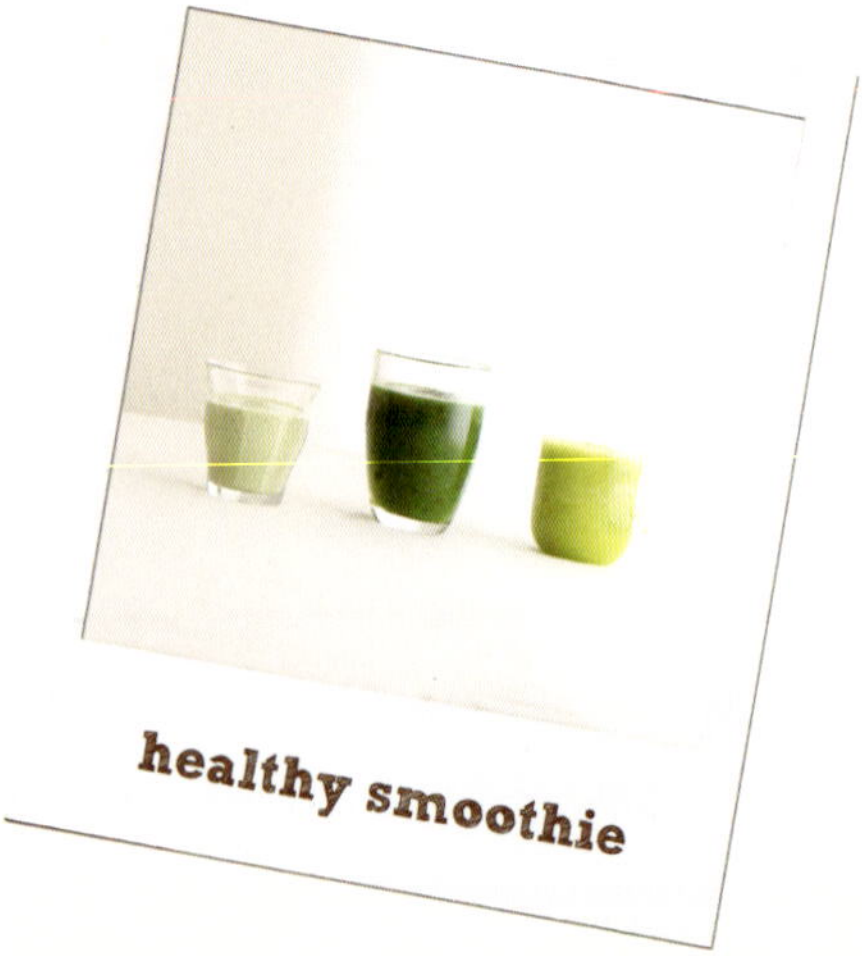

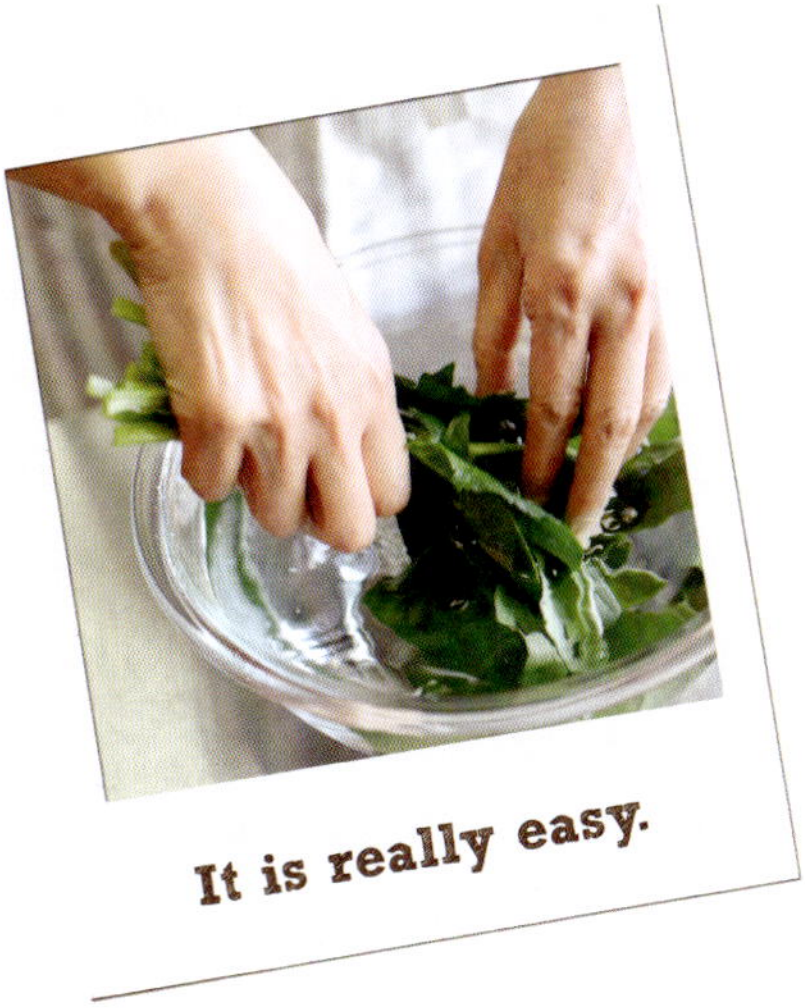

忙しくて時間がないし、料理が苦手

スムージーはミキサーと野菜や果物があれば、
あっという間にできてしまう
手軽で簡単なダイエット食。
たくさんの材料をそろえる
必要がありませんし、
調理の手間もかかりません。
本書のレシピでコツをつかめれば、
オリジナルのスムージーも作れます。

ハードな運動をするダイエットは面倒

ハードな運動は、運動が苦手な人にとっては
ハードルが高いダイエット法。
続かなくて効果を得る前に
やめてしまう人がほとんどでしょう。
まずは糖質オフスムージーで
脂肪を減らすことから始めてみましょう。
体が軽くなると自然とアクティブになるので、
そこから適度な運動を取り入れるのもおすすめです。

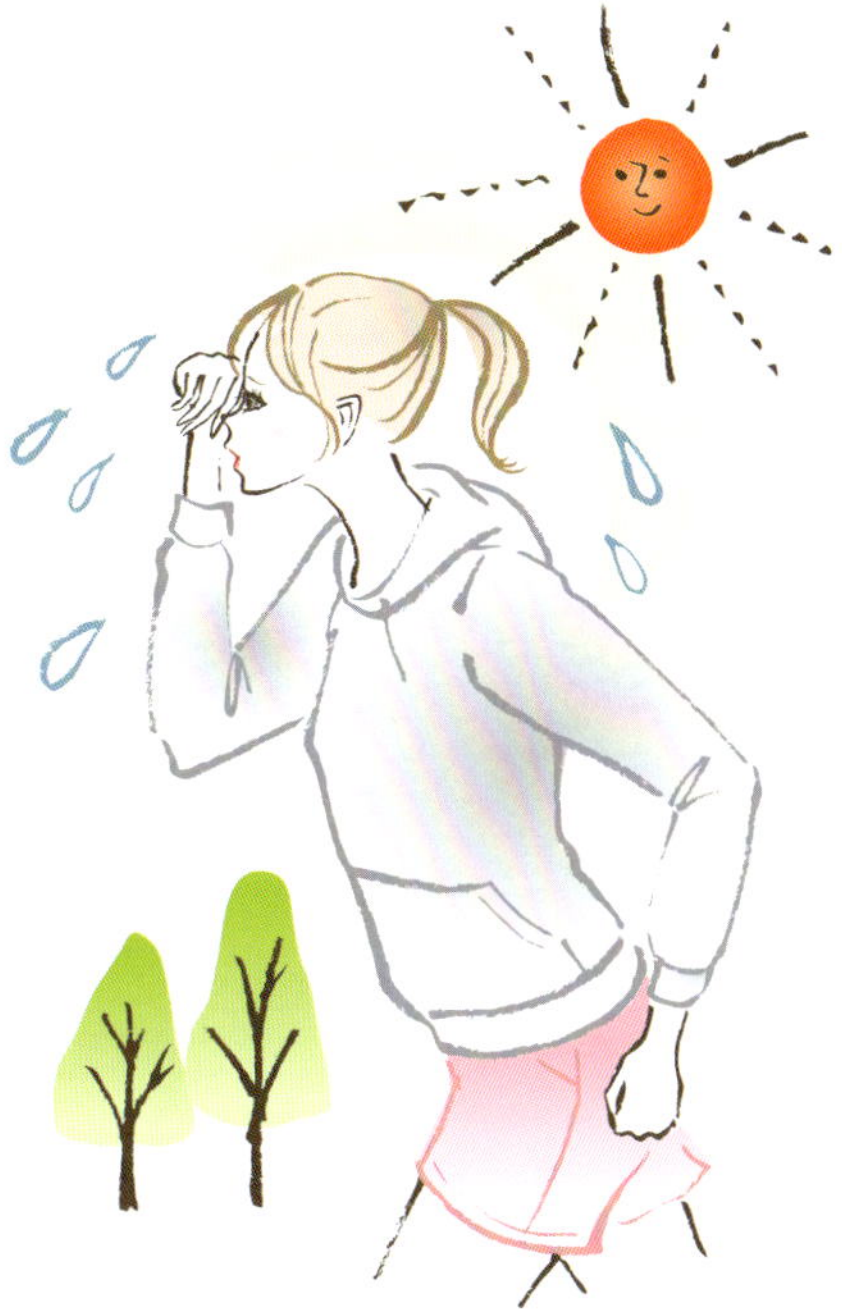

ダイエットをすると疲れやすくて風邪をひきやすい

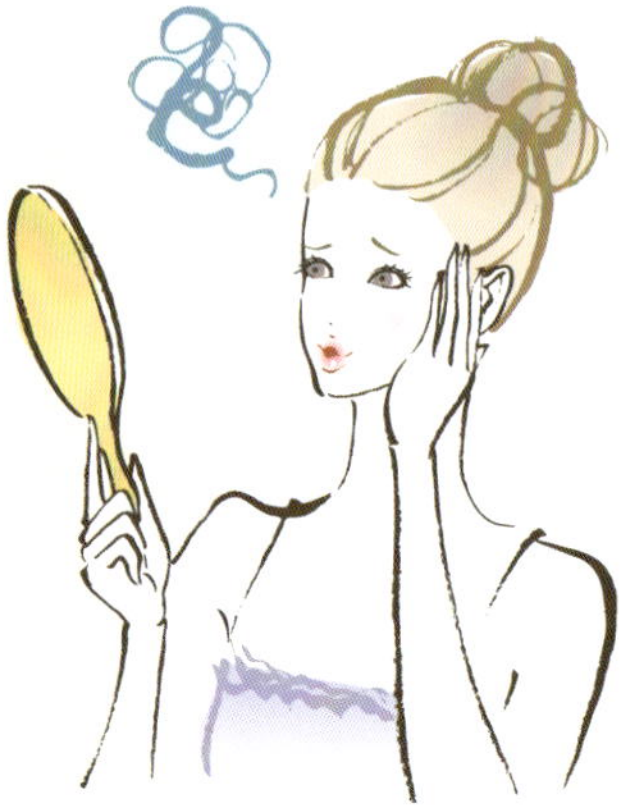

単品だけに偏ったダイエットや
極端にカロリーを制限するダイエットでは、
摂取する栄養素に偏りが出て、
体内の免疫力を低下させてしまいます。
結果、疲れやすくなったり、
すぐに風邪をひいたり、治りにくくなったり。
糖質オフスムージーは糖質の摂取量を制限するだけ。
昼食や夕食の制限もないので、
体が必要とする栄養素はきちんと摂れます。

ダイエットをすると肌がボロボロになってしまう

肌がボロボロになってしまうのも、
極端なダイエットをしてしまうから。
糖質オフスムージーは肌にハリや潤いを与える
ビタミン類が豊富。たっぷり含まれる食物繊維は
腸のデトックスにもなるので、
細胞の新陳代謝も促してくれます。
また、糖質オフは肌のエイジングを
防止する効果（→P26）が期待できます。

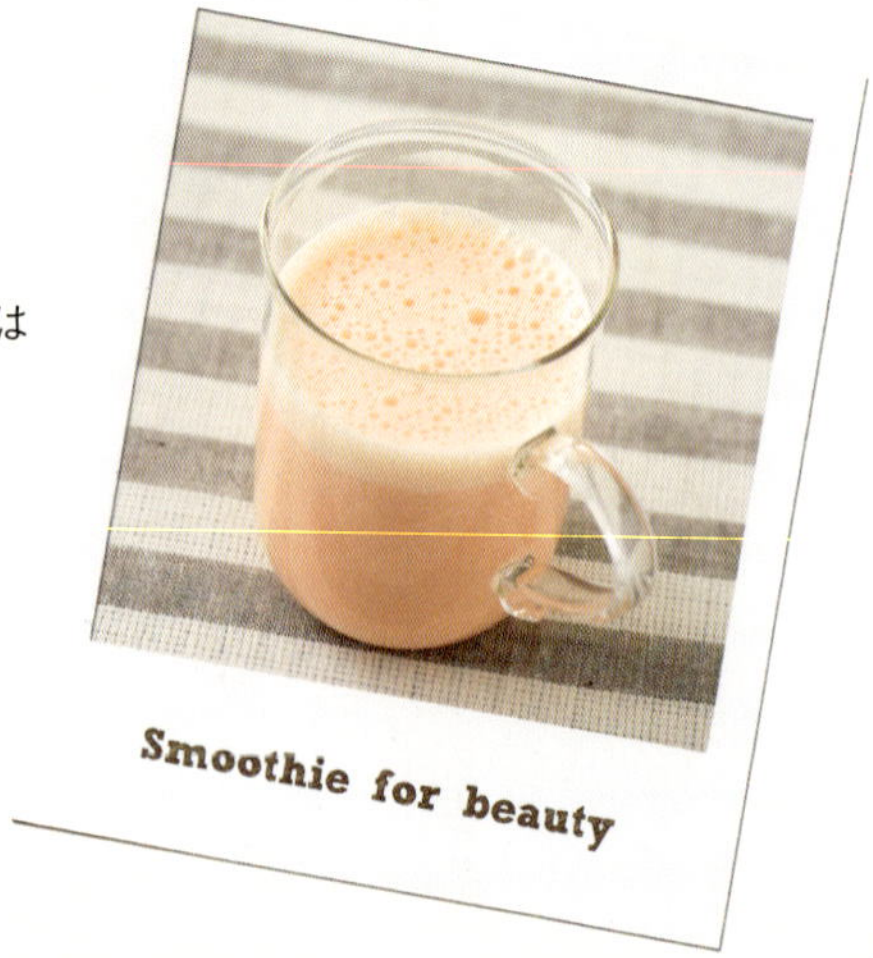

ダイエットのこれまでの悩みも
解決してくれる糖質オフスムージー。
さっそく始めてみましょう！

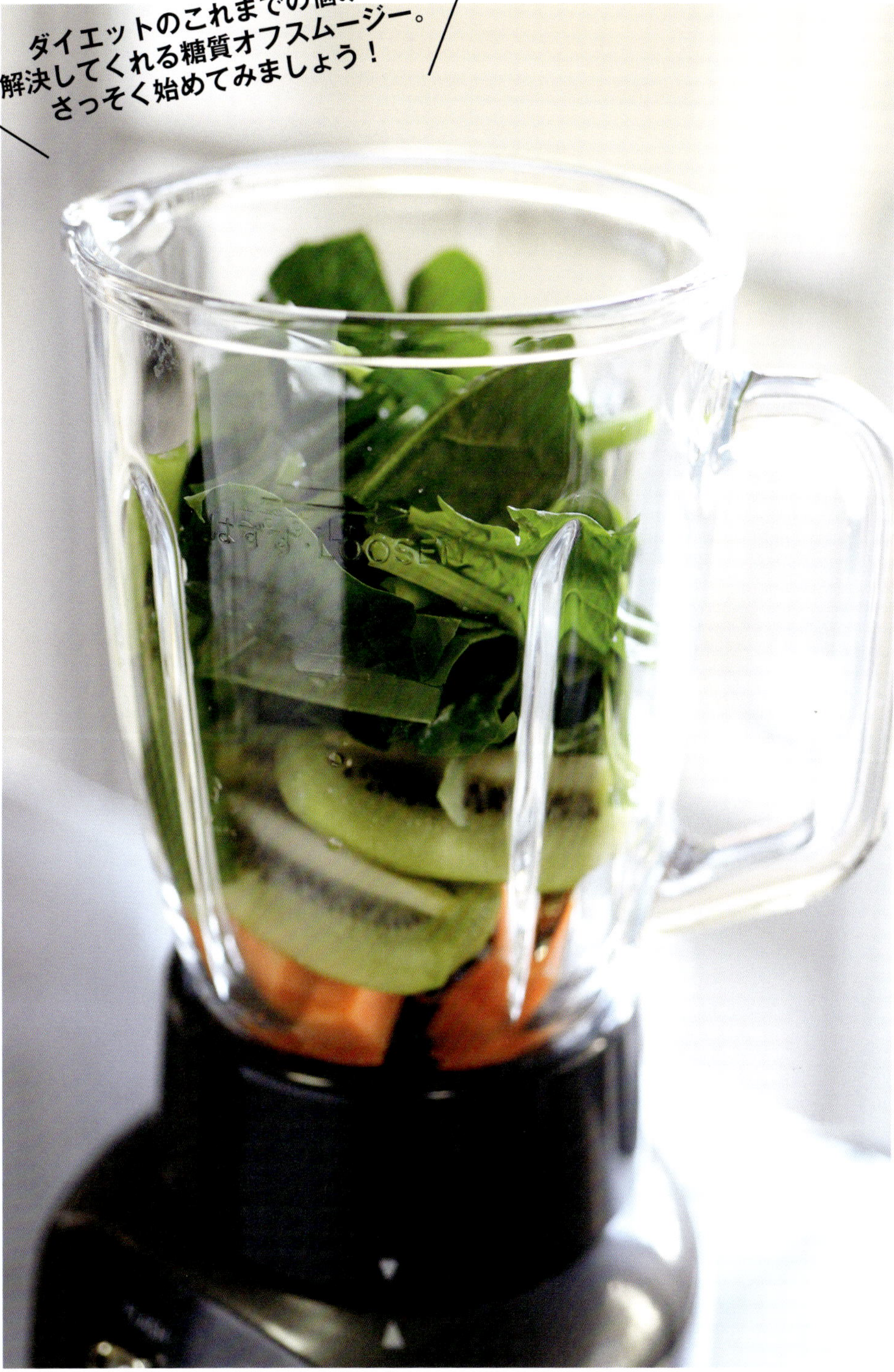

contents

はじめに……2
糖質オフスムージーはこんな人におすすめ！……4
本書の使い方……10

PART 1
糖質オフスムージーの秘密

糖質オフスムージーならやせてキレイになれる！……12
糖質オフで楽にやせる！……20
糖質のしくみを知ろう……22
糖化を防いできれいな肌をキープ……26
スムージーの基本の作り方……30
食材の保存方法……36

PART 2
糖質オフスムージーのレシピ

● ほうれん草の糖質オフレシピ……38

01 ほうれん草＋レタス＋トマト……40
02 ほうれん草＋バナナ＋牛乳……41
03 ほうれん草＋キャベツ＋パイナップル……41
04 ほうれん草＋にんじん＋キウイ……42
05 ほうれん草＋ピーマン＋グレープフルーツ……42
06 ほうれん草＋しょうが＋ヨーグルト……43
07 ほうれん草＋白菜＋オレンジ……44
08 ほうれん草＋かぶ＋アーモンド……44
09 ほうれん草＋白菜＋ハチミツ＋ごま……45
10 ほうれん草＋キャベツ＋リンゴ＋くるみ……45

● キャベツの糖質オフレシピ……46

01 キャベツ＋セロリ＋モロヘイヤ＋レモン……48
02 キャベツ＋パプリカ＋パイナップル……49
03 キャベツ＋水菜＋ブルーベリー……49
04 キャベツ＋しょうが＋ヨーグルト……50
05 キャベツ＋ルッコラ＋グレープフルーツ……50
06 キャベツ＋パセリ＋ハチミツ＋レモン……51
07 キャベツ＋ピーマン＋キウイ……52
08 キャベツ＋ブロッコリー＋オレンジ……52
09 キャベツ＋ミント＋イチゴ……53
10 キャベツ＋ミックスリーフ＋トマト……53

● セロリの糖質オフレシピ……54

01 セロリ＋ルッコラ＋オレンジ……56
02 セロリ＋パセリ＋パイナップル……57
03 セロリ＋きゅうり＋ブルーベリー……57
04 セロリ＋ブロッコリー＋ヨーグルト……58
05 セロリ＋レタス＋イチゴ……58
06 セロリ＋リンゴ＋牛乳……59
07 セロリ＋サラダ菜＋メロン……60
08 セロリ＋パプリカ＋トマト＋レモン……60
09 セロリ＋かぶ＋にんじん＋リンゴ……61
10 セロリ＋おかひじき＋キウイ……61

● 小松菜の糖質オフレシピ……62

01 小松菜＋しょうが＋ハチミツ＋牛乳……64
02 小松菜＋レタス＋キウイ……65
03 小松菜＋トマト＋オレンジ……65
04 小松菜＋白菜＋リンゴ……66
05 小松菜＋かぶ＋バナナ……66
06 小松菜＋キャベツ＋ピーマン＋オレンジ……67
07 小松菜＋セロリ＋にんじん＋ハチミツ＋レモン……68
08 小松菜＋白菜＋ヨーグルト＋ごま……68
09 小松菜＋きゅうり＋グレープフルーツ……69
10 小松菜＋大根＋リンゴ……69

● アボカドの糖質オフレシピ……70

01 アボカド＋きゅうり＋ブルーベリー……72
02 アボカド＋チンゲン菜＋リンゴ……73
03 アボカド＋クレソン＋きなこ＋牛乳……73
04 アボカド＋キャベツ＋パイナップル……74
05 アボカド＋スプラウト＋レモン……74
06 アボカド＋かぶ＋グレープフルーツ＋バジル……75
07 アボカド＋白菜＋大葉＋ヨーグルト……76
08 アボカド＋レタス＋キウイ……76
09 アボカド＋ブロッコリー＋オレンジ……77
10 アボカド＋セロリ＋キャベツ＋梅干……77

● 豆乳の糖質オフレシピ……78

01 豆乳＋パプリカ＋イチゴ……80
02 豆乳＋クレソン＋グレープフルーツ……81
03 豆乳＋パパイヤ＋パセリ……81
04 豆乳＋ブルーベリー＋きゅうり＋ミント……82
05 豆乳＋かぼちゃ＋パプリカ……82
06 豆乳＋小松菜＋水菜＋きなこ……83
07 豆乳＋ブロッコリー＋白菜……84
08 豆乳＋にんじん＋しょうが……84
09 豆乳＋きゅうり＋ピーマン……85
10 豆乳＋春菊＋キャベツ＋ごま……85

Column 体重がなかなか減らないときは？……86

PART 3
毎食の糖質オフでダイエット効果UP

毎食の糖質オフでダイエット効果を上げる……90
糖質オフダイエットのルール……92
糖質オフの食べ方強化プログラム……94
糖質オフの食材をチェックしよう！……100

おわりに ……110

本書の使い方

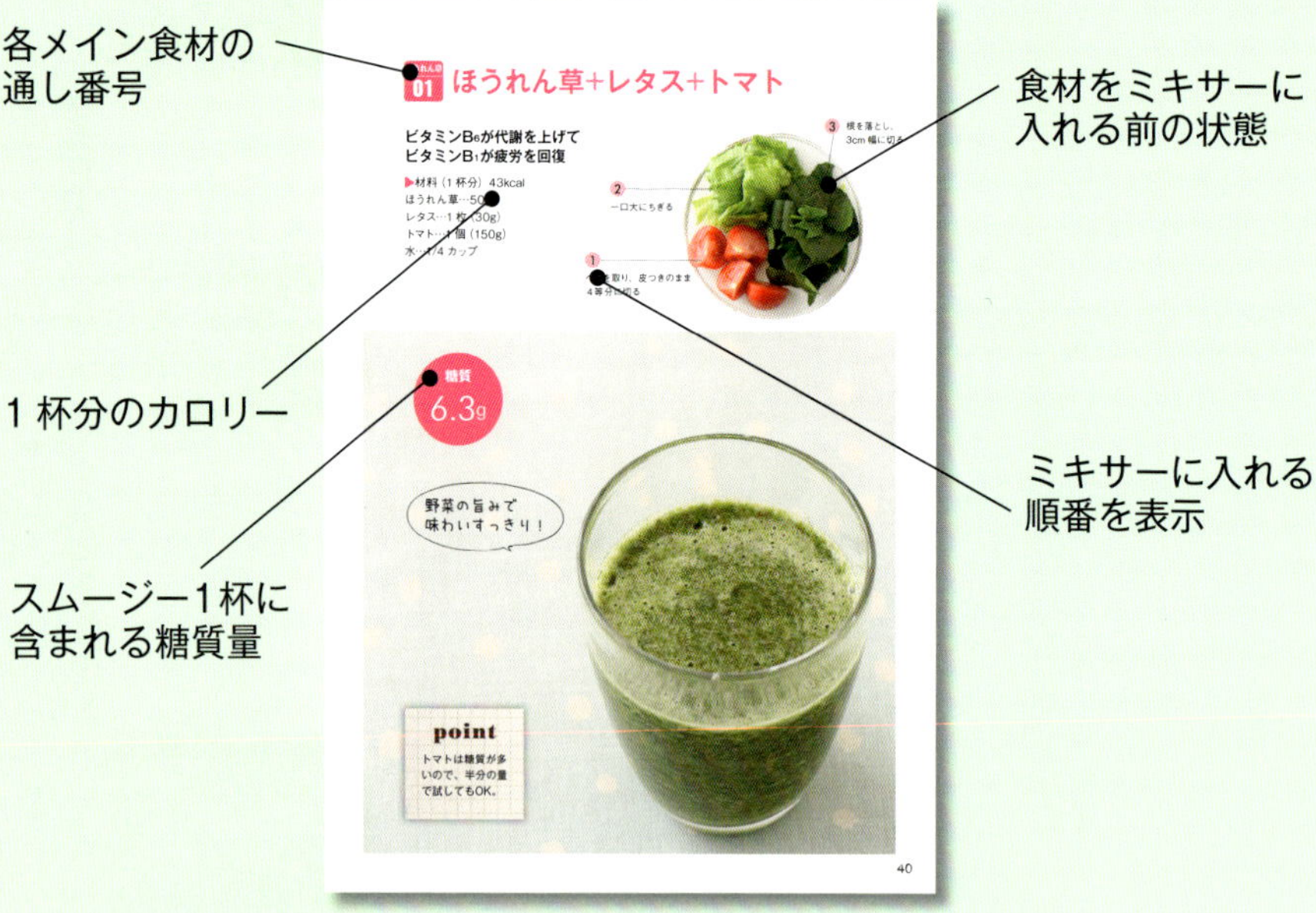
各メイン食材の通し番号
01
ほうれん草+レタス+トマト
ビタミンB6が代謝を上げて
ビタミンB1が疲労を回復
▶材料（1杯分）43kcal
ほうれん草…50
トマト…1個（150g）
3 根を落とし、3cm幅に切る
2 一口大にちぎる
1 皮つきのまま
食材をミキサーに入れる前の状態
1杯分のカロリー
糖質 6.3g
野菜の旨みで味わいすっきり！
ミキサーに入れる順番を表示
スムージー1杯に含まれる糖質量
point
トマトは糖質が多いので、半分の量で試してもOK。
40

レシピ表記について

・レシピはすべて1杯分です。1杯のスムージー量は300cc前後にしています。
・1カップ=200ccで計算しています。
・レシピ材料の個数表示は食材によって違いがありますので、重量を目安に作ってください。
・レシピで使用する食材はきれいに洗ってから使用してください。
・ミキサーは機種によって違いがありますので、お持ちの取り扱い説明書をご参照ください。
・本書に書かれている効果、効能はあくまで期待できる範囲内です。効果には個人差があります。

PART 1

糖質オフ
スムージーの
秘密

体に脂肪が溜まる原因は「糖質」。
朝食を簡単ダイエット食の
糖質オフスムージーに替えるだけで
体のラインがすっきりしていきます。

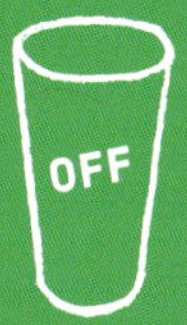

SMOOTHIE

糖質オフスムージーなら やせてキレイになれる！

**やせるだけでなく、キレイになれる――
それは、糖質の量を制限することと、
生の野菜や果物の力を借りることで実現できます。**

糖質20グラム以下のスムージーはやせる！

糖質オフスムージーとは、1杯の糖質量を20グラム以下に抑えたスムージーのこと。葉物を中心とした糖質の少ない食材に、果物などの甘味を加えてミキサーで撹拌するだけの、簡単な飲み物です。

多くの人がカロリーの過剰摂取が太る原因だと思っているようですが、それは間違い。糖質を過剰に摂取することによって、余った糖質が脂肪に変わるためです(→P22)。

スムージーでも、糖質の多い果物を多く加えれば太ってしまいます。まずは朝食を糖質オフスムージーに替えてみてください。糖質を制限しながら野菜や果物の栄養素を摂り入れられ、無理なくキレイにやせることができます。

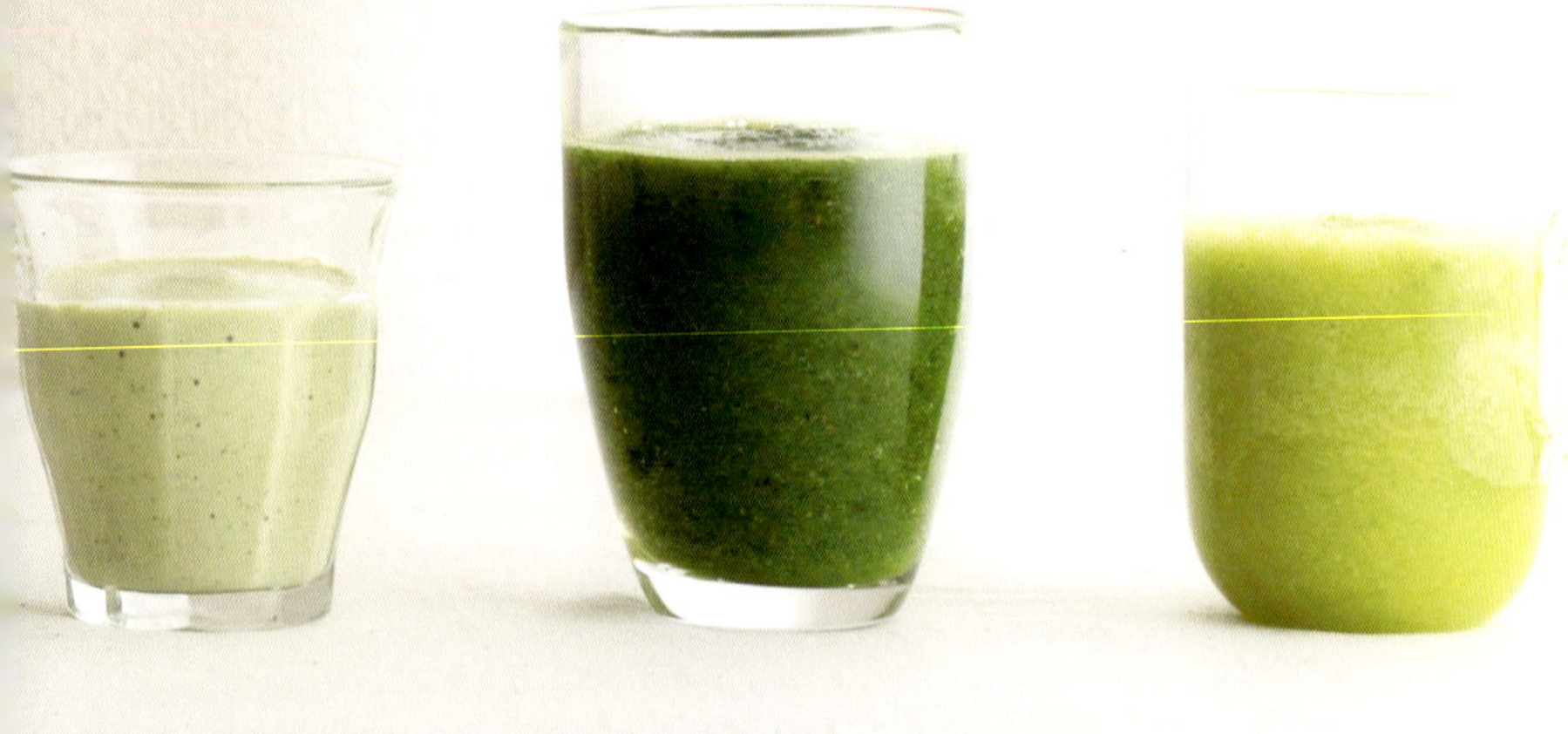

肌荒れせず、リバウンドしない

ダイエットを始めると、体重の減少よりも先に、肌荒れがひどくなっていくのを感じることはありませんか？

それだけでなく、極端なダイエット方法に走って無理を重ねることで、栄養が不足して免疫力が落ちたり、疲れやすくなったり、貧血を起こしたりする人がいます。そして、空腹感に耐えるダイエットを続けた結果、すぐにリバウンドしてしまうという経験を持つ人も多いでしょう。

糖質オフスムージーのダイエットでは、これらの心配が必要なくなります。

糖質オフで余計な脂肪を落とし、体の機能が正常化すると、基礎代謝量が上がり、やせやすい体が作られてきます。

そのうえ生の野菜や果物が持つ酵素は、体内の消化活動を助けてくれるので、胃腸に負担がかかりません。さらに食物繊維が腸内をデトックスしてくれるので、細胞の新陳代謝がスムーズになり、エイジングを防ぐことができます。

野菜や果物に含まれるビタミンCは美肌作りに欠かせない栄養素。また、過剰な糖質の摂取を防ぐと、体内のたんぱく質の糖化を防止し、肌のエイジングを防ぐことができます（→P26）。

糖質オフスムージーが、体のキレイを作りながらやせられるのはこのためです。

糖質オフスムージーの健康効果

1 自然とやせられる

体内に脂肪が蓄積するのは、摂り過ぎて余った糖質が脂肪に変わるため。エネルギー源である糖質を減らせば、糖質の代わりに余計な脂肪がエネルギー源となり燃焼され、自然とやせられます。まずは朝食を糖質オフスムージーに替えるだけなので、食べ物制限などの我慢をしなくていいのも魅力です。

2 栄養不足にならない

糖質オフスムージーは糖質の量を少なくするだけ。栄養素の消化吸収や細胞の修復に必要なビタミンやミネラルはきちんと摂ることができます。

3 リバウンドしない

余計な脂肪が落ちると体の機能がきちんとはたらき始めます。基礎代謝量がUPして、消費エネルギーも増やすことができます。栄養がきちんと吸収されて体内に行き渡るので、空腹感がなくなり、間食したり、過食したりすることがなくなります。

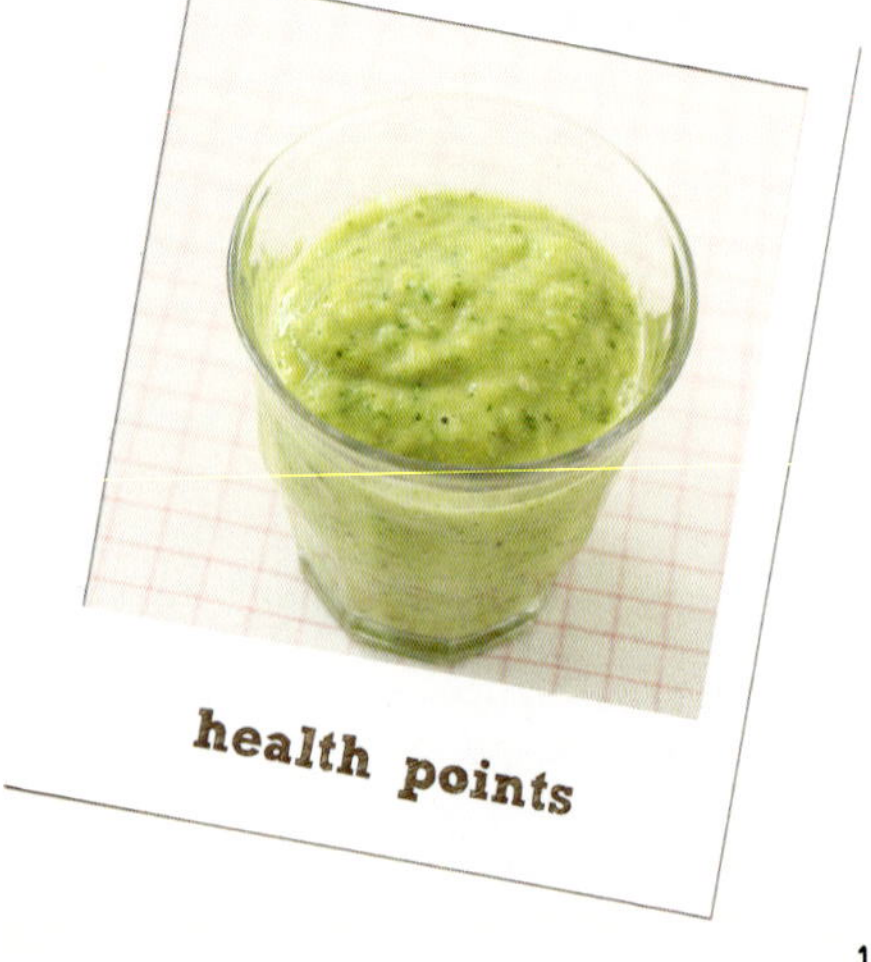

4 美肌をキープできる

野菜や果物に含まれるビタミン類は肌にハリや潤いを与え、皮膚表面へのメラニン色素の沈着をブロックし、皮膚の新陳代謝を促してくれます。また、糖質の過剰摂取を防ぐことで、シミやしわ、たるみの原因となるAGE（→P26）を予防することができます。

5 スッキリボディになる

体内の余分な水分を排出する野菜のミネラルは、むくみを解消してくれます。また糖質オフスムージーを飲み続けると代謝がよくなり、体内の老廃物の排出がスムーズになります。結果、自然とボディラインがスッキリとして、フェイスラインもシャープになります。

6 デトックスになる

食物繊維が豊富な糖質オフスムージー。食物繊維は腸の活動をサポートして、腸内の老廃物を排出し、環境を整えてくれます。便秘解消、美肌、体重の減少、むくみの改善などが期待できます。

7 疲労回復力がつく

野菜や果物の酵素は、人間の体内の消化酵素のはたらきを助けてくれます。胃腸にかかる負担が少なくなるので、エネルギーを無駄に使うことがありません。朝の目覚めがよくなり、疲れからの回復が早くなり、また疲れにくくなります。酵素は加熱すると壊れてしまうので、生の野菜や果物が材料の糖質オフスムージーは理想的な食事です。

普通のスムージーの違い

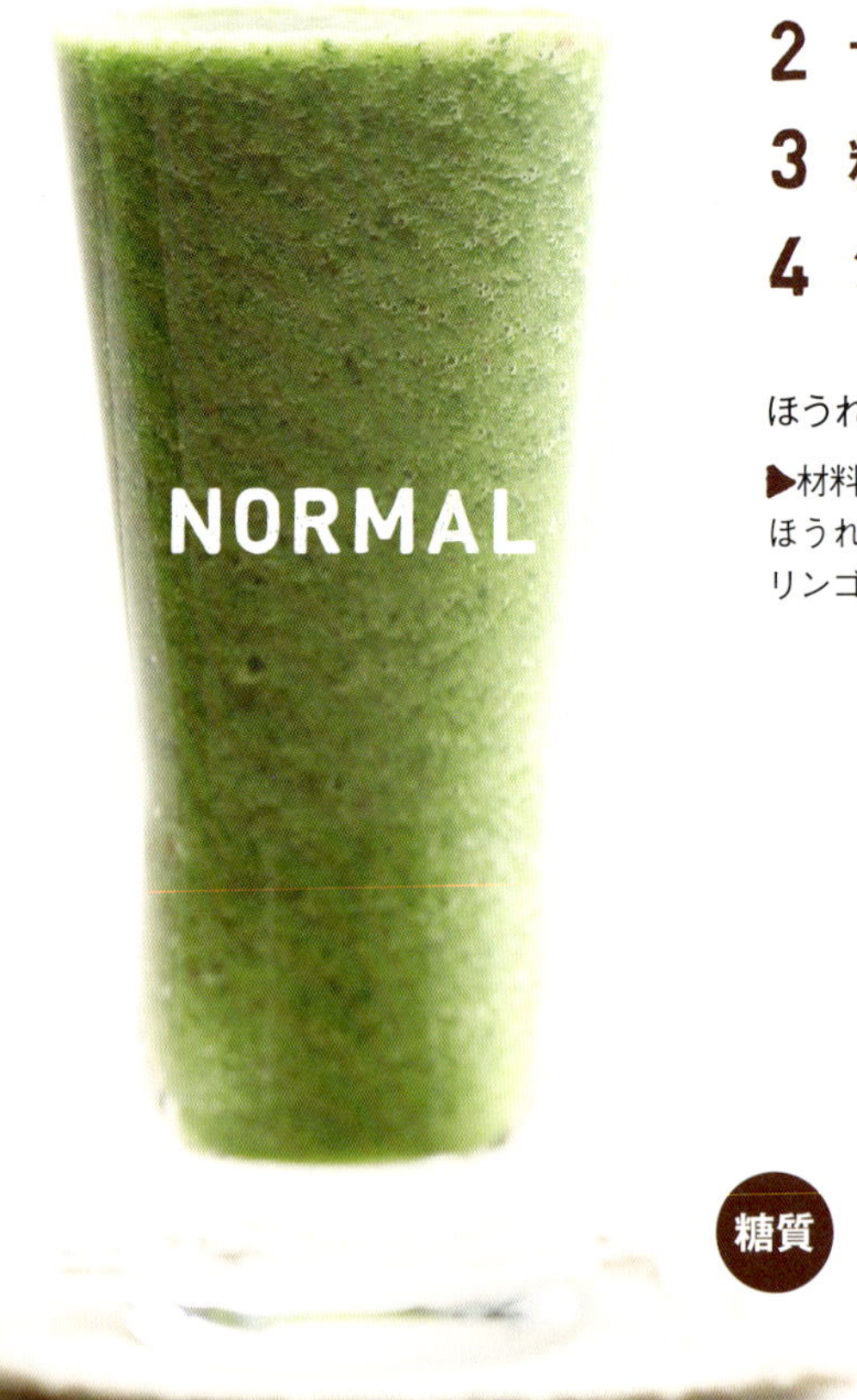

普通のスムージー

1 果物メインのものも多い
2 甘味が強い
3 糖質が多め
4 ジュース感覚で飲む

ほうれん草＋バナナ＋リンゴ＋オレンジ

▶材料（１杯分）
ほうれん草…50g、バナナ…１/２本（50g）、
リンゴ…１/４個（80g）、オレンジ…１/２個（100g）

96kcal

糖質 32.2g

糖質オフスムージーと

\ やせる！/

糖質オフスムージー

1 ほうれん草などの葉物が中心
2 すっきりとした甘味で飽きない
3 糖質が少ない
4 サラダ感覚で飲める

ほうれん草＋白菜＋オレンジ

▶材料（1杯分）
ほうれん草…50g、白菜…1／2 枚（40g）、
オレンジ…1／2個（100g）

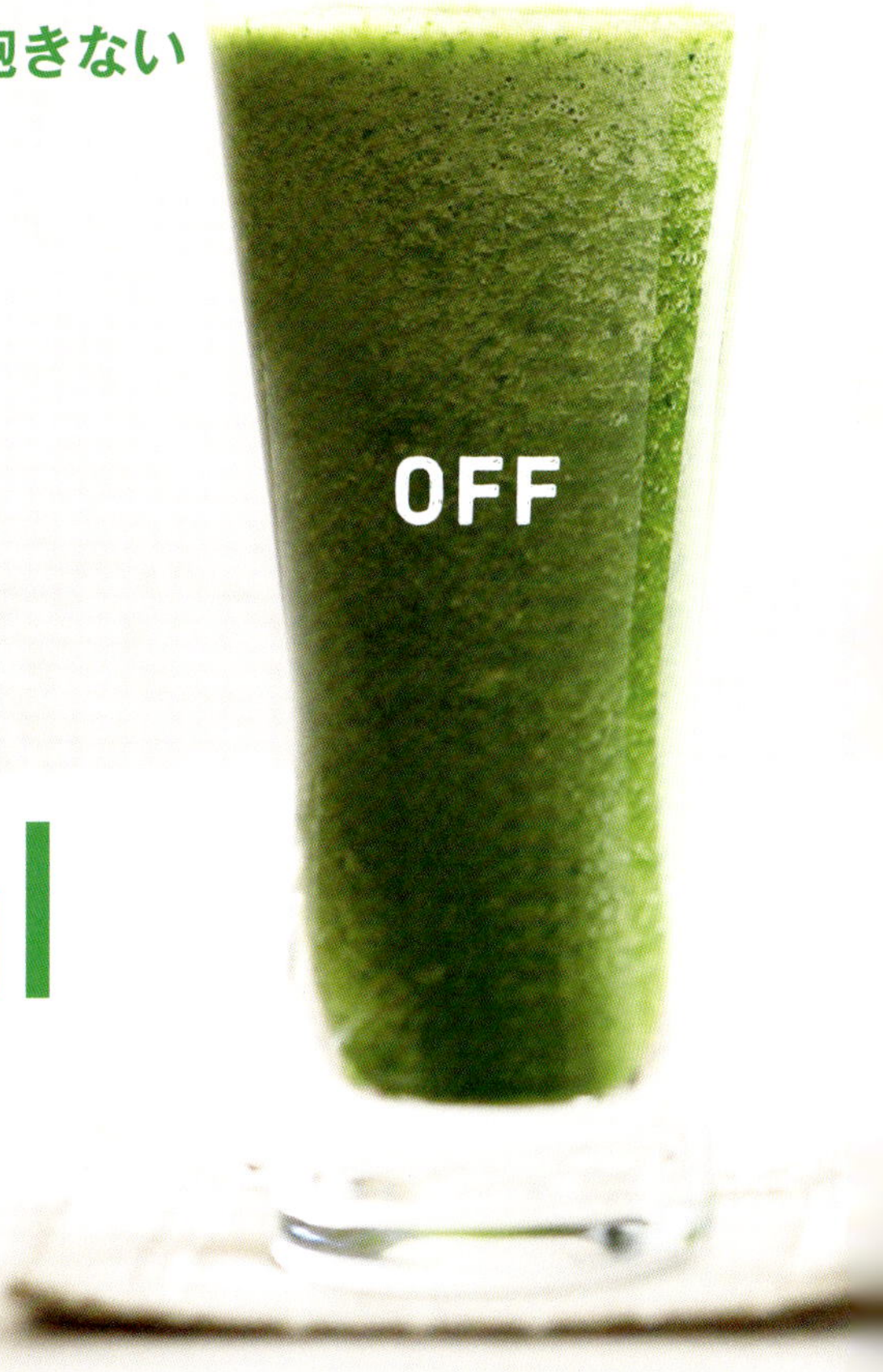

62kcal

糖質 11.8g

糖質オフ スムージー・ダイエットのルール

Rule

1 朝食の代わりに スムージーを飲む

糖質オフスムージーのダイエットでは、
スムージーが朝食になります。
昼食までの時間はしっかりあけるように
しましょう。腹持ちのよいスムージーを
飲むことで、全体の食事の量、
特に糖質の量が減り、
ダイエットの効果が上がります。

Rule

2 スムージーは 噛むように飲む

スムージーは食物繊維が豊富で粘度が
高いので、噛んで味わいながら
飲むことができます。噛むことによって
脳に刺激が伝わり、満腹信号となる
物質ヒスタミンが分泌されます。
この物質は食欲をコントロールする
だけでなく、内臓脂肪の分解を促してくれ、
体温を上げてエネルギー代謝を
活発にしてくれます。

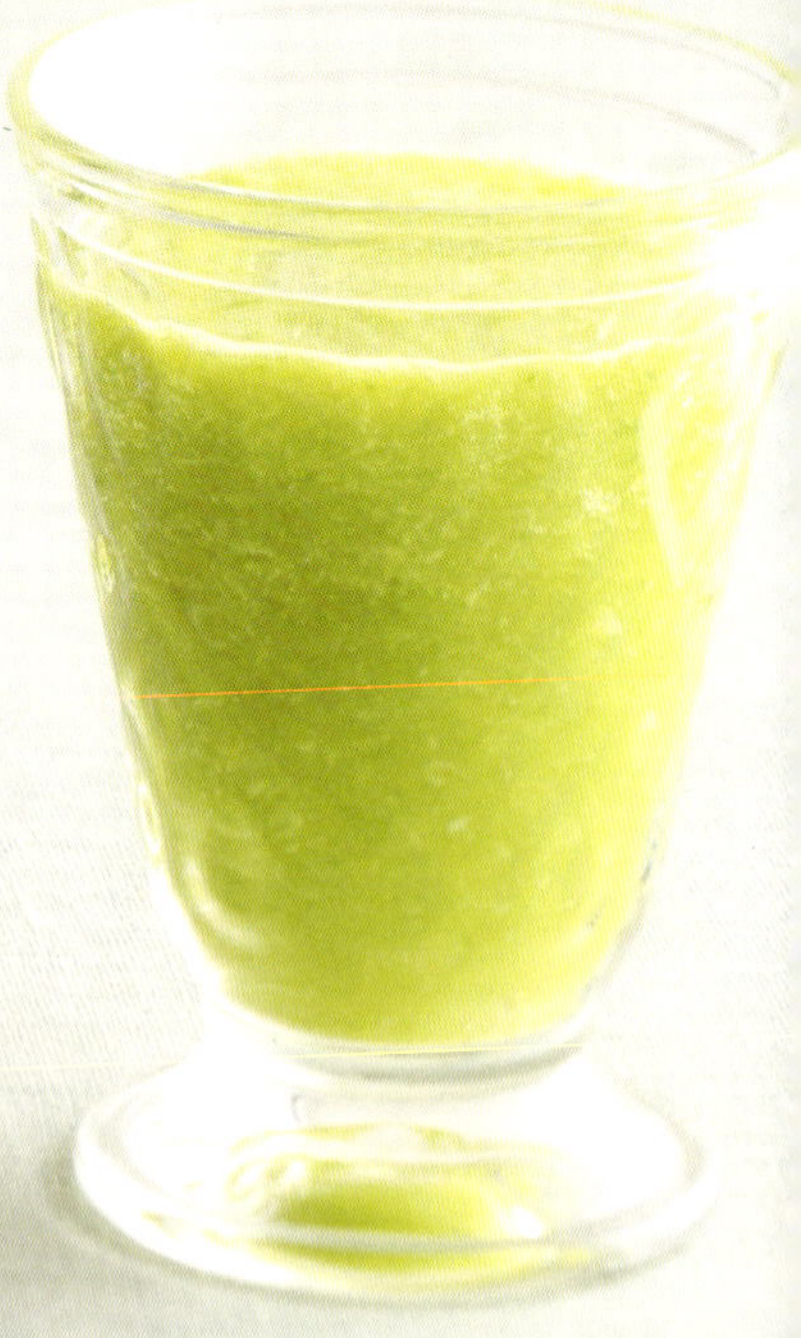

Rule

3 常温で飲む

冷たい飲み物は直後に体温が
下がってしまい、胃腸に負担をかけ、
基礎代謝量も落ちてしまいます。
冷蔵庫で保管していた野菜は
なるべく常温に戻してから使うのが
ベストです。水も常温のものを加えましょう。

Rule 4 できたてを飲む

作ってから時間が経過すると酸化が進んで
色が悪くなり、食物酵素も壊れて、栄養価が低下します。
食事ではなかなか摂ることができない栄養素の補給の
ためにも、飲む直前に作り、作り置きは避けましょう。

Rule 5 毎朝、継続して飲む

なるべく毎朝、継続して飲みましょう。
通常のスムージーでは果物を多用して
甘味に飽きることもありますが、
糖質オフスムージーは葉物がメインなので、
さっぱりとした甘味で飲み飽きません。

Rule 6 飲んだスムージーを記録する

ダイエット期間中は飲んだスムージーの
材料と、簡単な感想をメモしておきましょう。
好みの味を見つけられて、楽しく飽きずに続けられます。
オリジナルのスムージーを作る参考にもなります。

Rule 7 毎日、同じ時間に体重を測る

毎日記録することで体重の変化をいつも確かめることができます。
意識がダイエットに集中し、モチベーションも上がるので、
ダイエットのさらなる効果をサポートします。
体重は１日の中でも変動するので、毎日ほぼ同じ時間に
測るようにしましょう。

糖質オフで楽にやせる！

糖質オフは糖質の量を気にするだけの簡単ダイエット。特にスムージーは時間がない人でも気軽に始められます。まずは目標体重を設定して、スリムな体を目指しましょう。

カロリーではなく糖質を制限する

本書の糖質オフスムージーは、糖質の量が20グラム以下になっています。

糖質は摂り過ぎると、形を変えて脂肪として体内に蓄えられます（→P22）。ダイエットというと食事の摂取カロリーを控えたり、脂質を減らしたりする努力をしがちですが、これでは確実に脂肪を減らすことはできません。食事の中の糖質の量を減らせば、体内の余計な脂肪が優先的に燃やされるようになり、新たな脂肪がつきにくくなります。

ダイエットのためにはまず、朝食の糖質を減らすために、糖質オフスムージーを取り入れてください。自然と1日の糖質摂取量を減らすことができます。

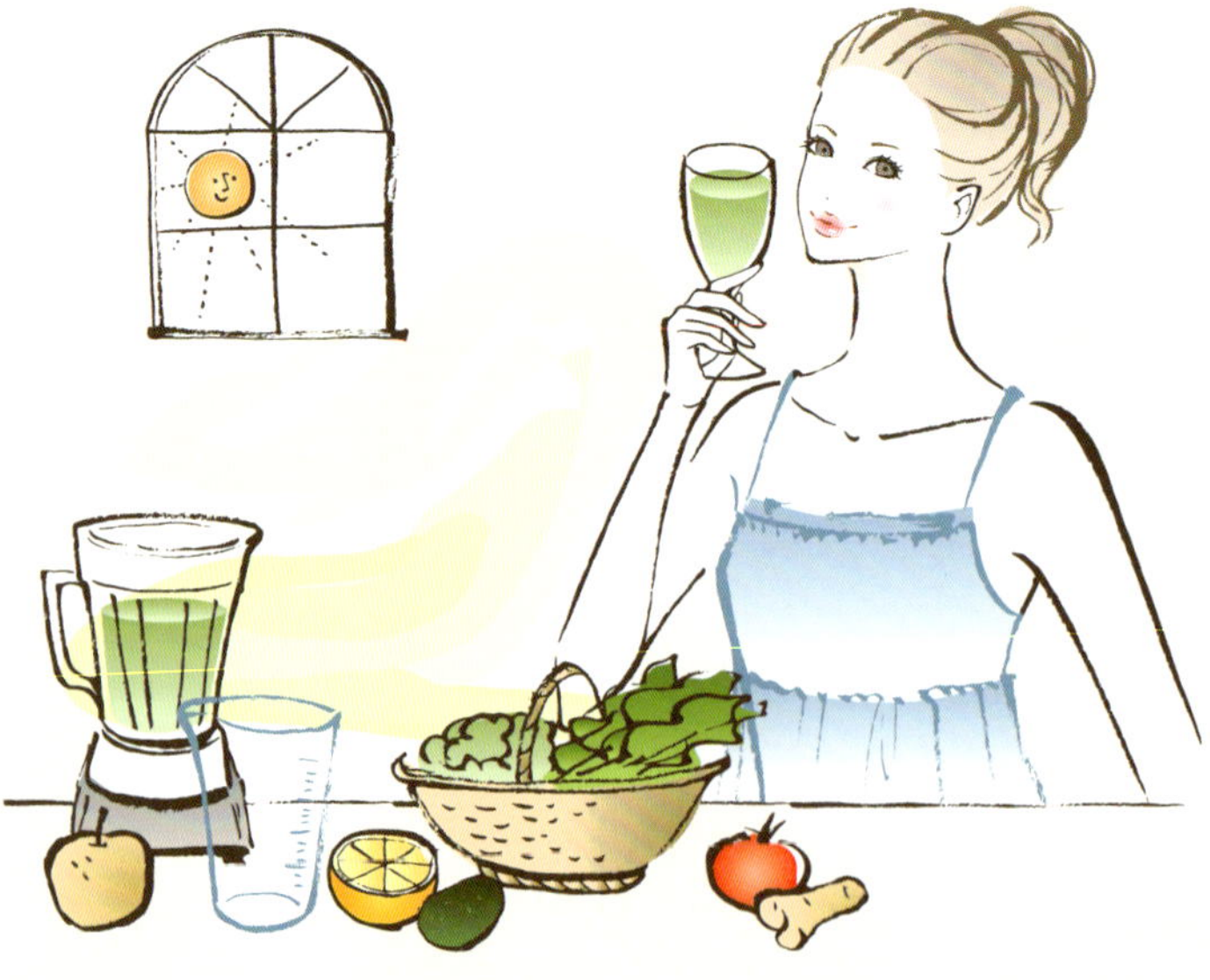

糖質オフスムージーは簡単ダイエット食

糖質の少ない食材は、野菜であれば葉物、それから大豆製品、肉、魚などがあげられます。

糖質オフスムージーでは、ほうれん草、小松菜、キャベツ、セロリ、アボガド、豆乳などをメイン食材にして、果物の量を調整することで、全体の糖質量を抑えています。

糖質を減らせばいいと言われても、何を食べたらいいかと考えてしまう人がほとんどだと思います。でも、朝食に糖質オフスムージーを飲めば、面倒な計算をする必要もなく、過度な我慢をすることもなく、確実に脂肪の減少を実現できます。

目標体重の設定方法

ダイエットのためにはまず目標体重を設定します。
毎日体重を測って記録しながら目標体重に近づきましょう。

STEP 1

現状の肥満度を確認。日本肥満学会では
BMI25以上を肥満としています。

BMI 指数＝体重(kg)÷(身長(m) ×身長(m))

⇩

STEP 2

標準体重はBMI22。
まずはこの数値を目指します。

標準体重＝身長(m) ×身長(m)×22

⇩

STEP 3

さらに健康的にほっそり美しくなりたい人は
美容体重を目指します。

美容体重＝身長(m) ×身長(m)×18～20

1カ月に1～2kgずつ
減らすのが理想的です。

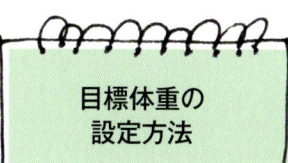

糖質のしくみを知ろう

なぜ、やせるために糖質の摂取量を減らすことが大事なのか。糖質と太るメカニズムについて紹介します。

糖質の蓄積が中性脂肪の原因

私たちが食べ物から得る主な栄養素はたんぱく質、炭水化物、脂質、ミネラル、ビタミン。この中の炭水化物は食物繊維と糖質に分けられます。

糖質は体内でエネルギーになるために、消化酵素によって分解されて血液中でブドウ糖（血糖）に変わります。この血液中のブドウ糖の割合が血糖値です。血糖値が上がると、これを調整するためのホルモン、インスリンがすい臓から出てきます。インスリンは血糖を筋肉や脂肪、肝臓などの細胞に取り込ませます。

しかし、これらの細胞には取り込める量に限界があるので、あふれ出たブドウ糖（血糖）は中性脂肪に変わって、脂肪細胞に溜められるのです。これが皮下脂肪や内臓脂肪の原因です。

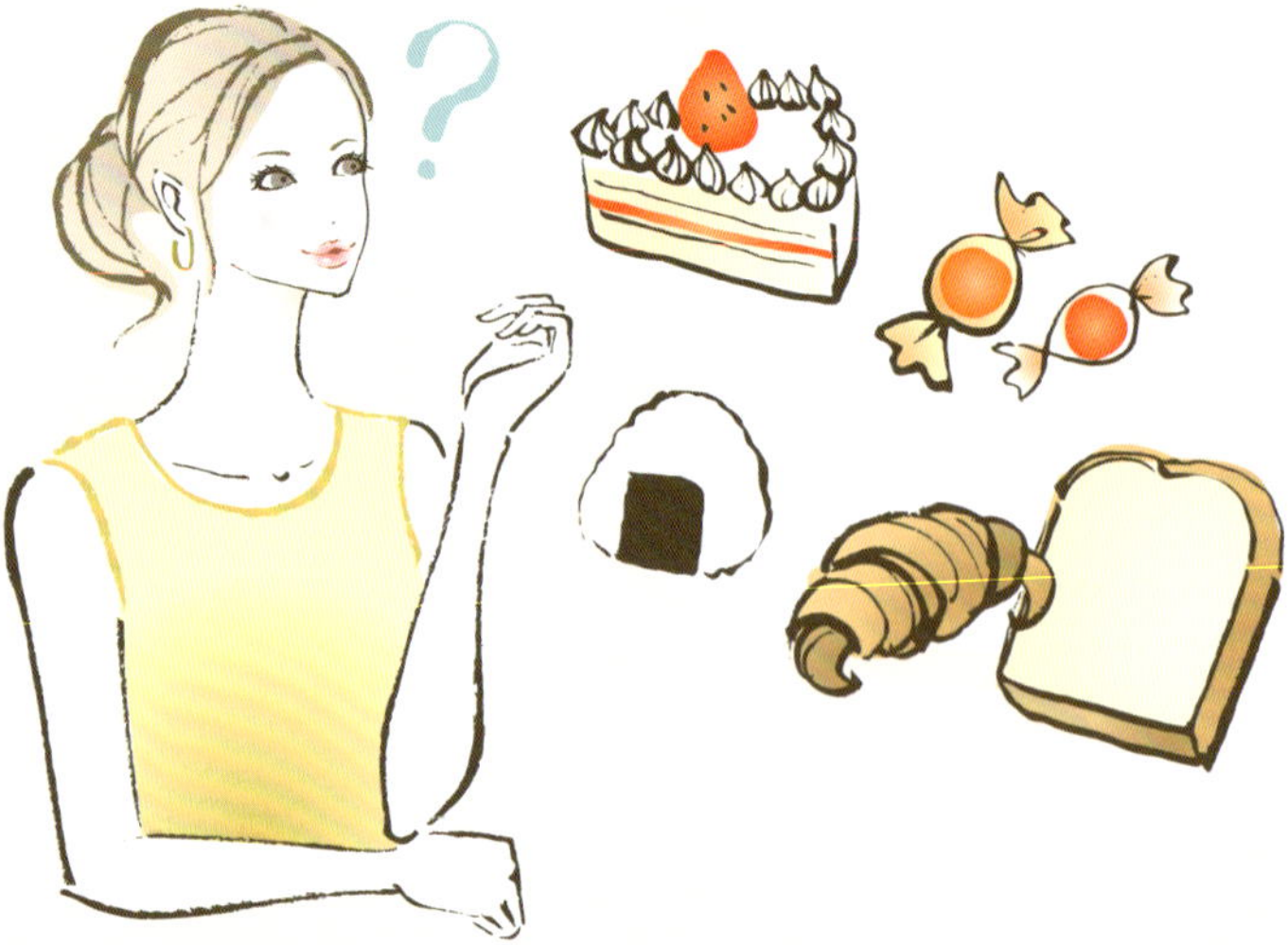

糖質オフで自分の脂肪を燃やす

カロリー制限するダイエットでは食事の量が全体的に減り、それに伴い糖質量も減るため、一時的にはやせることができます。しかし、体内のエネルギーが不足し、代謝が弱まってしまいます。食べた物を燃焼しにくくなるので、脂肪が体内に残りやすくなります。

糖質を摂らなければインスリンは分泌されず、ブドウ糖を中性脂肪に変えるはたらきも起こりません。ブドウ糖が供給されないと、代わりのエネルギー源として体内に持っている脂肪を燃やすので、自然とやせられます。

炭水化物と糖質の関係

糖質＝炭水化物－食物繊維

炭水化物

食物繊維

糖質

三糖類以上の多糖類……デンプン、セルロース、ペクチンなど単糖が３個以上結合したもの

糖アルコール……キシリトールなど糖類を還元してできた化合物

高甘味度甘味料…ステビオシド（ステビオサイド）、アスパルテーム、スクラロースなどの低カロリーな合成甘味料

糖類※

単糖類………ブドウ糖、果糖、ガラクトース

二糖類………ショ糖、乳糖、麦芽糖

※市販の飲料や食品で「糖類ゼロ」と表示されているものは、この部分のみがカットされていることになるので、「糖質オフ」ではありません。

糖質の吸収と肥満のしくみ

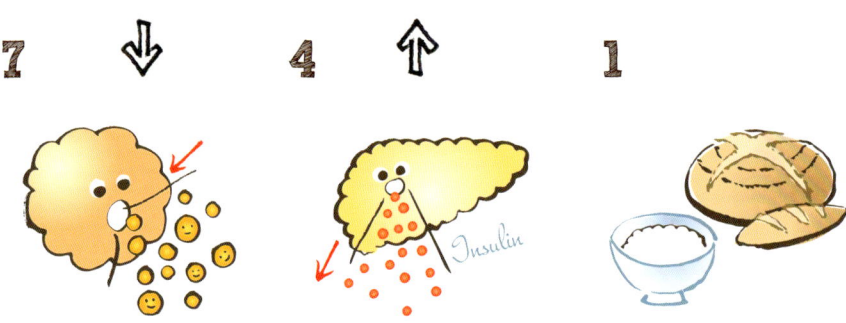

1

ご飯やパン、麺類などの糖質の多い食事を摂る。

2

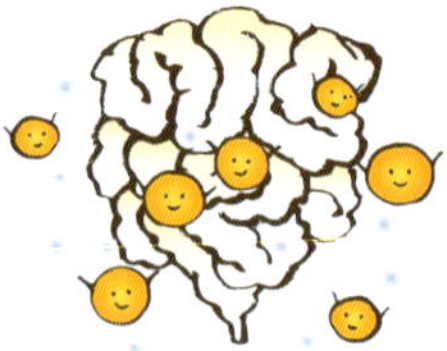

腸で、消化酵素によって糖質がブドウ糖に分解される。

3

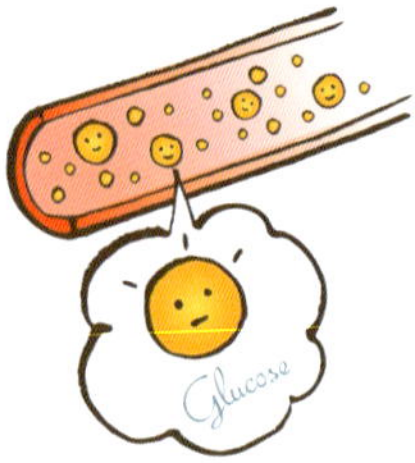

血液中にブドウ糖が増えて、血糖値が上昇する。

4

血糖値を下げるために、すい臓からインスリンが分泌される。

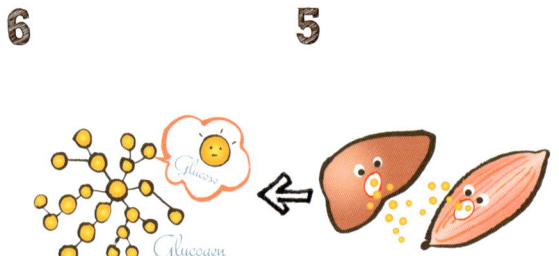

5

インスリンのはたらきで、ブドウ糖が肝臓などの細胞に取り込まれる。

6

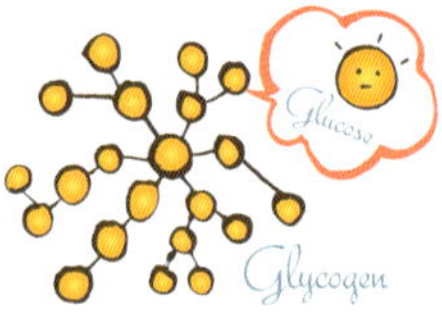

余ったブドウ糖がグリコーゲンになって、一時的に肝臓や筋肉に貯められる。

7

さらに余ったブドウ糖は中性脂肪に変わって脂肪細胞に溜められる。

8

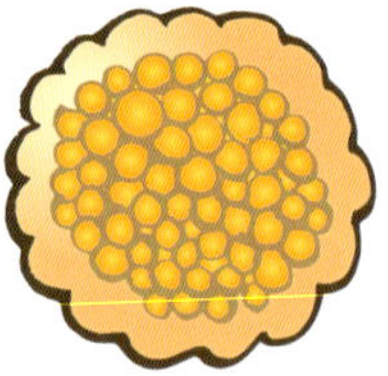

中性脂肪が増えて、太る。

食物繊維の多い食材を選ぶ

余分な脂肪を蓄えるきっかけとなる、血糖値を上げるはたらきがあるのは糖質のみ。糖質はご飯、パン、麺類などの主食の原料となる米や小麦、トウモロコシなどの穀物に多く含まれています。さらにお菓子や果物のほか、野菜の中では根菜類などに多く含まれています。

食材を選ぶ際は、糖質の量に注意してみましょう（→P32〜35、100〜109）。糖質量は、含まれる栄養素のうち炭水化物から食物繊維の量を引くと算出できます。炭水化物の量が多くても、食物繊維の量も多ければ糖質が少ないことになります。

葉物は糖質が少ないうえ食物繊維を多く含み、血糖値の上昇を緩やかにするはたらきがあります。血糖値の上がる糖質を摂るときにも先に食物繊維を摂れば、インスリンの分泌を抑えられます。

血糖値の急上昇を避ける食事は、ダイエットになるだけでなく、血管へのダメージを防ぐことができます。

また糖質の過剰摂取を避けることは体内の糖化（→P26）を抑制し、肌のしわやくすみを防ぐことができます。

無理がなく自然に、またキレイにやせられるのが糖質オフです。

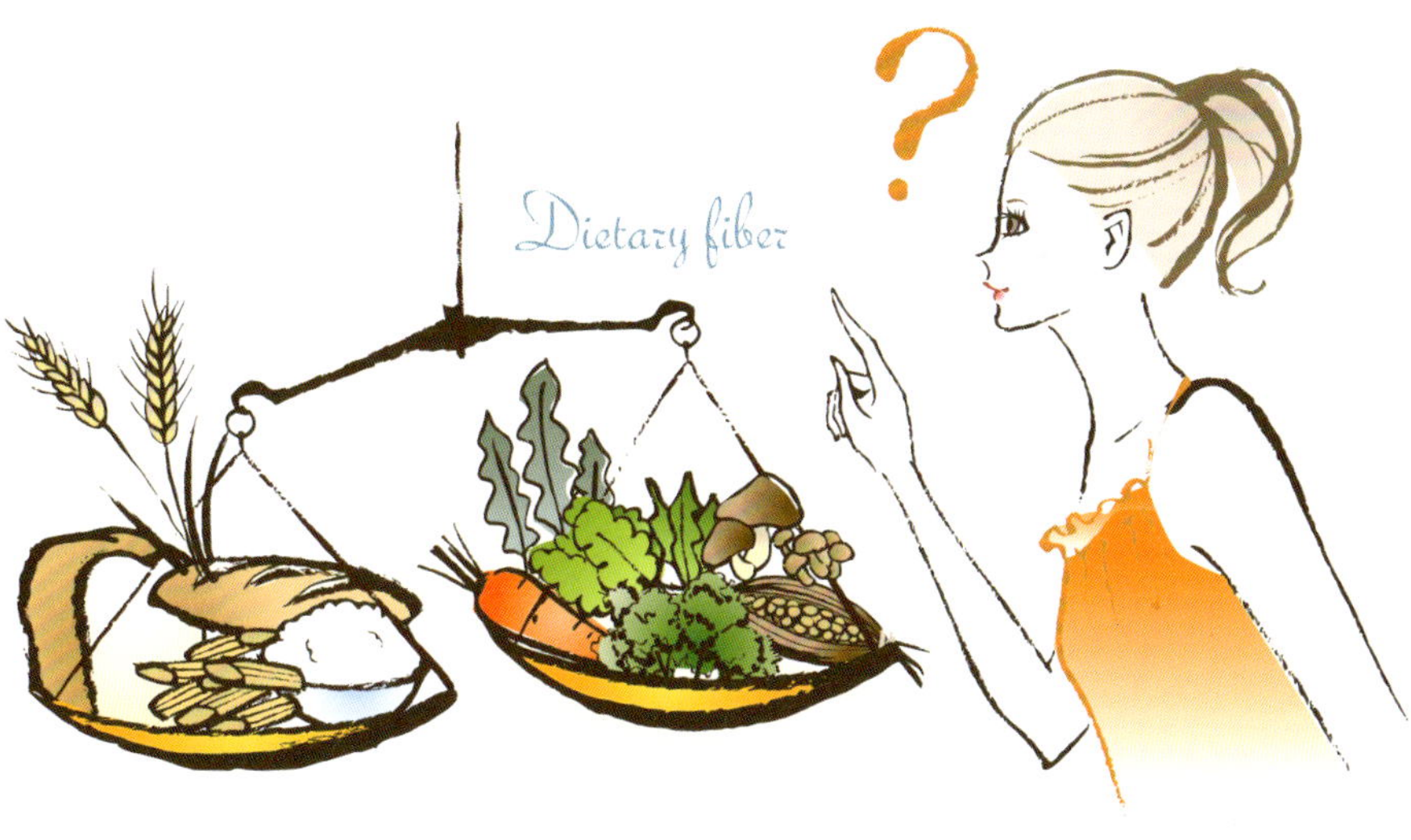

糖化を防いでキレイな肌をキープ

糖質の摂り過ぎは肥満だけでなく、エイジングも早めることがわかっています。
美肌キープのためにも糖質オフは必要です。

エイジングは「酸化」だけが原因ではない

細胞がサビついてもろくなる体の老化は、長らく「酸化」が原因だと言われてきました。現在では、医学的には「糖化」が最も重要な原因であることが証明されています。

酸化は、呼吸で体内に取り入れられた酸素や、紫外線、ストレス、喫煙、不規則な生活などの外的な要因が、体内で活性酸素という毒になり、体内の脂質と結合して起こります。発生を防ぐには外的要因をなるべく排除し、抗酸化の作用が期待できる食品を摂取することが大事です。葉物や果物に含まれるビタミンＡ、Ｃ、Ｅ、ポリフェノールなどに効果が期待できます。

一方の糖化は、体内に過剰に摂取された糖質（ブトウ糖）が、体内のたんぱく質と結合して起こります。この結果でできた物質がＡＧＥ《エージーイー》（終末糖化産物）です。この場合は糖質の過剰摂取を防ぐことで、抑制することができます。

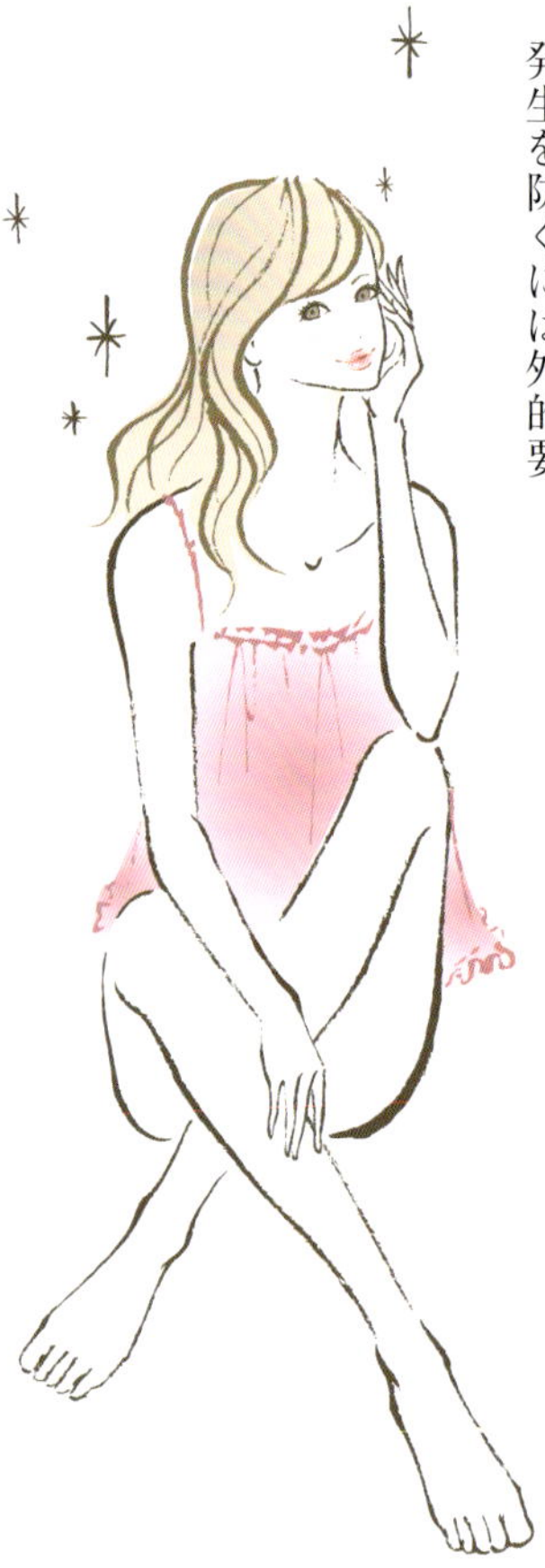

皮膚のコラーゲンが「糖化」する

シミやしわ、たるみなどの肌のエイジングも、紫外線によるダメージや皮膚の乾燥、細胞の酸化などが原因とされてきました。最近ではむしろ糖化が大きな要因であることがわかっています。

皮膚は表皮と真皮、その下にある皮下組織の3層で構成されています。表皮の下にある真皮は、コラーゲン繊維とエラスチン繊維という二つのたんぱく質で肌のハリを保っています。

これらのたんぱく質が糖化してAGEができ、ハリが失われて、肌がたるんでしまうのです。しかもコラーゲン繊維は寿命が長いので、新陳代

肌のしくみと老化

体内のたんぱく質は新陳代謝によって入れ替わります。表皮の細胞は１カ月経たずに入れ替わりますが、真皮のコラーゲン繊維は14～15年ほどそのまま。糖化したコラーゲン繊維も居続けます。

1 AGEが発生していない肌

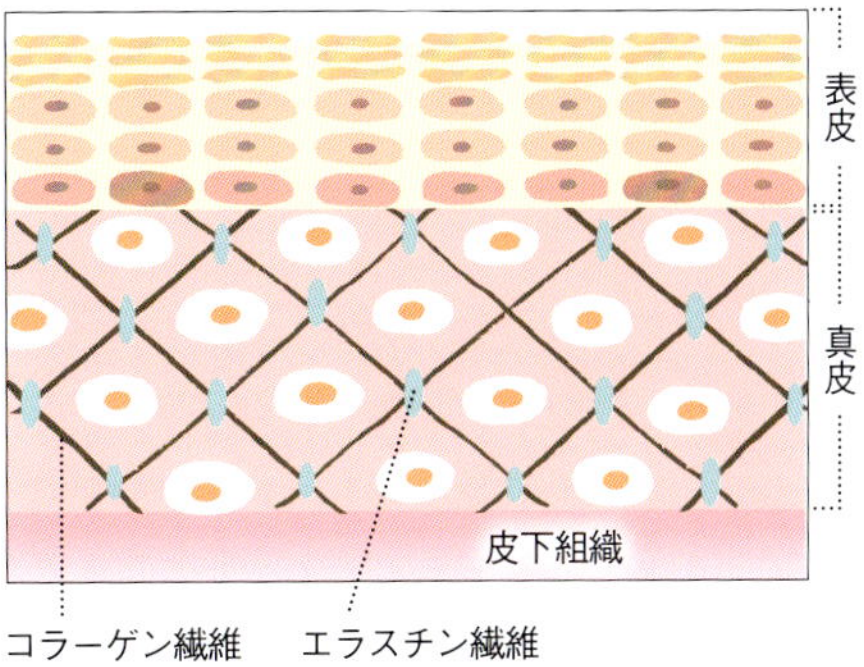

2 AGEが発生してたるんだ肌

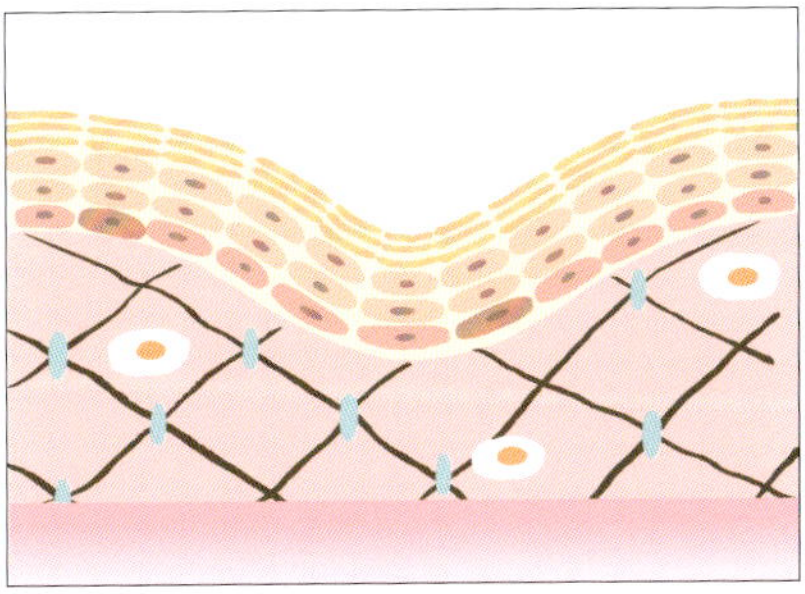

3 たるみからしわになった肌

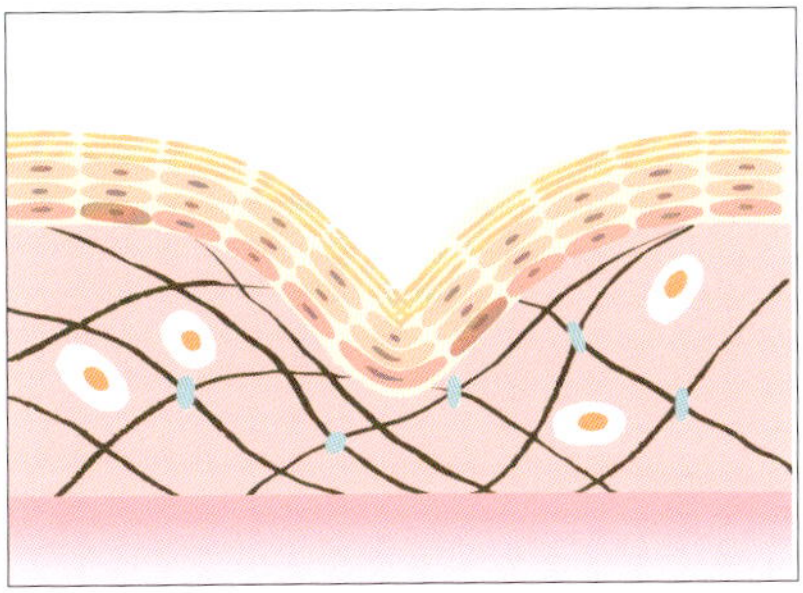

謝のスピードが遅く、ＡＧＥ化してからも、長く真皮の中に居座り続けてしまいます。たるんでしまった肌を長年放置しておくと、深いしわとなります。

コラーゲン繊維は真皮の70%を占め、糖化すると茶色く劣化していきます。これが、紫外線を浴びたことによるメラニン色素の蓄積と一緒に、肌のくすみの原因となります。

コラーゲン繊維は、血管が硬くなったり切れたりしないようにする、クッションの役目も担っています。糖化によってこの弾力が失われると血管がボロボロになり、体全体のエイジングが進んでしまうのです。

ビタミンB_1とB_6 ポリフェノールを

糖質の多い食事は、体内での糖化を進めます。同時にＡＧＥは食事からも体内に入り込んでしまいます。

ＡＧＥはたんぱく質と糖質が一緒に高温で加熱されると形成されます。焦げ目のついた肉や魚、パンなどは避けたほうがいいでしょう。食材はなるべく生のままで取り入れたほうが、体内のＡＧＥ増加を防げます。このためスムージーはおすすめなのです。

また、最近の研究ではビタミンB_1やB_6がＡＧＥを抑制する効果があるとされています。ビタミンB_1は糖質や脂質の代謝を促す栄養素です。ビタミンB_6はたんぱく質の代謝にかかわる栄養素ですが、活性型のピリドキサールリン酸はたんぱく質と糖質（ブドウ糖）が結合する初期段階でこれを阻止します。これらの栄養素はくるみ、ごま、きな粉、大豆食品などに多く含まれています。

ポリフェノールの一種、カテキンにもコラーゲン繊維の糖化を防ぐはたらきが認められています。果物ではブルーベリーに含まれています。

ビタミンB_1やB_6、カテキンほどではありませんが、ビタミンＣも抗ＡＧＥの栄養素。コラーゲン繊維の合成にかかわり、抗酸化作用もあります。オレンジ、ブロッコリー、イチゴなどをスムージーに入れるのがおすすめです。

AGEを防ぐ食材

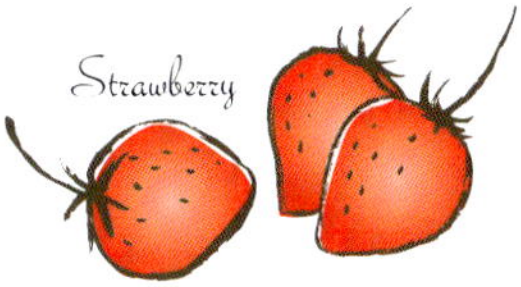

イチゴ

10粒で１日に必要なビタミンCを補給できる優れた果物。コレステロールを抑制するペクチンや食物繊維も含まれています。

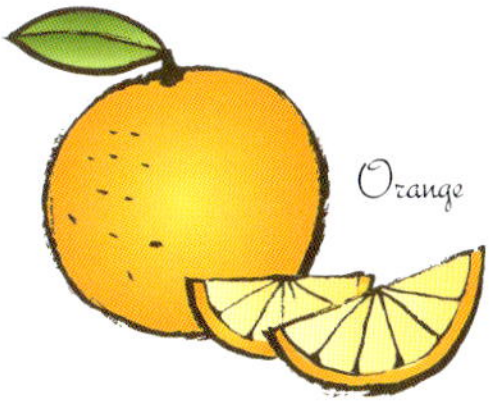

オレンジ

ビタミンCのほか、血管を強化するはたらきのあるビタミンPが含まれています。イノシトールは、体内のコレステロールの流れを円滑化します。

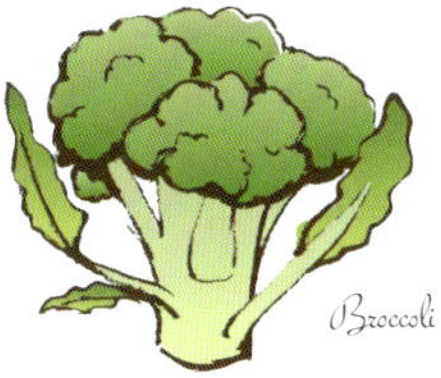

ブロッコリー

ピーマンやレモンよりビタミンCが多く含まれていますが、加熱すると溶けてしまうのが特徴。スムージーにして飲むのがおすすめです。

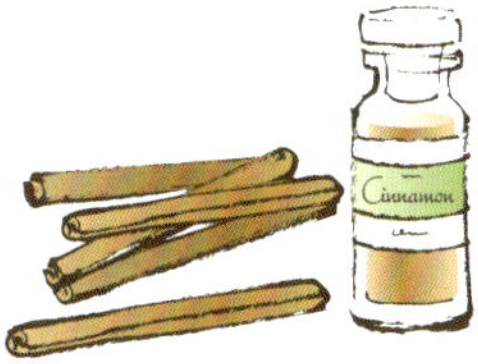

シナモン

血糖値の急上昇を抑えるはたらきがあります。AGEを防止、毛細血管を強化するアンチエイジングの食材としても注目されています。

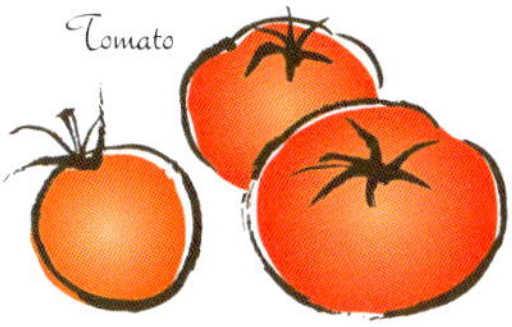

トマト

糖質は多め（→P35）ですが、AGE抑制の効果が報告されています。β-カロテン（ビタミンA）、ビタミンC、Eと３大抗酸化ビタミンも含まれています。

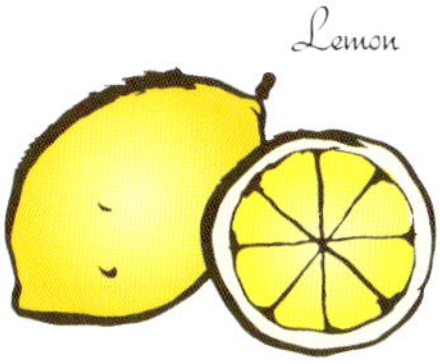

レモン

豊富なビタミンCによる酸化防止と、研究で認められた抗AGE効果で、美肌を作ります。疲労物質の乳酸を分解してくれるクエン酸も。

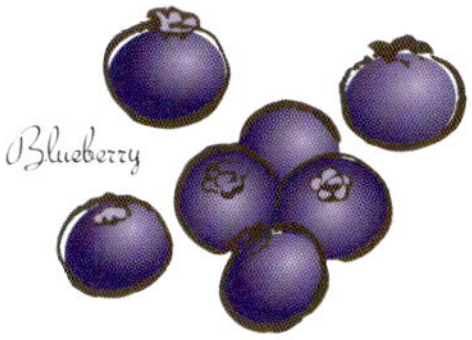

ブルーベリー

抗AGE作用を持つポリフェノールの一種で、ブルーベリーの色素成分であるアントシアニンのほか、カテキンも含まれています。

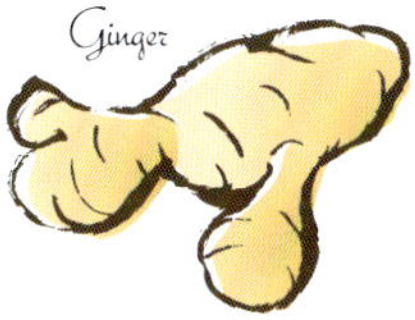

しょうが

香り成分シトラールはリフレッシュやリラックス、殺菌・抗菌の効果が。AGE抑制のはたらきも認められています。糖質量は１片（10g）で0.5g程度。

\ START! /

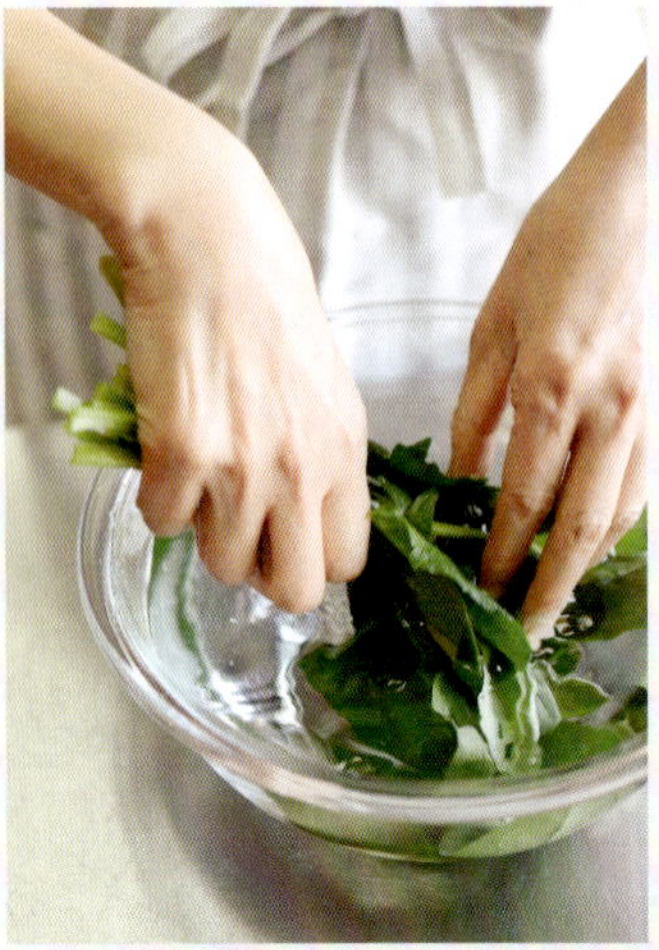

スムージーの基本の作り方

HOW TO

1 材料を洗う

葉物は、溜め水でゆすり
洗いをして汚れを取ります。
根菜、果物など、皮をむくものも
しっかり流水でこすり洗いをします。

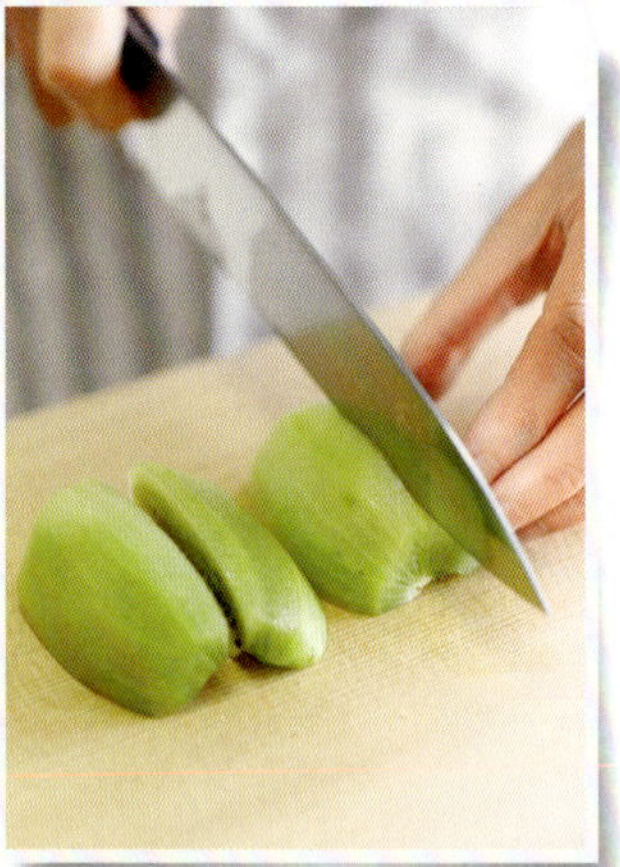

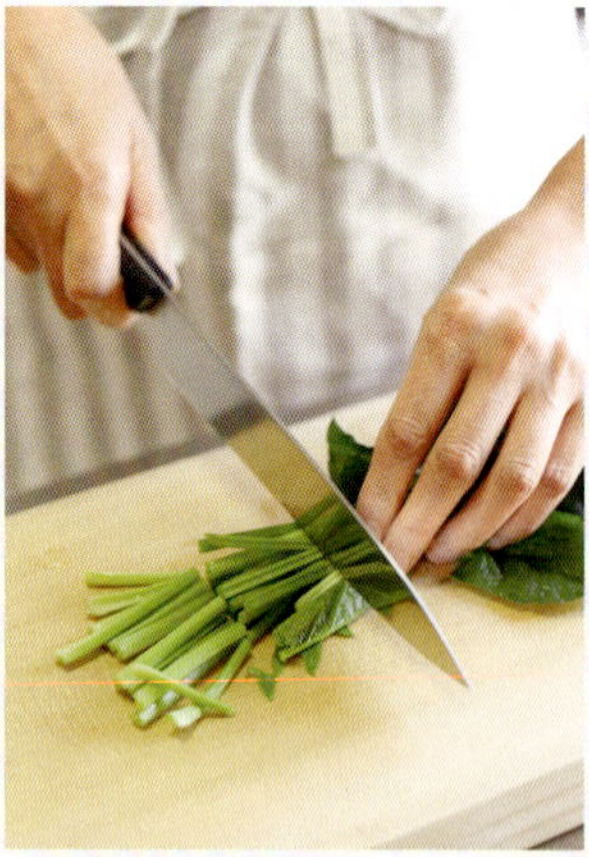

memo

無農薬で栽培されたものやオーガニックの食材を用意できる場合は、皮をむかずに使用するとより栄養価が高くなります。

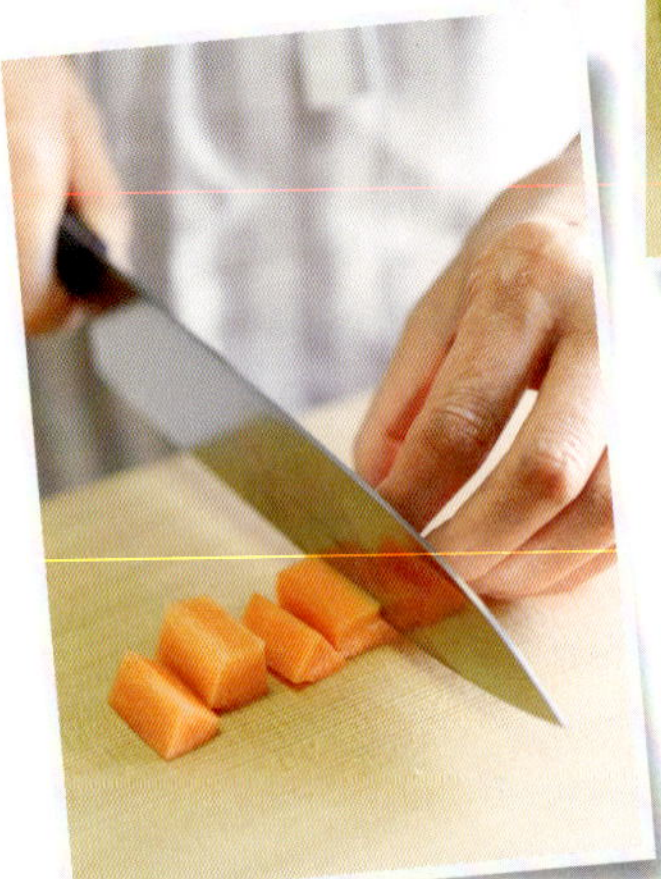

2 適当な大きさにカットする

ほうれん草や小松菜は根を落とし、3cm幅に切ります。
にんじんなど硬い食材はミキサーで砕きやすいように
小さめに切ります。それ以外は一口大に切ったり、
ちぎったりしておきましょう。トマトやキウイなど
水分が多く柔らかいものは大きめにカットしてもOKです。

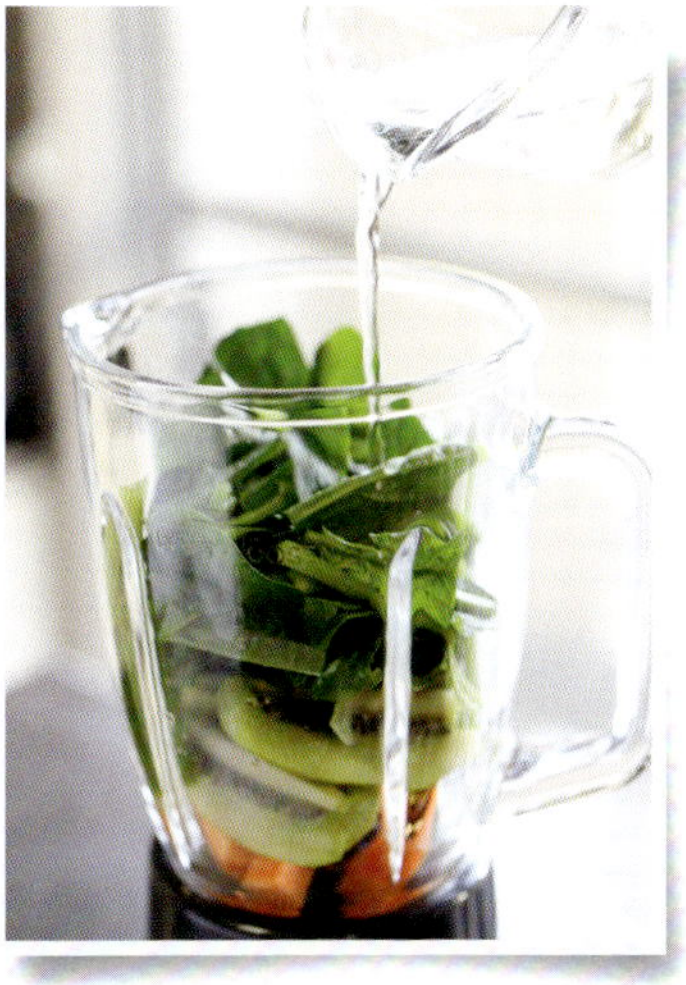

4 水を加えて、ミキサーを回す

最後に水（または豆乳）を加えて、
ミキサーを回転させます。
回転数を調節できる
ミキサーの場合は、
最初は低速で回して、
徐々に回転数を上げると
よく混ざります。

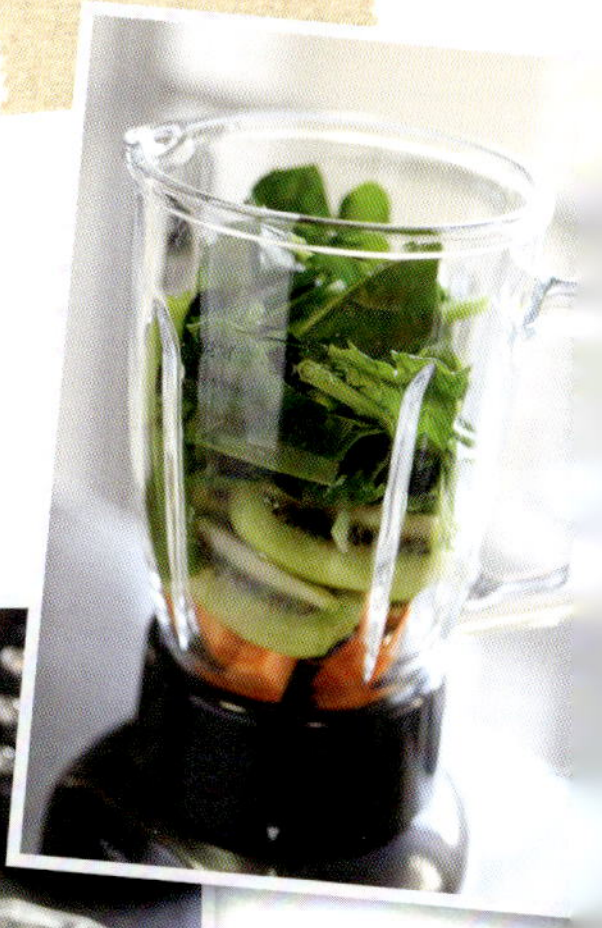

＼FINISH!／

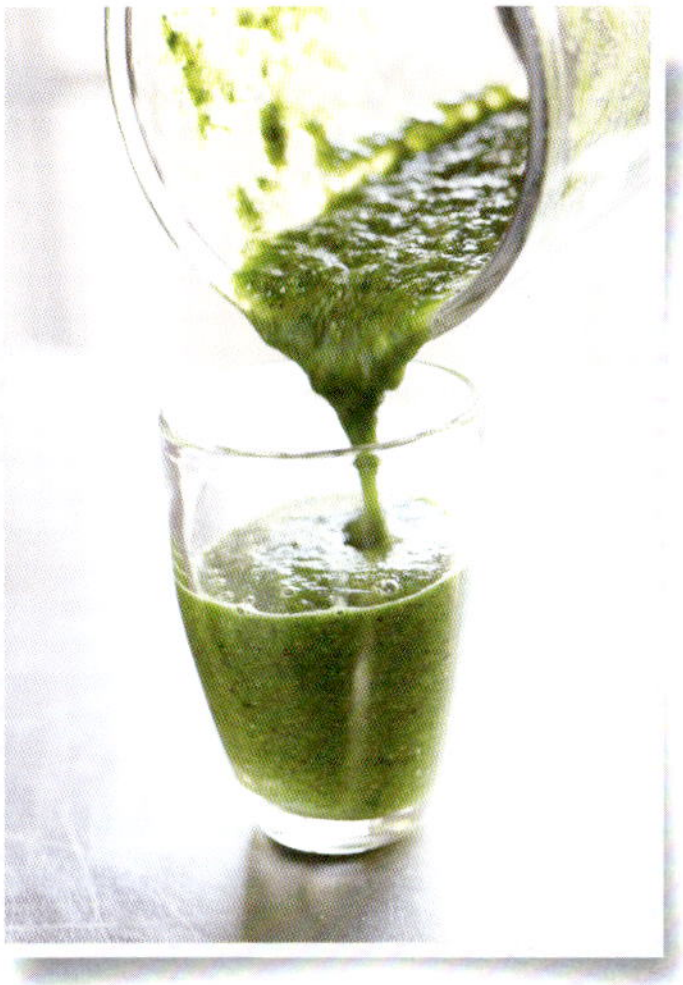

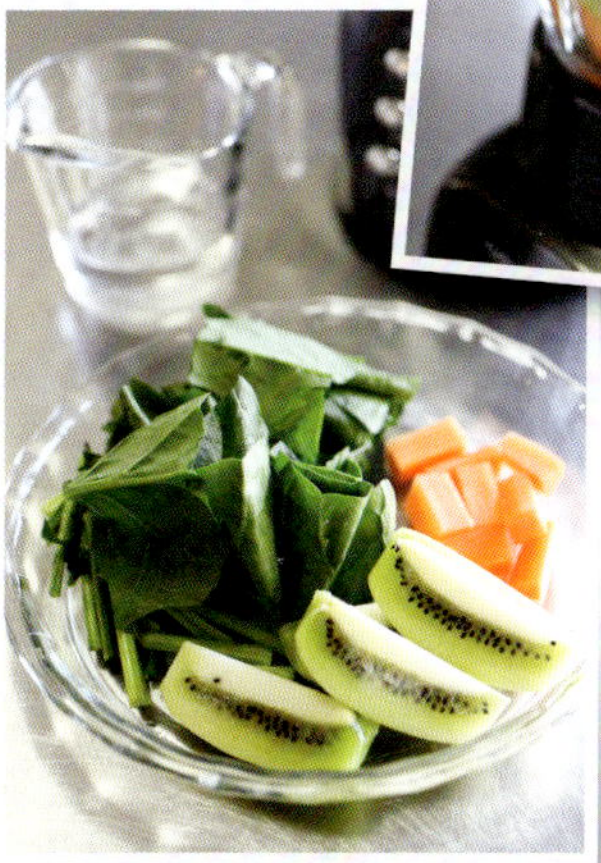

5 グラスに注ぐ

なめらかになってきたら味見をして、
粘度が高い場合や味が濃いときは
水を少し加えてさらにミキサーを
回します。完成後、グラスに注ぎます。

3 ミキサーに入れる

食材は、①硬いもの、
②水分が多く柔らかいもの、
③葉物の順に入れます。

糖質オフスムージー食材事典

糖質オフの食材

糖質オフスムージーに最適な食材を紹介します。糖質が合計20グラム以内になるように計算しながら食材を組み合わせれば、オリジナルのスムージーを作ることも可能です。葉物などの食材に、甘味を加える食材を組み合わせるのがポイントです。

【アボカド】

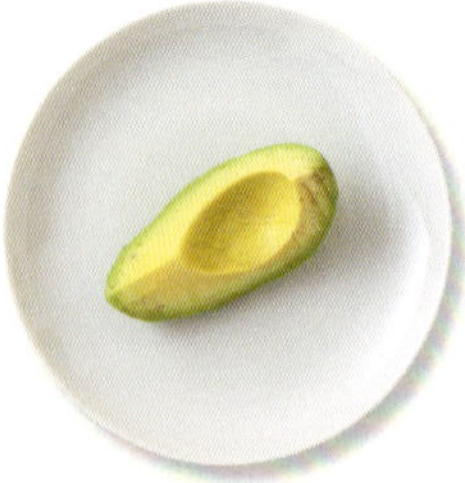

糖質 **0.4g** (1/4個・40g中)

ビタミンB_6やEを豊富に含み、エイジング防止の食材として知られています。“森のバター”と称される栄養価の高い食材です。

【ほうれん草】

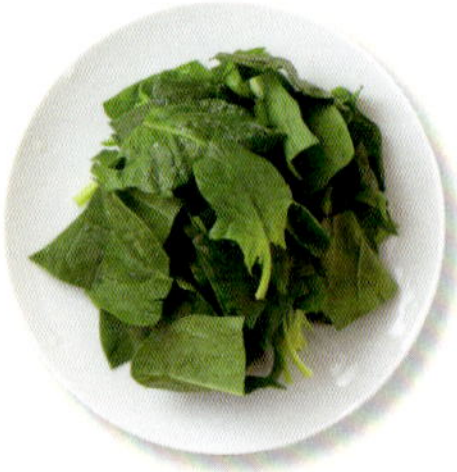

糖質 **0.2g** (50g中)

鉄が豊富なうえに、その吸収を高めるビタミンC、造血を促す葉酸とビタミンB群も含まれている、貧血予防にぴったりの野菜。

【小松菜】

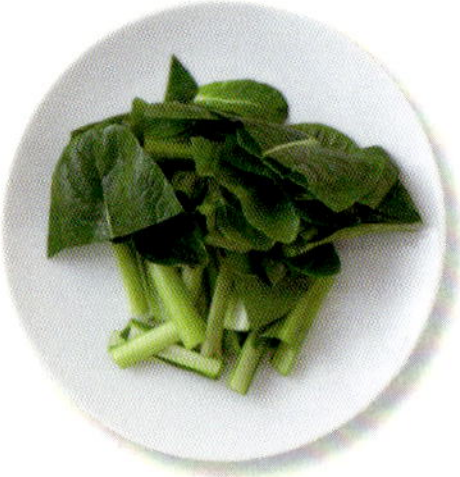

糖質 **0.3g** (50g中)

特にカルシウムが豊富で、骨を丈夫にしてくれます。ホルモンや酵素の活性化を促すはたらきもあります。

【キャベツ】

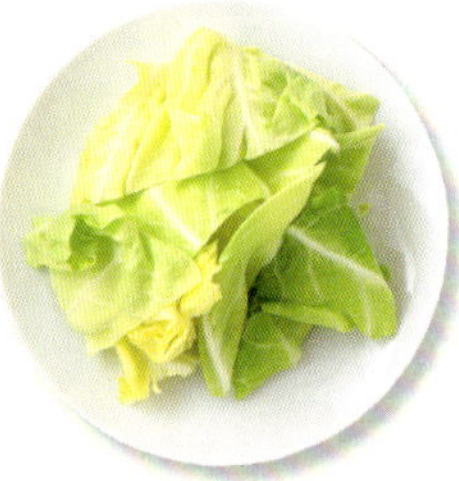

糖質 **2.7g** (1枚・80g中)

胃の粘膜を強化するビタミンUが含まれています。ビタミンCやカルシウムも豊富なので、骨粗しょう症予防やストレス緩和にも。

【アーモンド】

糖質 **0.9g** (10粒・10g中)

オレイン酸やビタミンEが豊富で、血管や肌のエイジング防止に。くるみは糖質0.4g(10g中)。

memo

その他には
こんな食材も

きゅうり

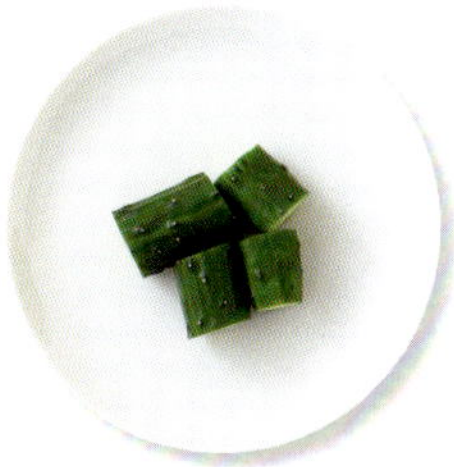

糖質 **1g** (1/2本・50g中)

成分の95％は水分で、主な栄養素カリウムは利尿作用があり、むくみの解消に。えぐみが気になる場合は板ずりしてからミキサーへ。

ブロッコリー

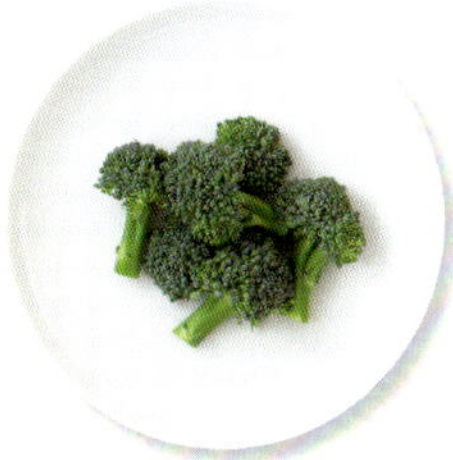

糖質 **0.2g** (30g中)

β-カロテンとビタミンCが豊富で、抗酸化作用に優れているため、美肌効果が期待される食材。貧血予防の鉄も含まれています。

セロリ

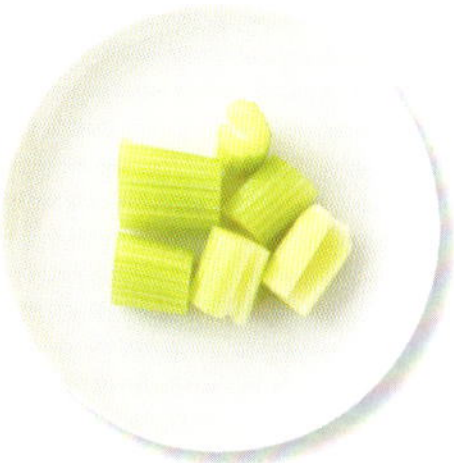

糖質 **0.9g** (50g中)

ビタミンC・B群、ミネラル類、食物繊維などが主な栄養素。独特の香りは精神を安定させる効果があるとされています。

レタス

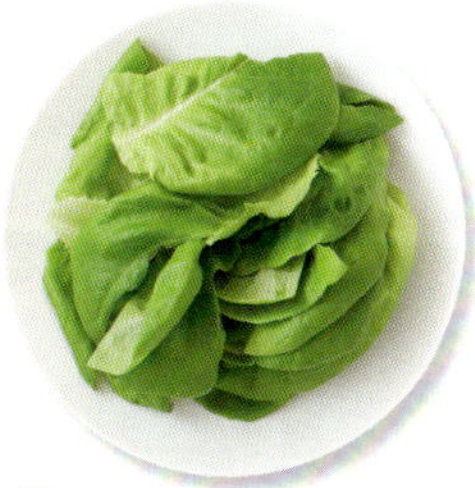

糖質 **0.5g** (1枚・30g中)

全体の95％が水分ですが、ビタミンCやE、β-カロテン、ミネラルなどが含まれています。ストレス緩和の効果も期待できる野菜。

チンゲン菜

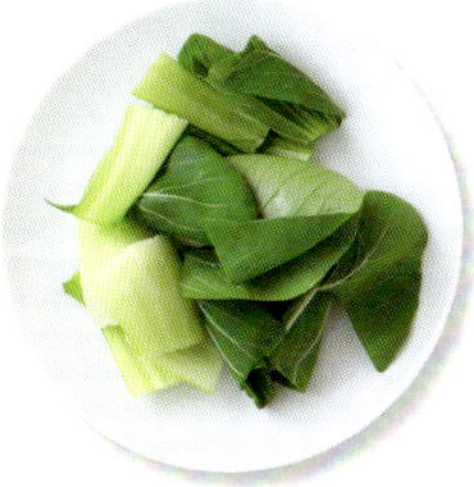

糖質 **0.4g** (1/2株・50g中)

β-カロテン、ビタミンC・Eなどのビタミン類が豊富で、さらにカルシウムや鉄などのミネラル類も多く含まれた栄養価の高い野菜。

無調整豆乳

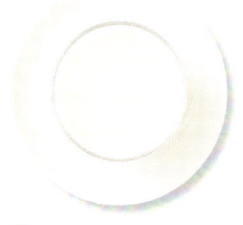

糖質 **4.4g** (3/4カップ・150cc中)

大豆イソフラボンは、女性ホルモンのエストロゲンと似たはたらきを持つ成分。髪や爪のツヤ、肌の調子を整える効果も。

大葉

糖質 **0g** (5枚・5g中)

ビタミンとミネラルが豊富。特にカルシウムとβ-カロテンが野菜の中でも多いのが特徴です。

モロヘイヤ

糖質 **0.1g** (20g中)

栄養価が高く、特にビタミンが豊富。ぬめりの成分であるルチンは胃腸や目の粘膜を保護します。

白すりごま

糖質 **0.4g** (小さじ2・6g中)

抗酸化作用があり、アンチエイジングの食材として知られています。撹拌しやすいすりごまを使用。

※ピーマン(糖質0.8g／1個・30g中)、しょうが(糖質0.5g／1片・10g中)、春菊(糖質0.1g／20g中)、白菜(糖質1.5g／1枚・80g中)、牛乳(糖質7.2g／150cc中)、ヨーグルト(糖質4.9g／100cc中)もおすすめです。

甘味を加えるための食材

甘味のある果物や根菜は糖質が多いので、糖質オフスムージーにはNGと思いがちですが、メインの葉物などでしっかり糖質オフしていれば、果物も適量であれば使っても大丈夫。葉物の味になれないうちは、ハチミツ（糖質5・6g／小さじ1）を加えても。

【キウイ】

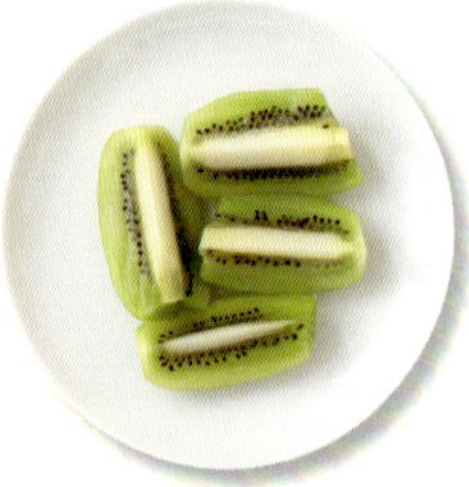

糖質 8.8g（1個・80g中）

レモンよりもビタミンCが豊富。食物繊維やミネラルも豊富なので、美肌や便秘、疲労回復に。たんぱく質の分解酵素もあります。

【オレンジ】

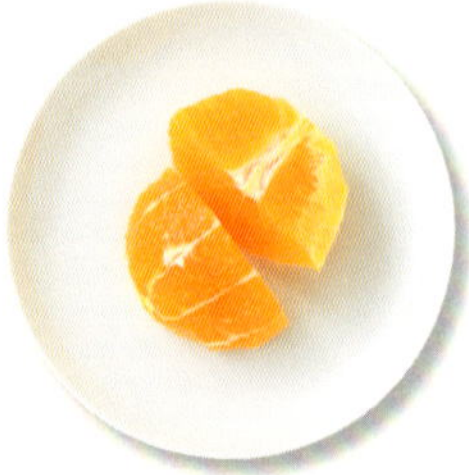

糖質 10.8g（1/2個・100g）

オレンジのビタミンCはスムージーにしても壊れにくいのが魅力。クエン酸も多く、美肌や疲労回復に効果が期待できます。

【バナナ】

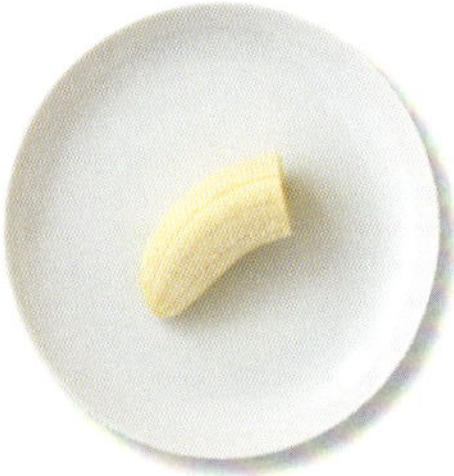

糖質 8.6g（大1/3本・40g中）

カリウムやマグネシウム、ビタミンB群が果物の中でも突出して多く含まれています。抗酸化力や免疫力を高める効果が大。

【グレープフルーツ】

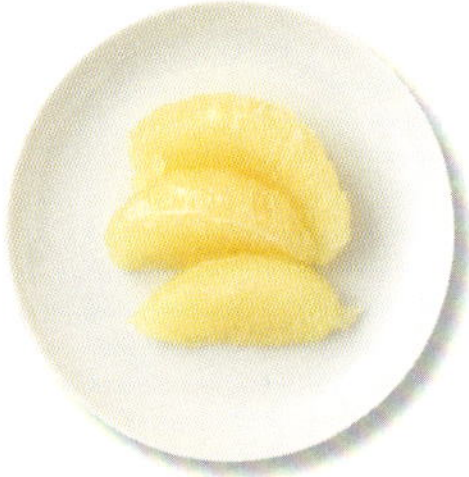

糖質 9g（1/3個・100g中）

程よい酸味と甘味がスムージーを飲みやすくしてくれます。ビタミンC・B_1、カルシウム、クエン酸が豊富。

memo

その他には
こんな食材も

【レモン】

糖質 0.8g（1/8個・10g中）

野菜の青臭さを消してくれる果物。ビタミンCが豊富で美肌や疲労回復にも効果があります。

ブルーベリー

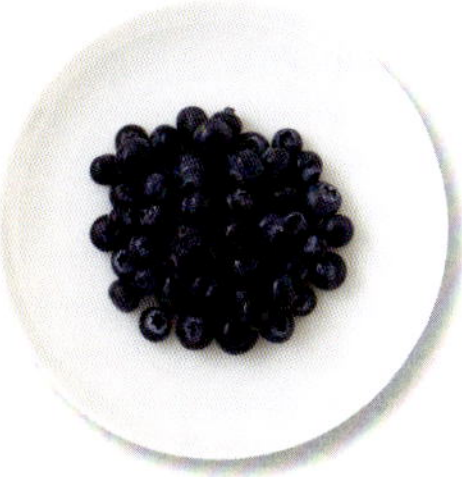

糖質 4.8g (50g中)

色素成分のアントシアニンは視神経のはたらきを活性化。AGE防止の食材として、美肌効果も期待できます。

トマト

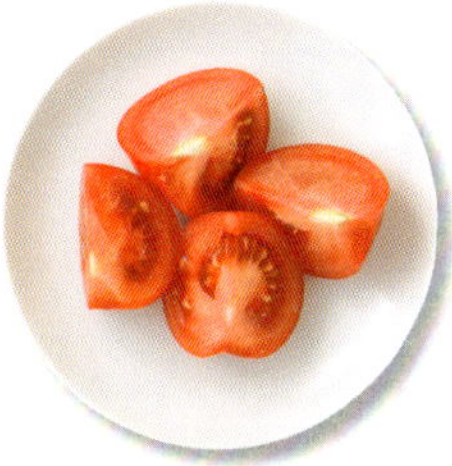

糖質 5.6g (1個・150g中)

たんぱく質の代謝を助けるビタミンB_6も含まれています。糖質が多めですが、スムージーに取り入れるくらいの分量ならばOK。

黄パプリカ

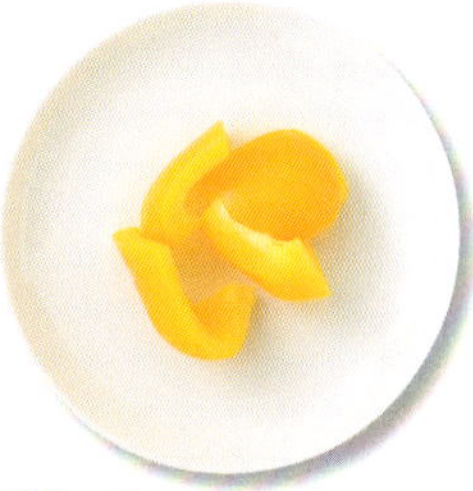

糖質 2.7g (1/4個・50g中)

コラーゲンの合成を促進するビタミンCと皮膚の粘膜を保護するβ-カロテンが豊富。赤パプリカの糖質は2.8g(1/4個・50g中)です。

イチゴ

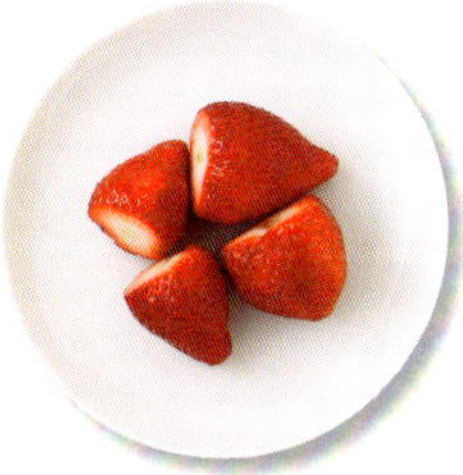

糖質 7.1g (4～5粒・100g中)

10粒で1日の必要量のビタミンCが補給できるので、朝の栄養補給にもぴったりの果物。食物繊維も豊富です。

にんじん

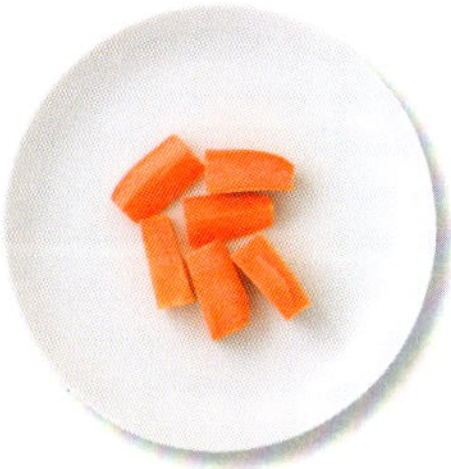

糖質 3.2g (1/4本・50g中)

豊富なβ-カロテンは免疫力アップに。根菜類は糖質が多めでも、スムージーに加えるぐらいの分量であればあまり気にせずに。

リンゴ

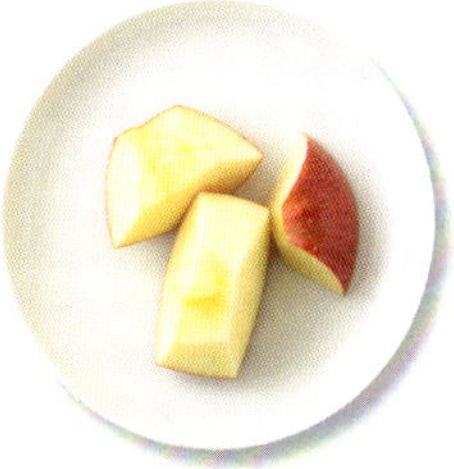

糖質 10.5g (1/4個・80g中)

便秘解消や疲労回復の効果が期待される果物。ポリフェノールの一種であるプロシアニジンなどによるエイジング防止効果も。

かぶ

糖質 2.7g (1個・80g中)

柔らかな甘味となる実の部分はビタミンCやカリウムが多く、また、消化酵素も含まれています。

パパイヤ

糖質 3.7g (50g中)

皮膚のターンオーバーを活発にするβ-カロテンが含まれています。酵素もたっぷり。

パイナップル

糖質 9.5g (80g)

肌荒れやホルモンバランスの乱れを防ぐビタミンB_6が含まれています。ビタミンB_1・Cで疲労回復も。

食材の保存方法

野菜や果物は鮮度のよいうちに使い切ってしまうのがベストです。
とはいえ、糖質オフスムージーの場合は果物が余りがちに。
なるべくよい状態で保存する方法を紹介します。

バナナ

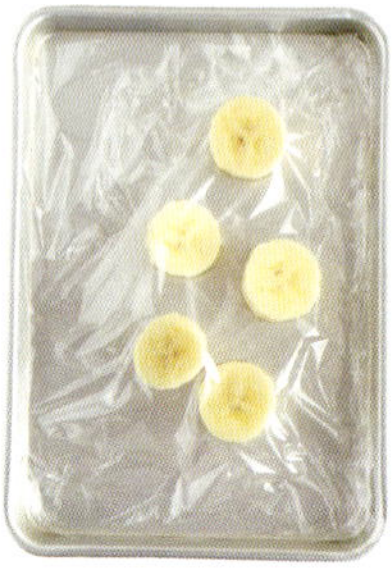

皮をむいて一口大に切った後、表面にレモン汁を付け、バットや皿に並べて冷凍します。凍ったらまとめて密封できる袋に入れて冷凍保存します。

葉物

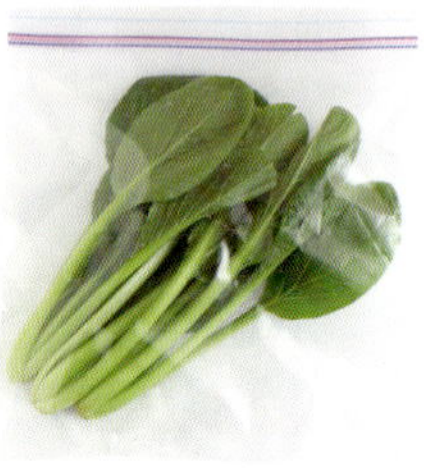

溜め水でゆすり洗いをした後、切らずに密閉できる袋に入れて冷蔵保存します。

ブルーベリー

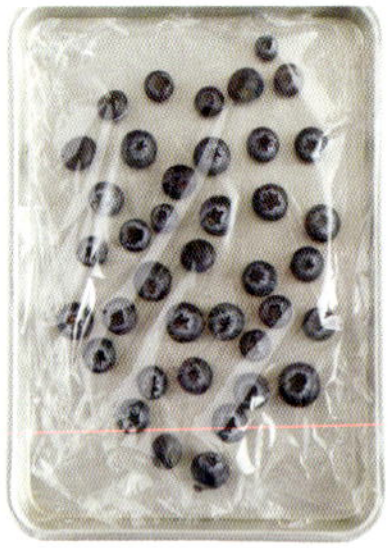

洗った後にバットや皿の上に少しずつ間隔を置いて並べ冷凍。凍ったらまとめて密封できる袋に入れて冷凍保存します。

ハーブ類

ミントや大葉などは溜め水でゆすり洗いをした後、濡らしたキッチンペーパーの上にのせて密封容器に入れて冷蔵保存します。

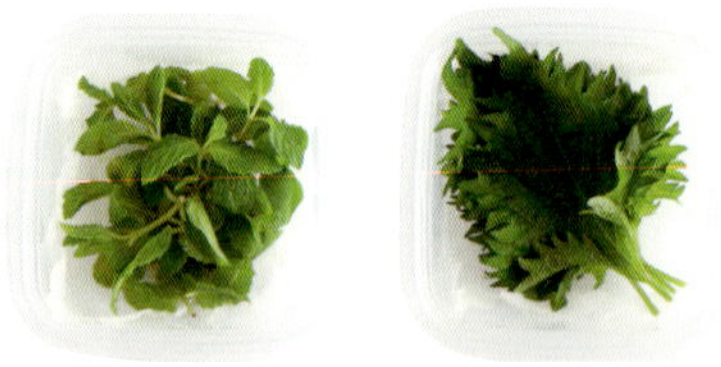

リンゴ・オレンジ

流水でこすり洗いをして必要分を使った後は、切り口をサランラップで覆って空気を遮断し、冷蔵保存します。

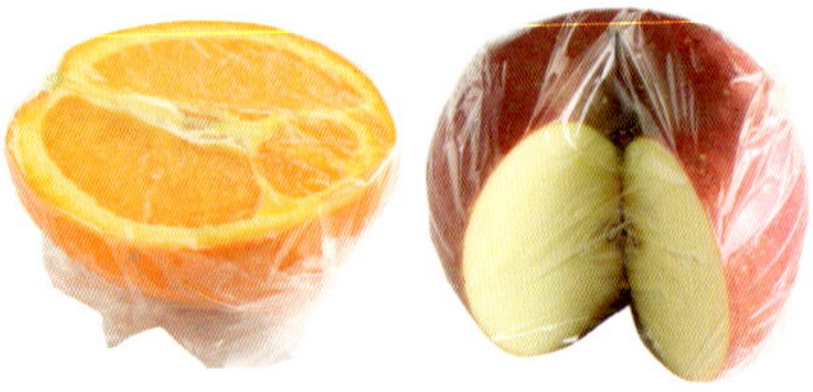

PART 2

糖質オフスムージーのレシピ

ほうれん草、キャベツ、セロリ、小松菜、アボカド、豆乳の６つの食材をメインにした糖質オフスムージーのレシピを紹介します。

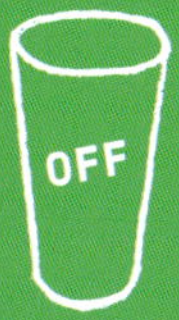

SMOOTHIE

ほうれん草の糖質オフレシピ

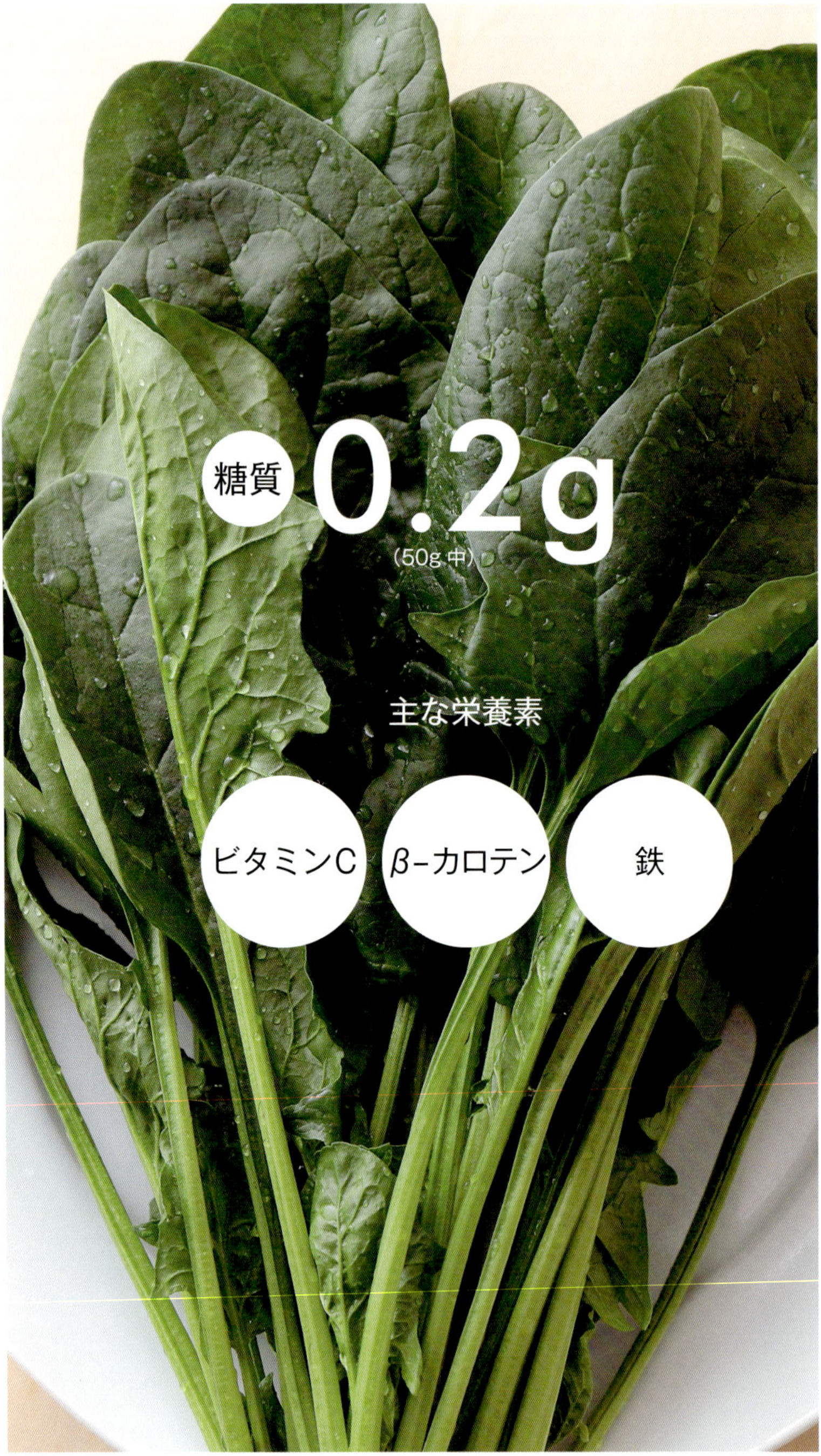
糖質0.2g
(50g中)
主な栄養素
ビタミンC
β-カロテン
鉄

豊富な栄養素を誇る緑黄色野菜

ほうれん草、小松菜などの青菜にはビタミン、ミネラル、食物繊維が豊富。特にほうれん草は緑黄色野菜の中でも多くの栄養素を含みます。

鉄分が多いことが知られていて、さらに赤血球の造成に必要な葉酸も含まれているので貧血予防の効果が期待されています。また、鉄の吸収をよくするビタミンCも含まれています。抗酸化作用のあるβ-カロテンの含有量が多いのも特徴です。

中央アジアから西アジアが原産とされ、シルクロードを経由して世界各地で広く栽培されるようになりました。日本へは16世紀ごろに渡来しています。

美容＆健康効果 1

月経のある女性の貧血予防に

鉄は体内に酸素を運ぶヘモグロビンの中にあります。不足すると貧血になるだけでなく、疲れやすくなったり、頭痛や食欲不振になることも。月経のある女性は不足しないように心がけましょう。

美容＆健康効果 2

肌の乾燥や髪のパサつきを抑える

ほうれん草に豊富なβ-カロテンは、皮膚や粘膜の細胞の形成に必要な栄養素で粘膜の乾燥を防ぐ作用があります。不足すると肌が乾燥したり、髪がパサついたりします。

美容＆健康効果 3

肌のシミやくすみ、たるみを防ぐ

肌のくすみはAGEによるものだけでなく、血行の悪さも原因。鉄分によって体内に酸素が行き渡ると血行がよくなります。ビタミンCは肌のシミを防いで、ハリをキープします。

ほうれん草 01

ほうれん草+レタス+トマト

ビタミンB_6が代謝を上げて ビタミンB_1が疲労を回復

▶材料（1 杯分）43kcal
ほうれん草…50g
レタス…1 枚（30g）
トマト…1 個（150g）
水…1/4 カップ

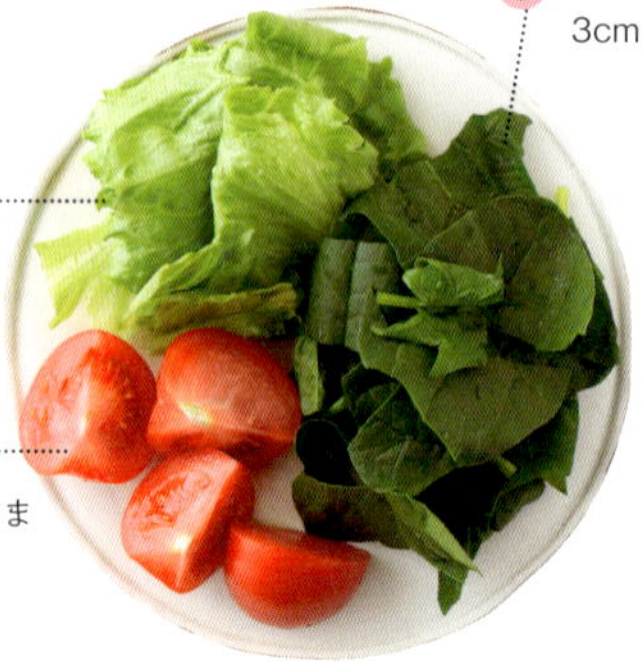

1 ヘタを取り、皮つきのまま4等分に切る

2 一口大にちぎる

3 根を落とし、3cm 幅に切る

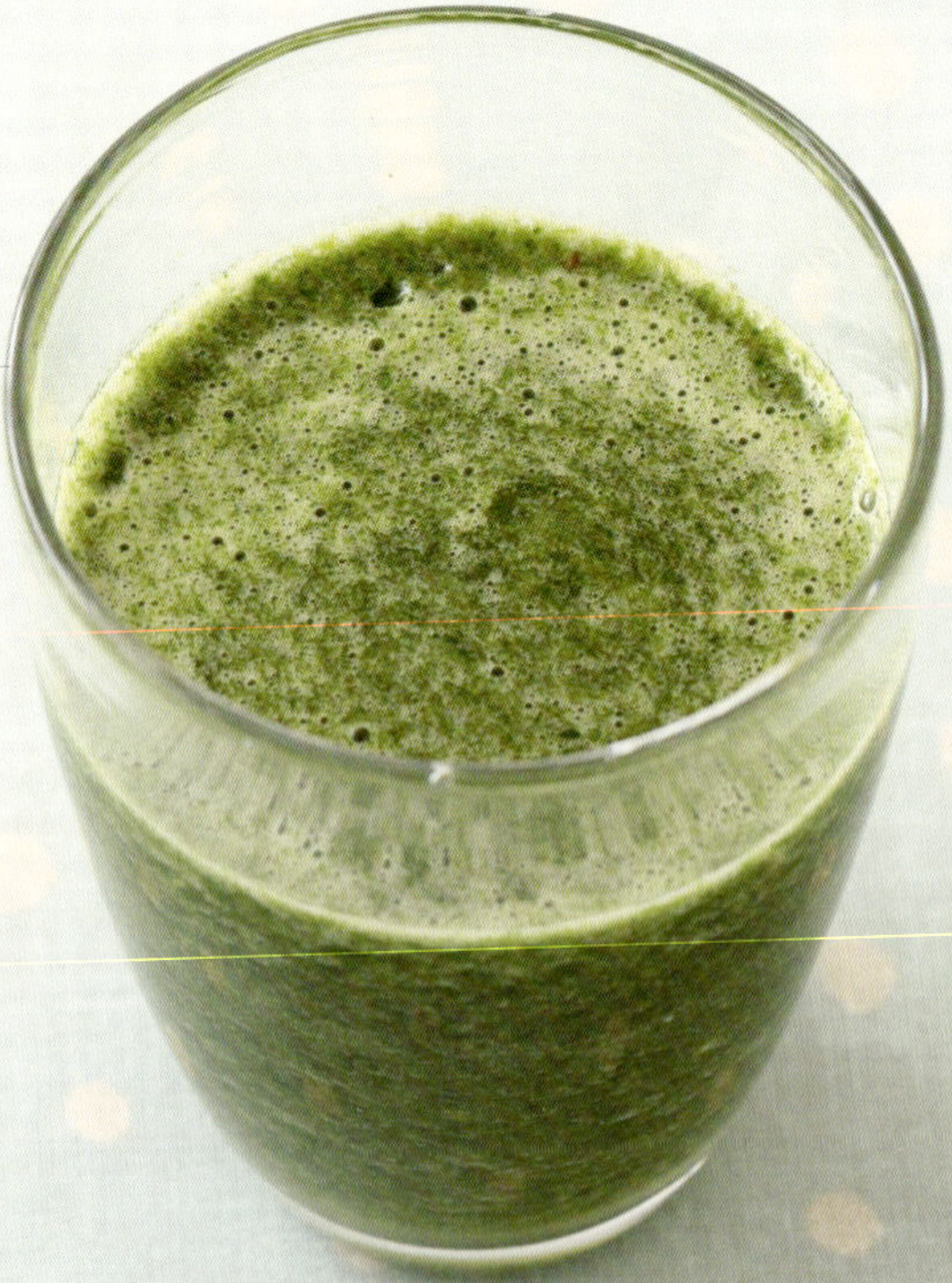

糖質 6.3g

野菜の旨みで
味わいすっきり！

point

トマトは糖質が多いので、半分の量で試してもOK。

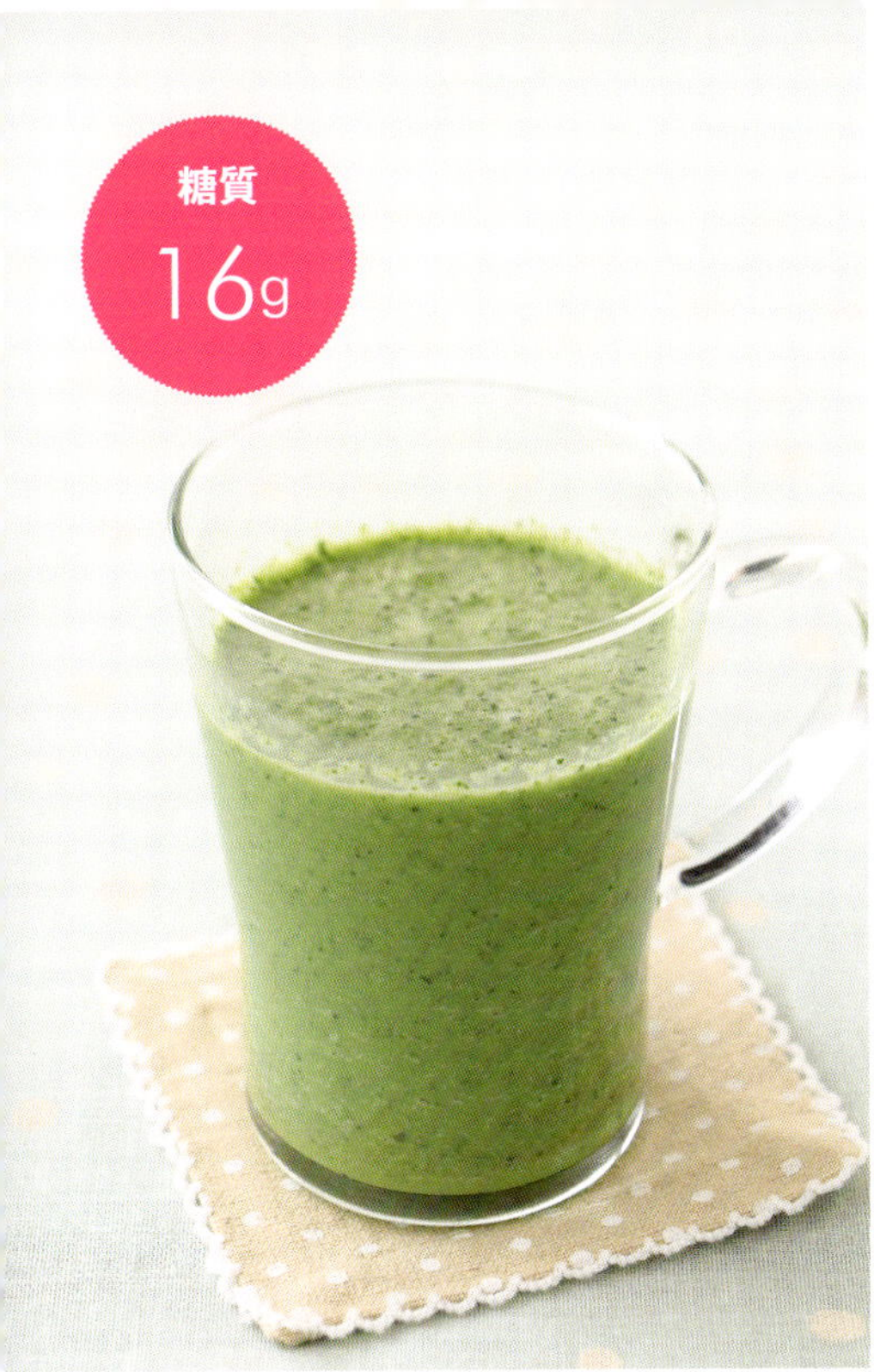
糖質
16g

ほうれん草 02 ほうれん草+バナナ+牛乳

バナナを使って腹持ちもよく、
豊富な食物繊維が便秘を解消

▶材料（1 杯分）145kcal
ほうれん草…50g
バナナ…大 1/3 本（皮をむいて 40 g）
牛乳…3/4 カップ

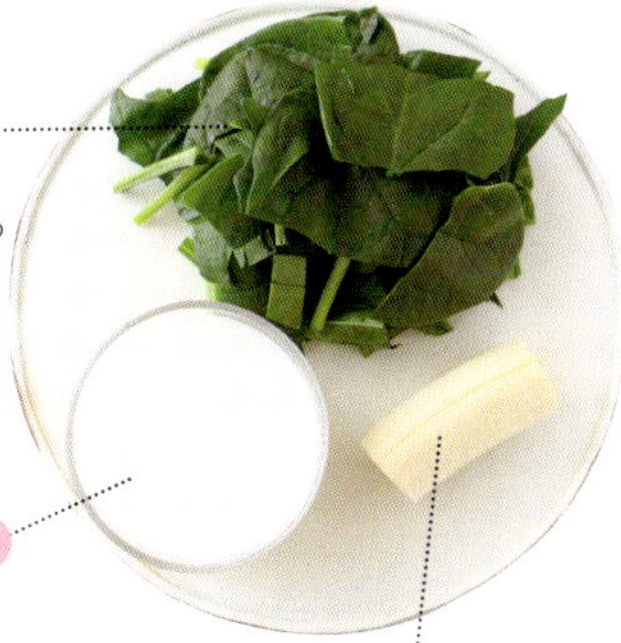
2 根を落とし、
3cm 幅に切る
3
1 皮をむく

ほうれん草 03 ほうれん草+キャベツ+パイナップル

ビタミンCで免疫力を強化
ビタミンUが胃の粘膜を修復

▶材料（1 杯分）60kcal
ほうれん草…50g
キャベツ…1/2 枚（40g）
パイナップル…80g
水…3/4 カップ

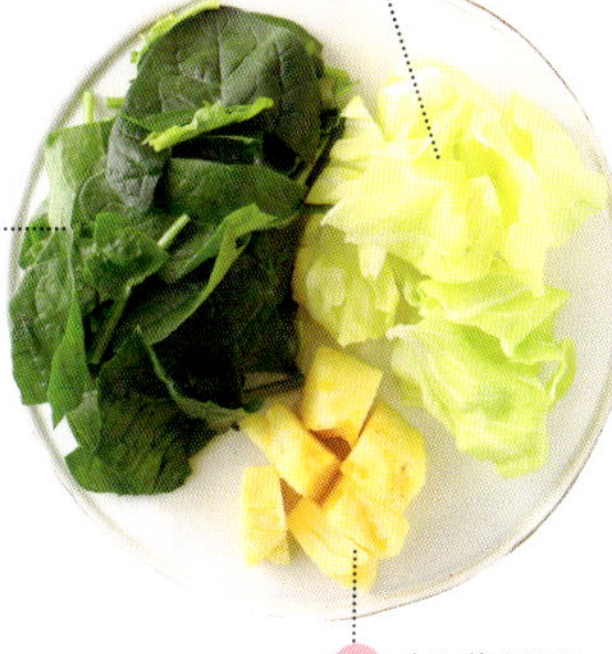
2 芯を取り、
一口大に切る
3 根を落とし、
3cm 幅に切る
1 皮と芯を取り、
一口大に切る

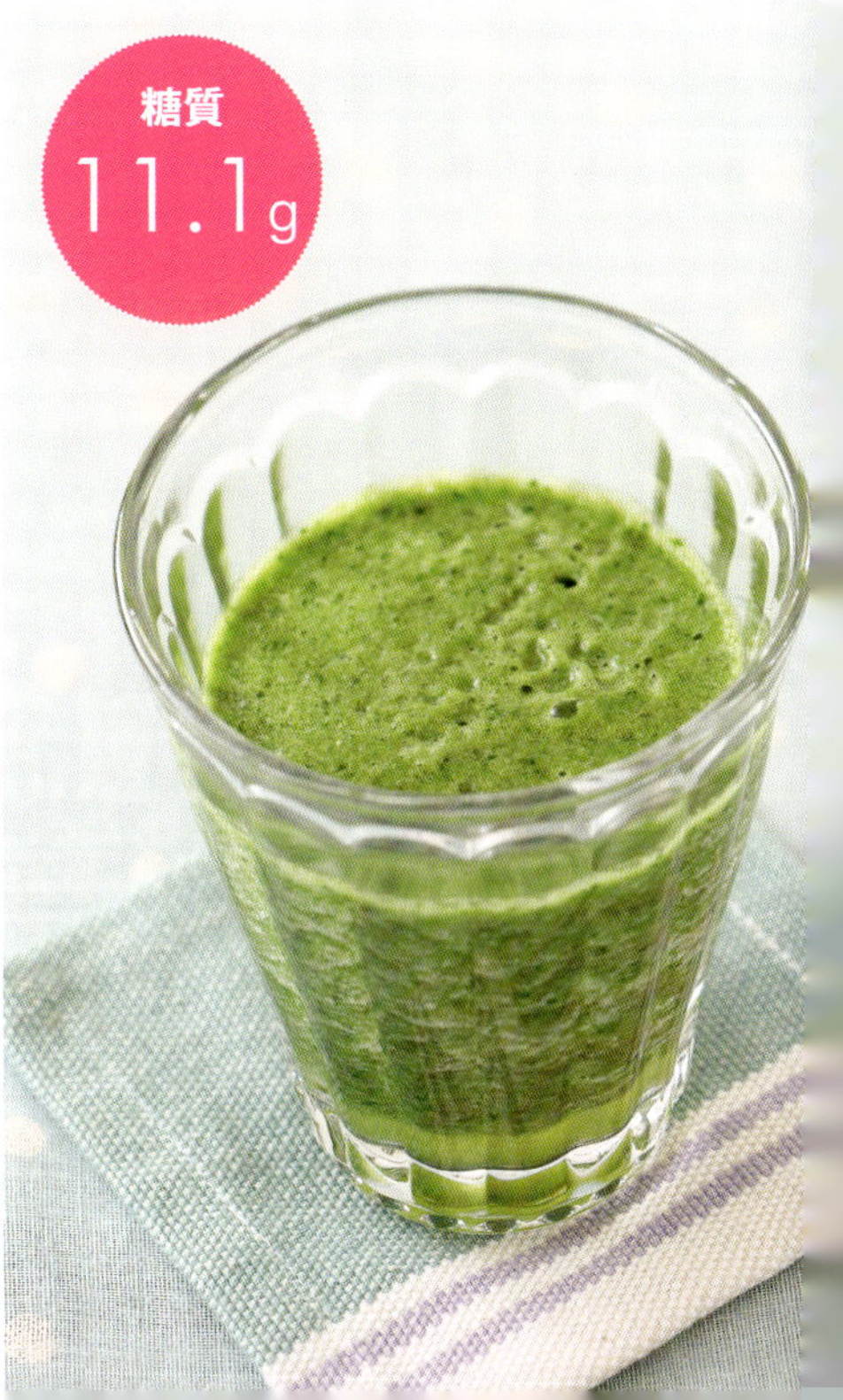
糖質
11.1g

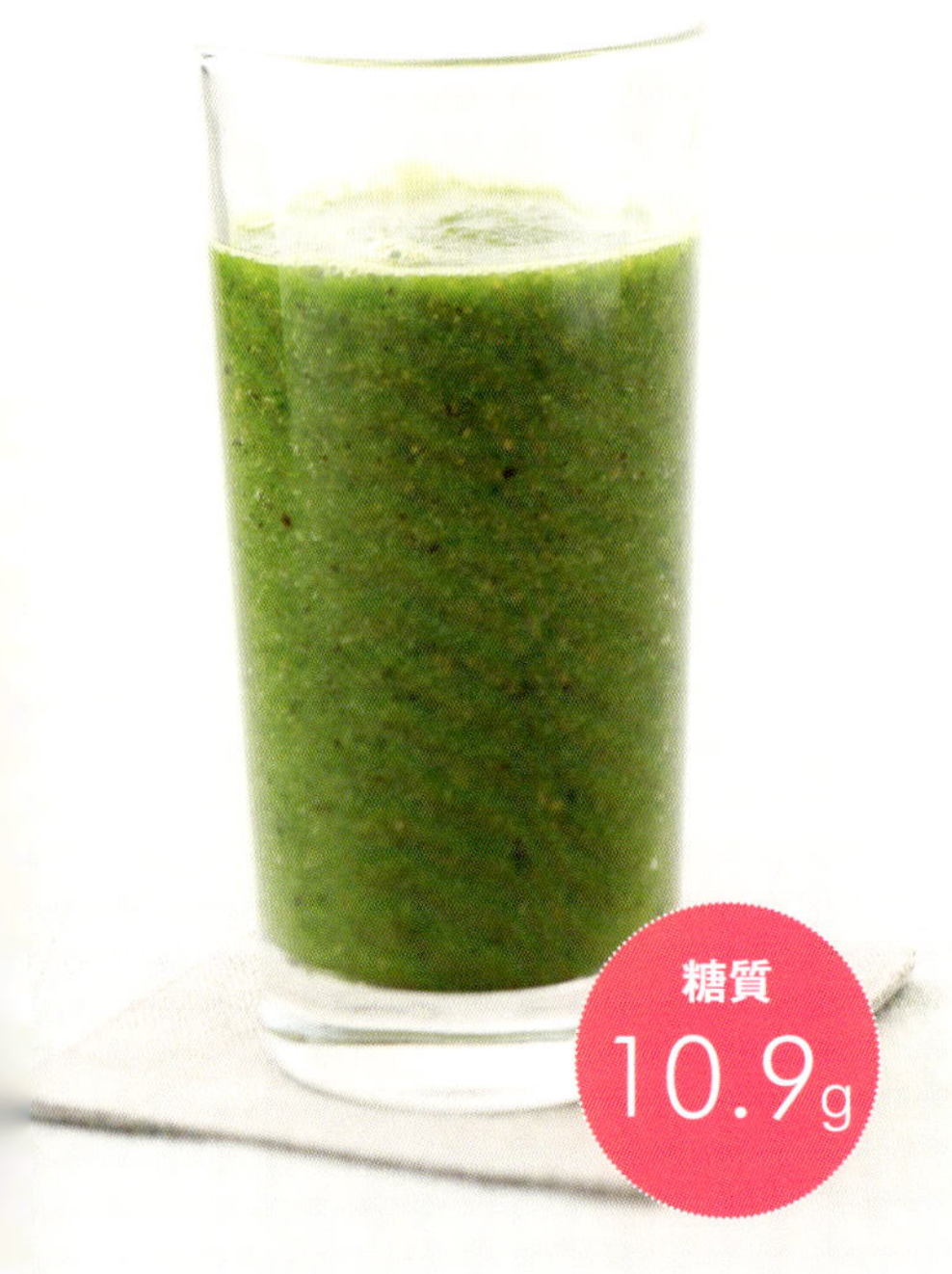

ほうれん草 04 ほうれん草+にんじん+キウイ

**ビタミンAとCが豊富で
肌に潤いを与える**

▶材料（1 杯分）63kcal
ほうれん草…50g
にんじん…30g
キウイ…1 個（80g）
水…1/2 カップ

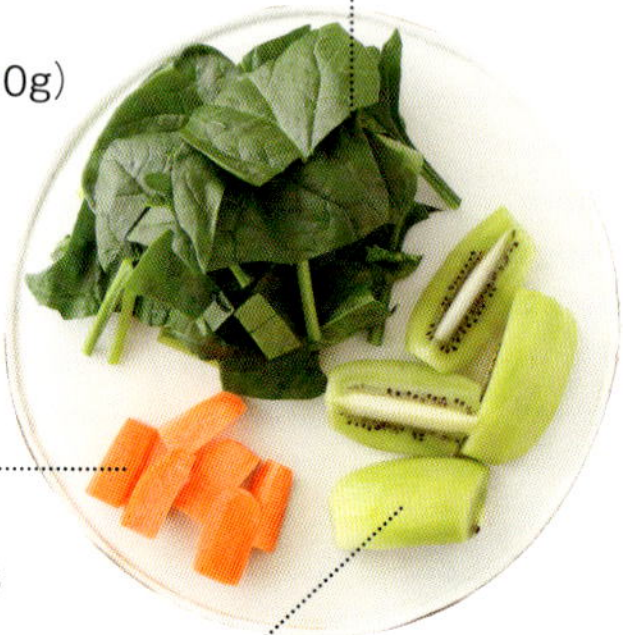

1 皮をむいて
棒状に切る

2 皮をむいて芯の部分を取り、
4 等分に切る

3 根を落とし、
3cm 幅に切る

ほうれん草 05 ほうれん草+ピーマン+グレープフルーツ

**どの食材もビタミンCたっぷり
抗酸化作用でアンチエイジング**

▶材料（1 杯分）55kcal
ほうれん草…50g
ピーマン…1 個（30g）
グレープフルーツ…1/3 個（100g）
水…1/2 カップ

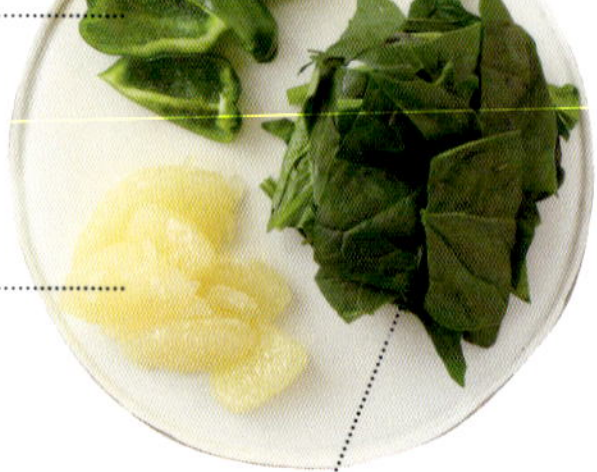

1 ヘタと種を取り、
一口大に切る

2 皮をむき、
種を取る

3 根を落とし、
3cm 幅に切る

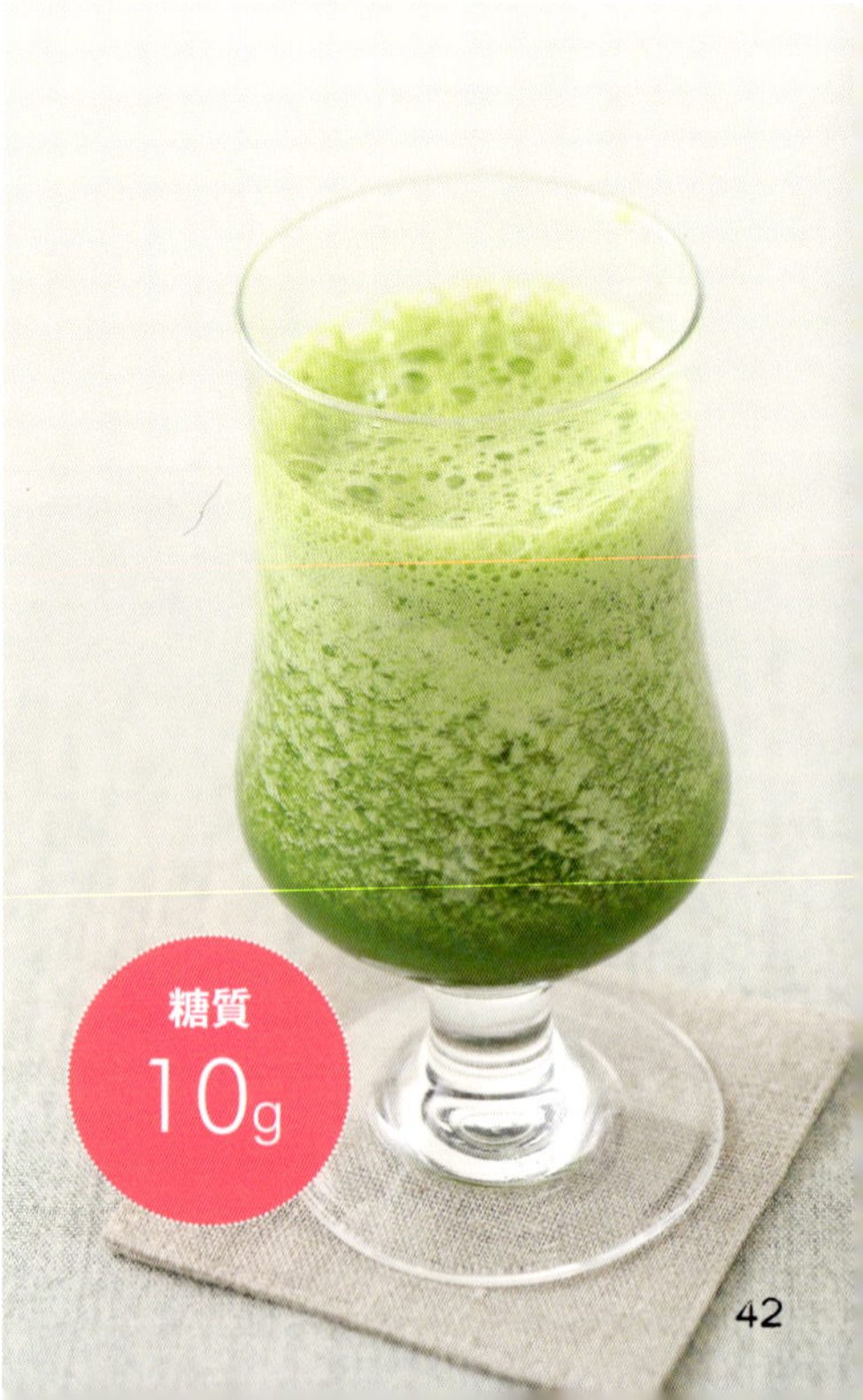

ほうれん草 06

ほうれん草+しょうが+ヨーグルト

腸内環境を改善して さらに代謝を上げる

▶材料（1 杯分）81kcal
ほうれん草…50g
しょうが…10g
ヨーグルト（プレーン）…1/2 カップ
水…1/4 カップ

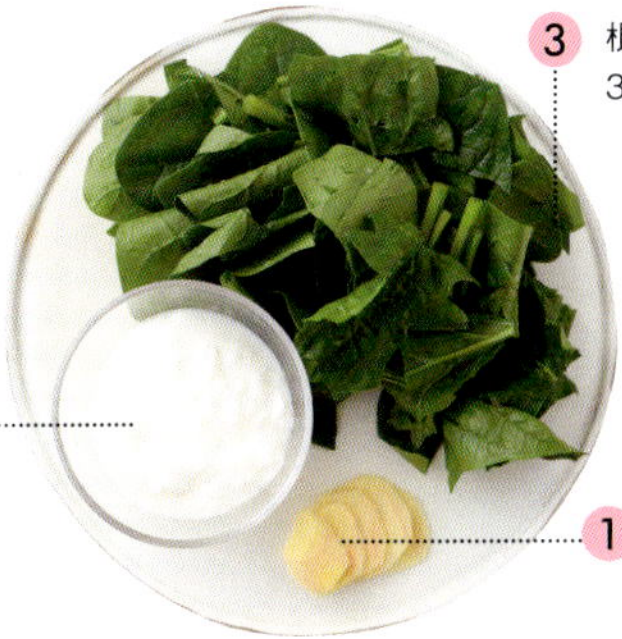
3 根を落とし、3cm 幅に切る
2
1 皮をむき、薄切りにする

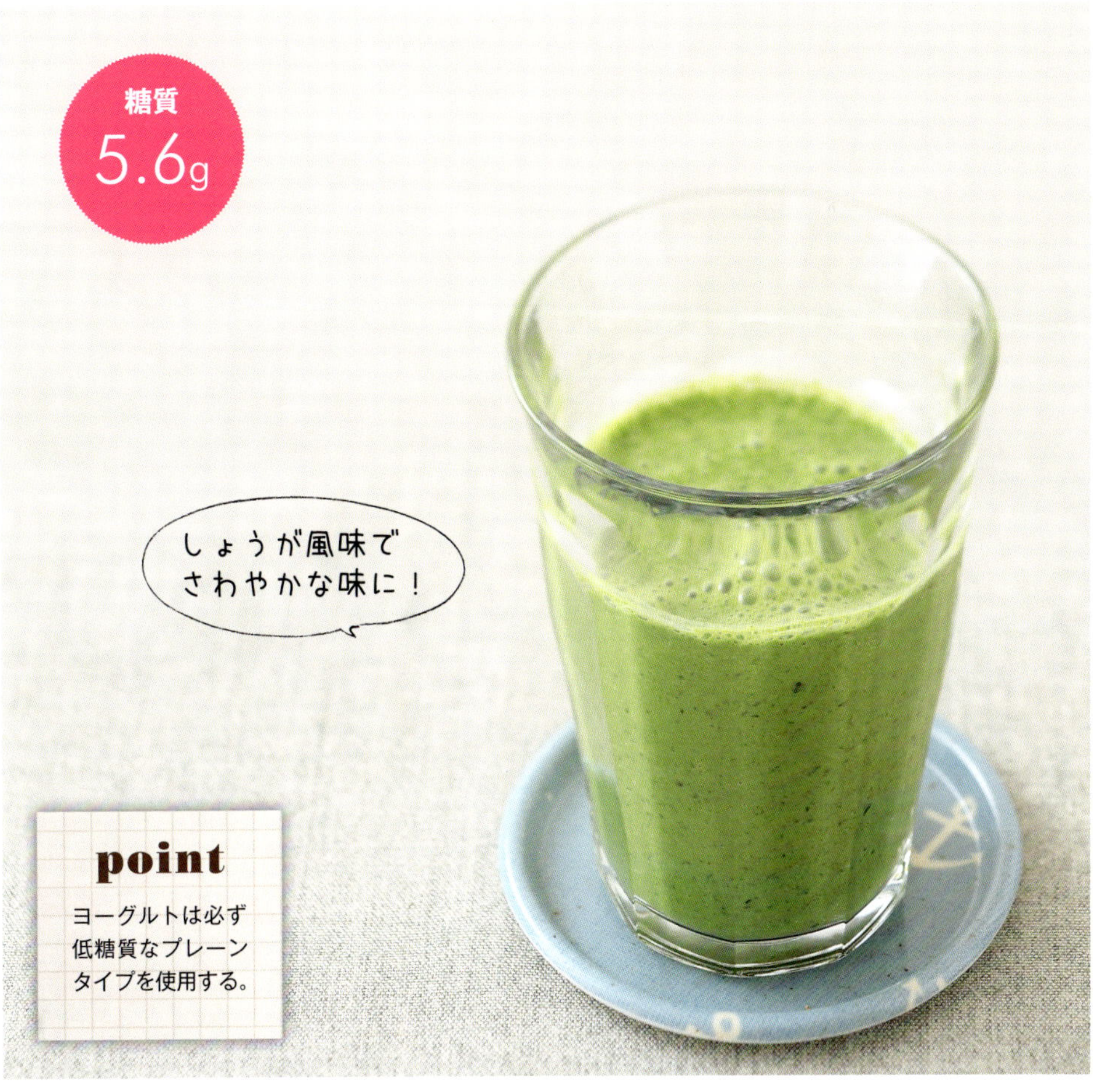
糖質 5.6g
しょうが風味で さわやかな味に！

point
ヨーグルトは必ず低糖質なプレーンタイプを使用する。

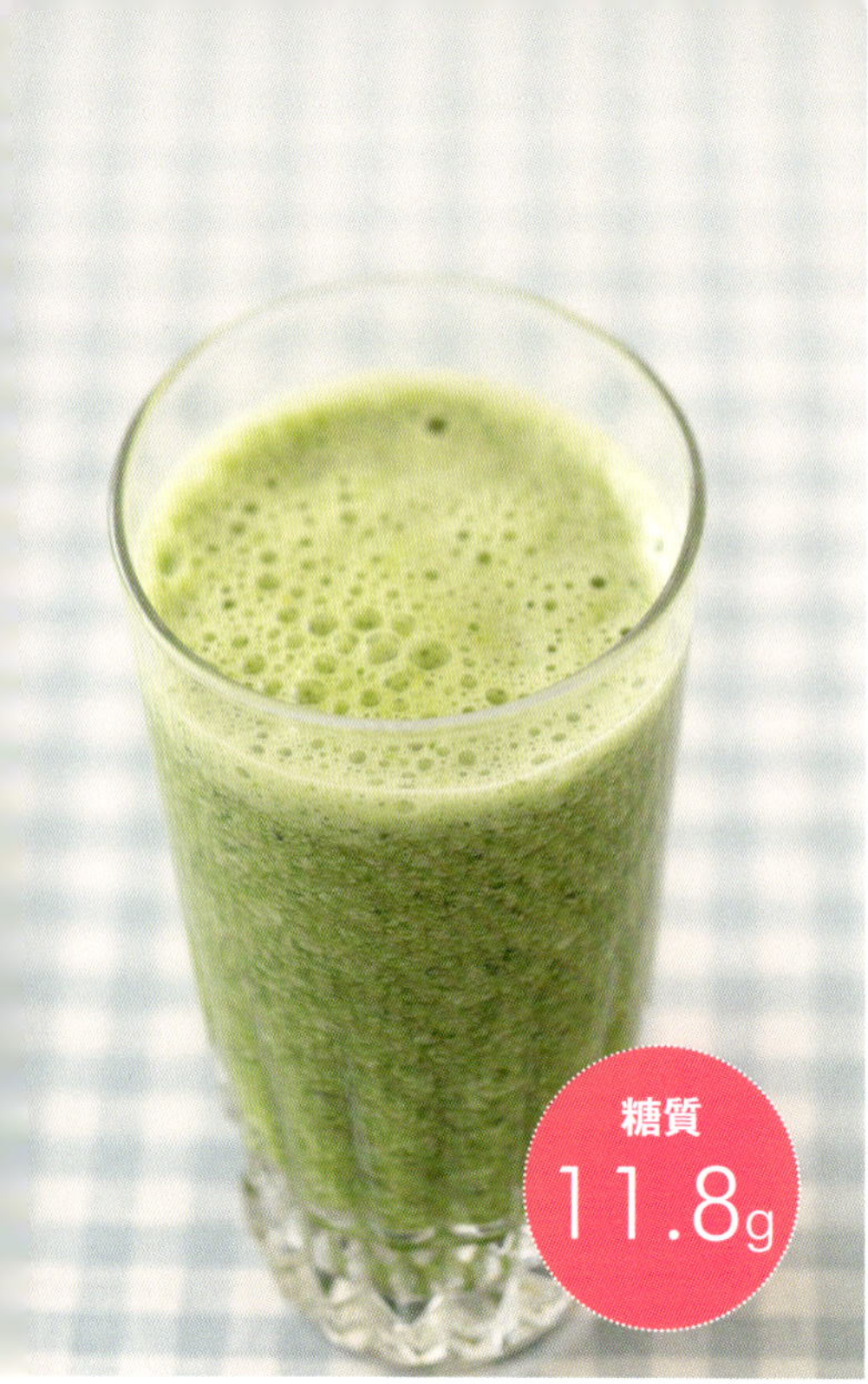

糖質
11.8g

ほうれん草 07 ほうれん草+白菜+オレンジ

**豊富に含むビタミンCが
免疫力を上げる**

▶材料（1 杯分）62kcal
ほうれん草…50g
白菜…1/2 枚（40g）
オレンジ…1/2 個（100g）
水…1/2 カップ

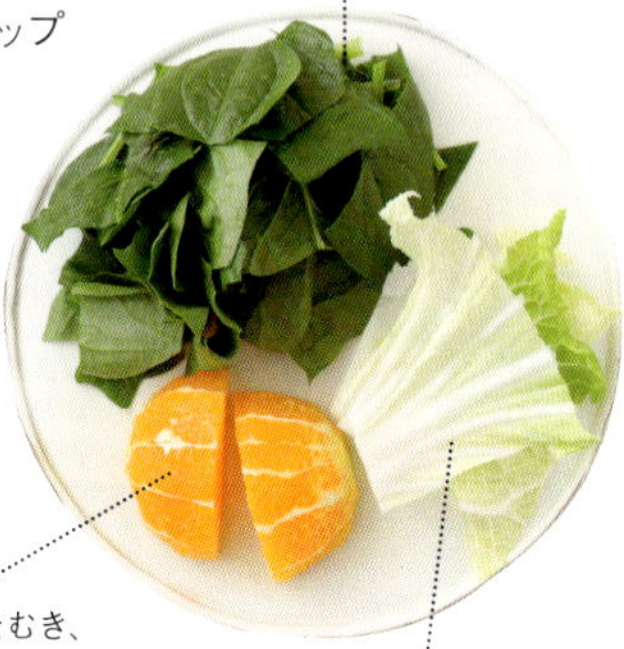
3 根を落とし、
3cm 幅に切る
2 皮をむき、
種を取る
1 一口大に切る

ほうれん草 08 ほうれん草+かぶ+アーモンド

**ミネラル分が豊富なので
血液をサラサラに**

▶材料（1 杯分）87kcal
ほうれん草…50g
かぶ…1 個（80g）
アーモンド（無塩ロースト）…10 粒（10g）
水…3/4 カップ

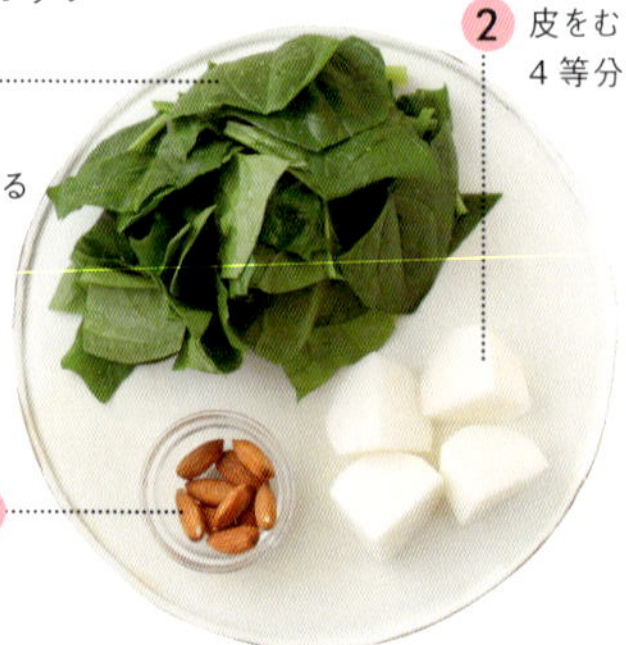
2 皮をむき、
4 等分に切る
3
根を落とし、
3cm 幅に切る
1

糖質
3.8g

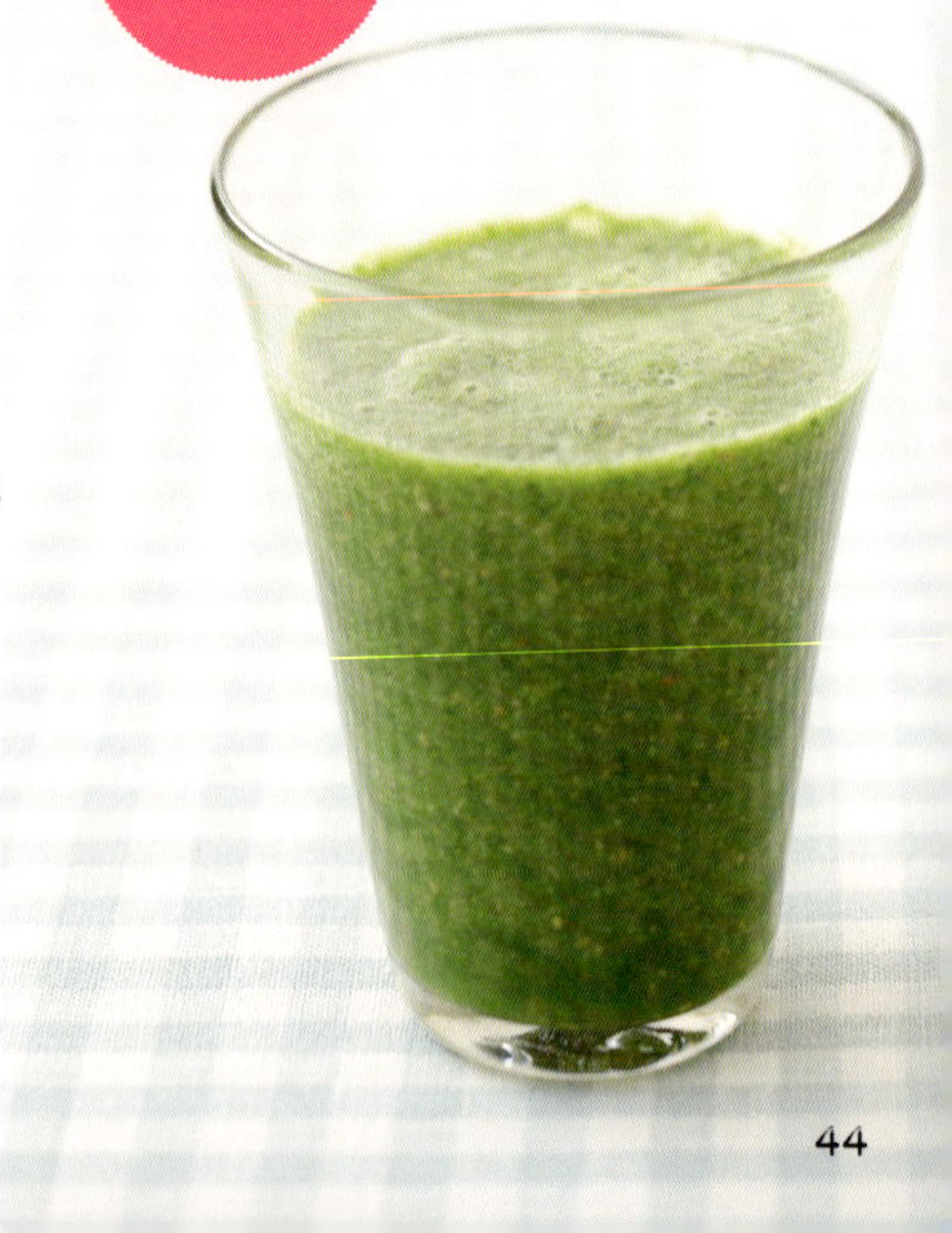

糖質
12.6g

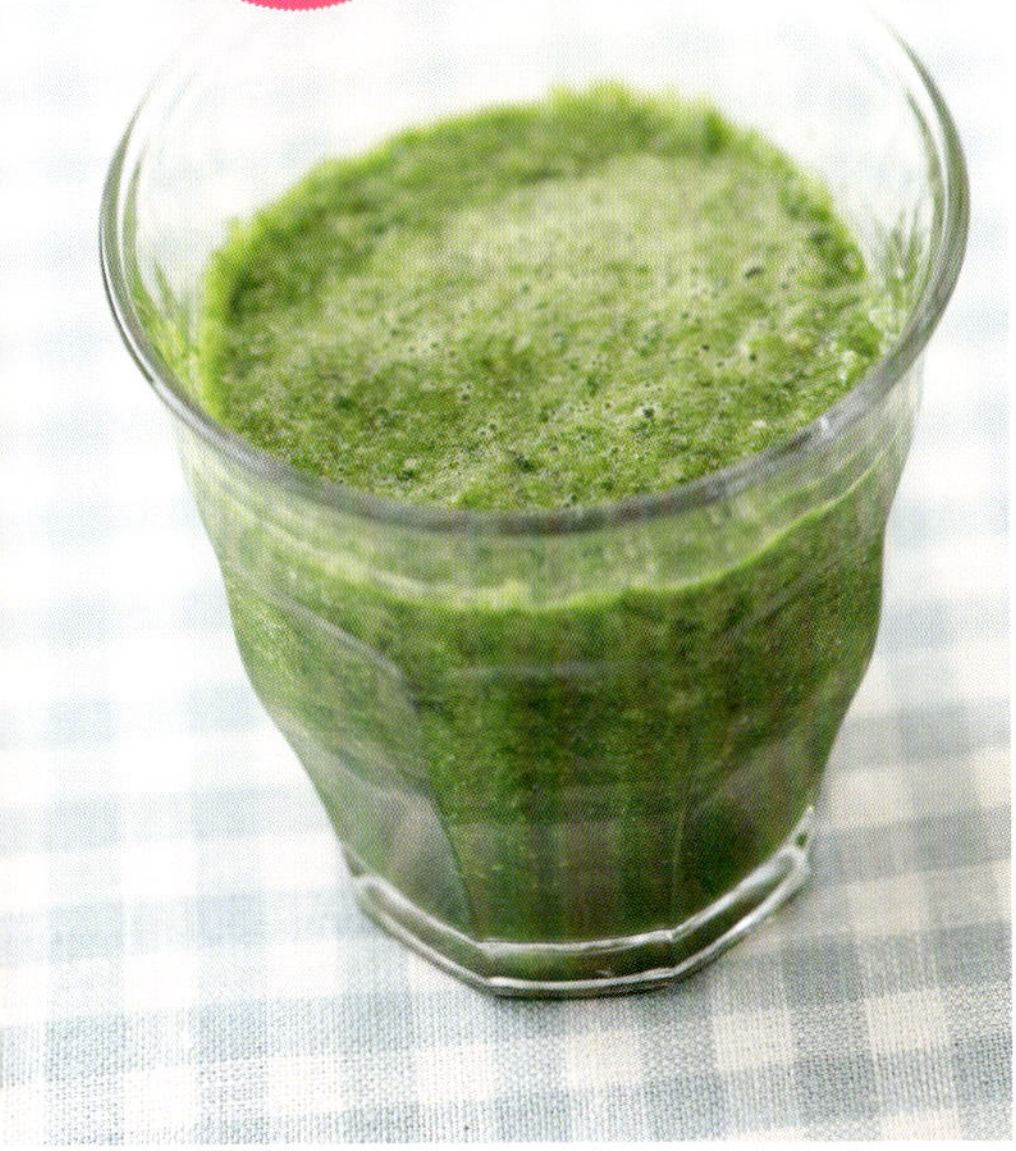

ほうれん草 09 ほうれん草+白菜+ハチミツ+ごま

美肌になれるビタミンB_2、B_6、Cがたっぷり

▶材料（1杯分）93kcal
ほうれん草…50g
白菜…1/2枚（40g）
ハチミツ…小さじ2
白すりごま…小さじ2
水…1/2カップ

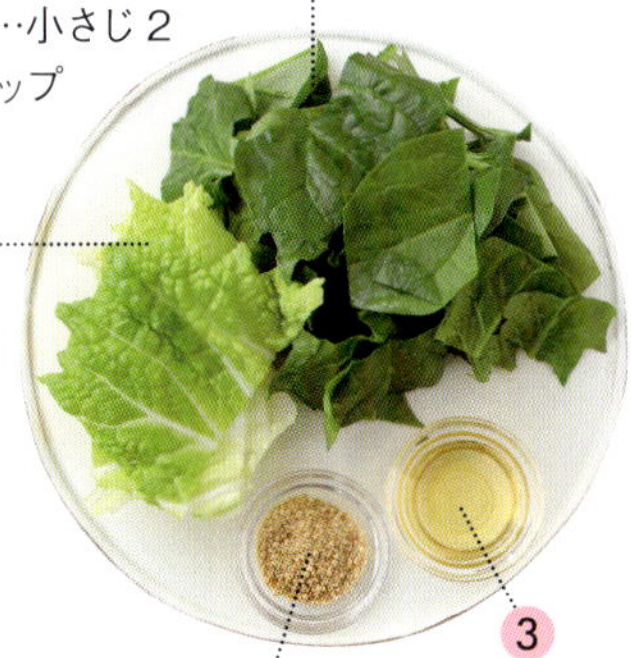
4 根を落とし、3cm幅に切る
1 一口大に切る
3
2

ほうれん草 10 ほうれん草+キャベツ+リンゴ+くるみ

豊富な食物繊維が便秘を解消。腸内をキレイに

▶材料（1杯分）129kcal
ほうれん草…50g
キャベツ…1/2枚（40g）
リンゴ…1/4個（80g）
くるみ（無塩ロースト）…10g
水…3/4カップ

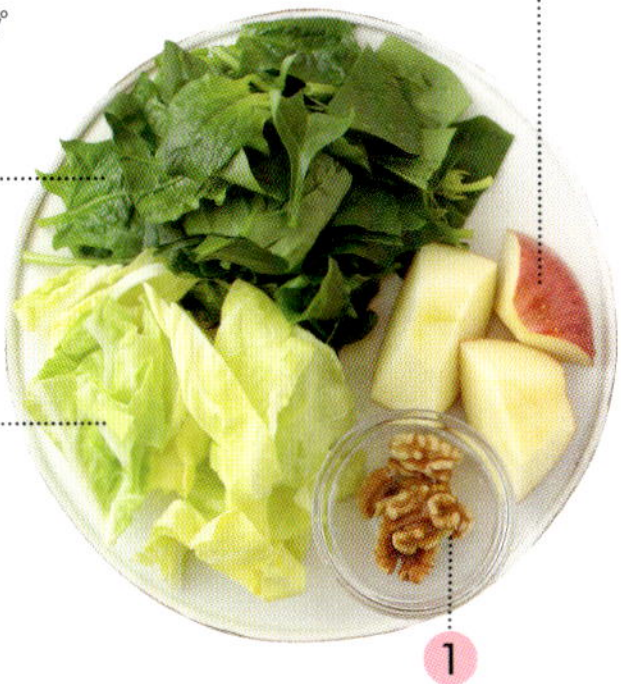
2 芯を取り、皮つきのまま一口大に切る
4 根を落とし、3cm幅に切る
3 芯を取り、一口大に切る
1

糖質
12.5g

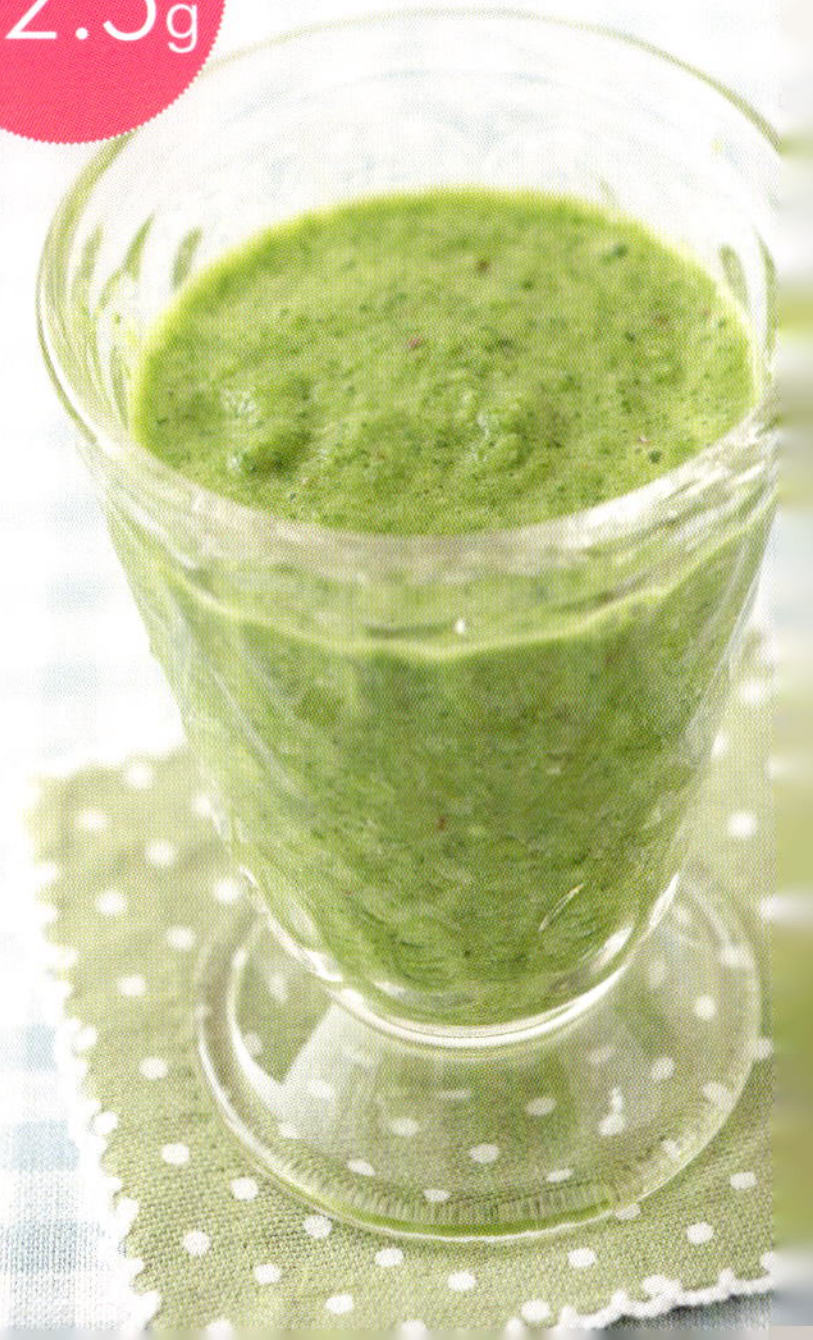

キャベツの糖質オフレシピ

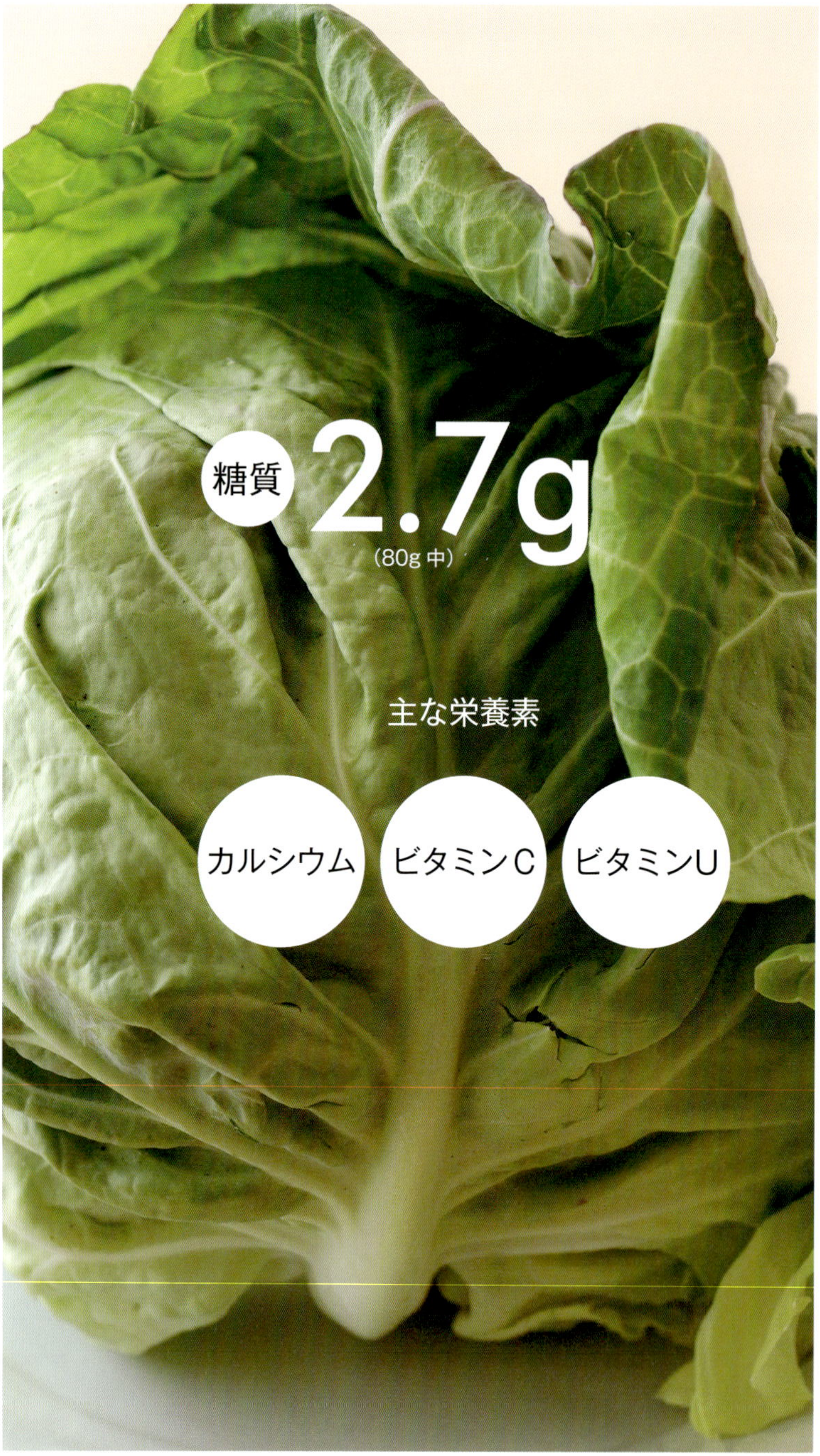

糖質 2.7g
(80g 中)

主な栄養素

カルシウム
ビタミンC
ビタミンU

古代から食されている胃腸を整える健康食品

ヨーロッパが原産で、古代ギリシャ、ローマの時代から胃腸の調子を整える健康食として食されていたと言われています。日本での栽培は明治に入ってからです。

野生種は丸く結球しない品種で、長い間の品種改良で現在のような形になりました。ブロッコリーやカリフラワーも同じ原種に由来します。

キャベツから発見されたビタミンUには、胃腸の粘膜の新陳代謝を活性化するはたらきがあります。また、胃腸の粘膜の修復に必要なタンパク質の合成を促して、胃潰瘍や胃腸に関する機能の回復に効果があるとされます。

美容＆健康効果 1

健康と美容の中心、胃腸の環境が整う

栄養の消化吸収が行われる胃腸の環境整備は、健康にも美容にも必須。キャベツのビタミンUは胃腸の粘膜の新陳代謝を促し、食物繊維は老廃物を排出してくれます。

美容＆健康効果 2

シミやそばかすを防いで肌のハリをキープ

キャベツはメラニン色素の沈着を防いだり、肌のハリを支えるコラーゲン繊維の生成をサポートするビタミンCが豊富です。

美容＆健康効果 3

自律神経を安定させてイライラを防ぐ

カルシウムは筋肉の収縮と弛緩を調整したり、ホルモンや酵素を活性化したりして神経伝達物質を血液中に放出しています。これが神経の興奮を抑えるはたらきをしています。

キャベツ
01

キャベツ+セロリ+モロヘイヤ+レモン

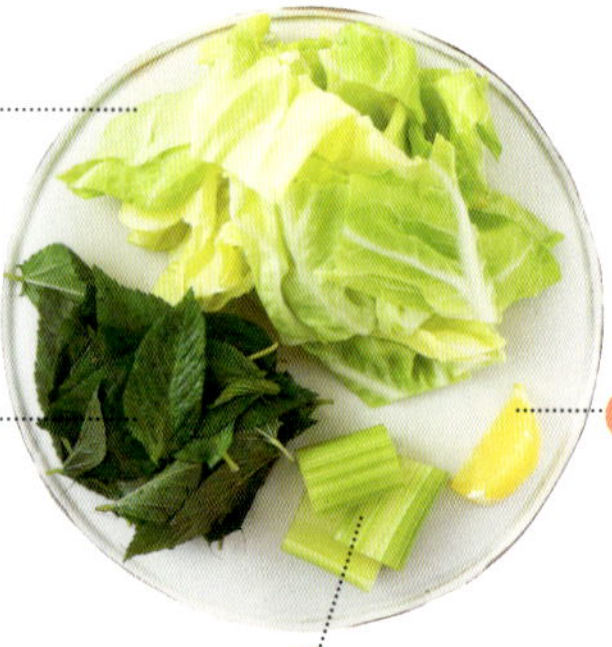

3 芯を取り、一口大に切る
4 葉の部分のみ使用
2 皮をむき、種を取る
1 筋を取り、一口大に切る

豊富なビタミンAで美肌、美白になる！

▶材料（1 杯分）37kcal
キャベツ…1 枚（80g）
セロリ…40g
モロヘイヤ…20g
レモン…1/8 個（10g）
水…1/2 カップ

糖質
4.3g

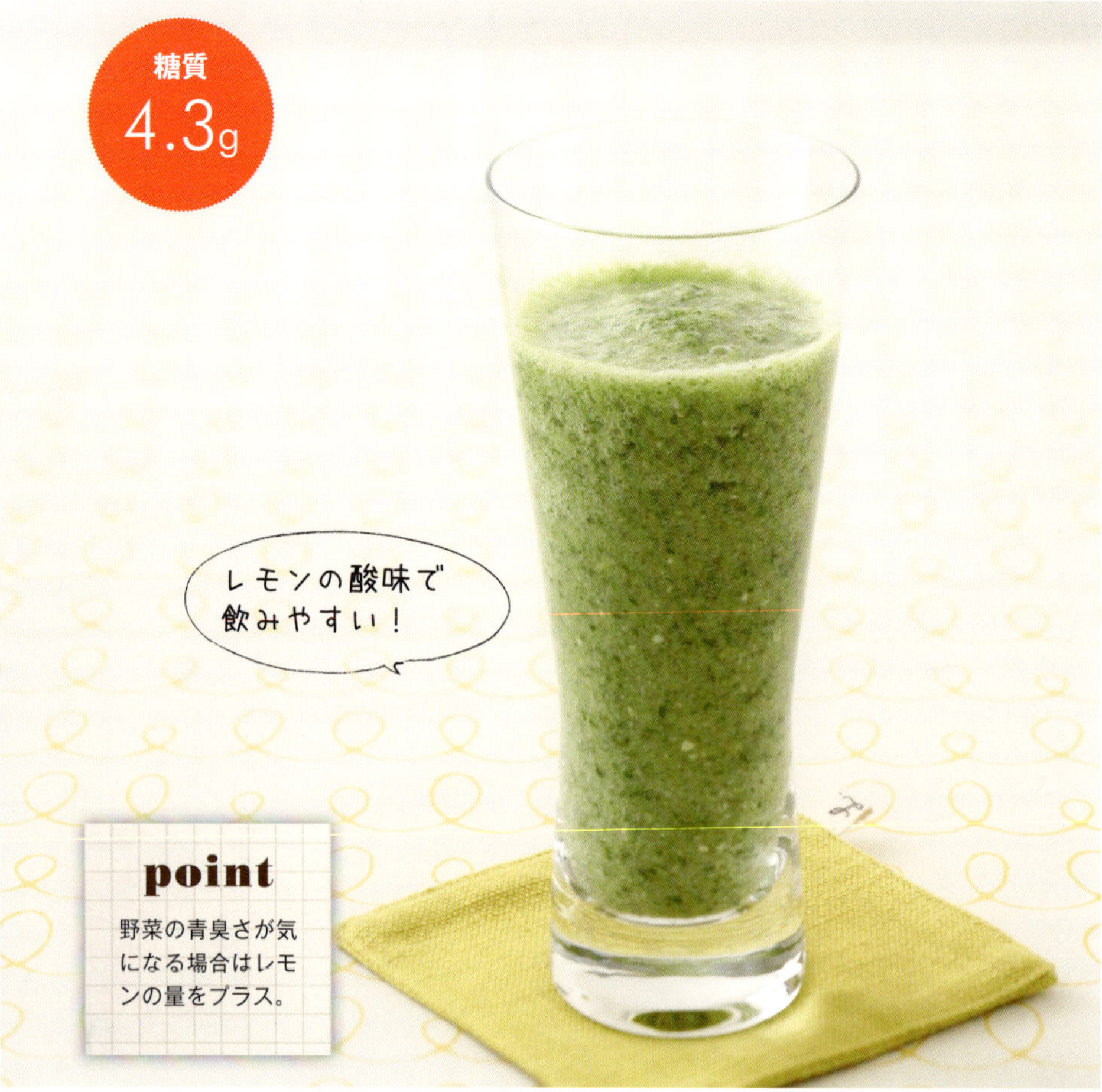

レモンの酸味で
飲みやすい！

point

野菜の青臭さが気になる場合はレモンの量をプラス。

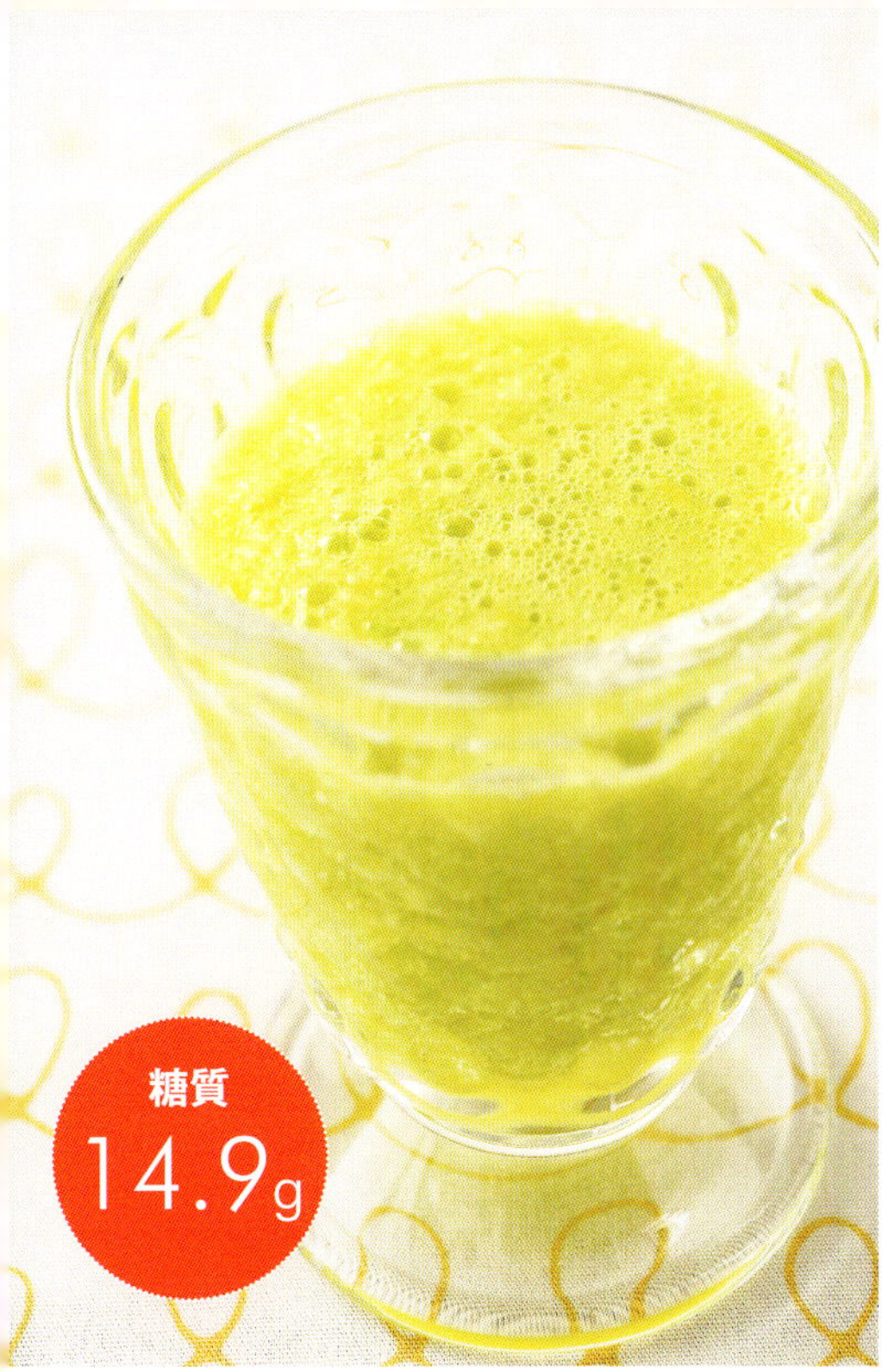

糖質
14.9g

キャベツ
02

キャベツ+パプリカ+パイナップル

消化を促進し、余分な脂肪を分解してくれる

▶材料（1 杯分）73kcal
キャベツ…1 枚（80g）
パプリカ（黄）…1/4 個（50g）
パイナップル…80g
水…3/4 カップ

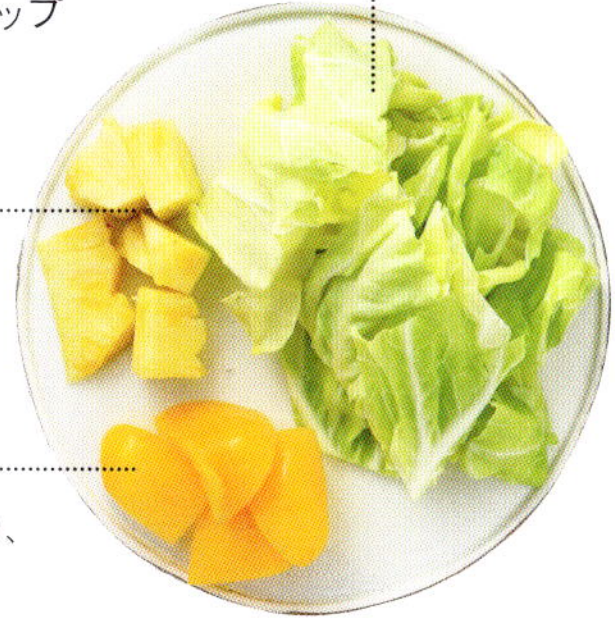

3 芯を取り、一口大に切る

2 皮と芯を取り、一口大に切る

1 ヘタと種を取り、一口大に切る

キャベツ
03

キャベツ+水菜+ブルーベリー

豊富な食物繊維の効果で便秘や肌荒れを解消

▶材料（1 杯分）52kcal
キャベツ…1 枚（80g）
水菜…20g
ブルーベリー…60g
水…3/4 カップ

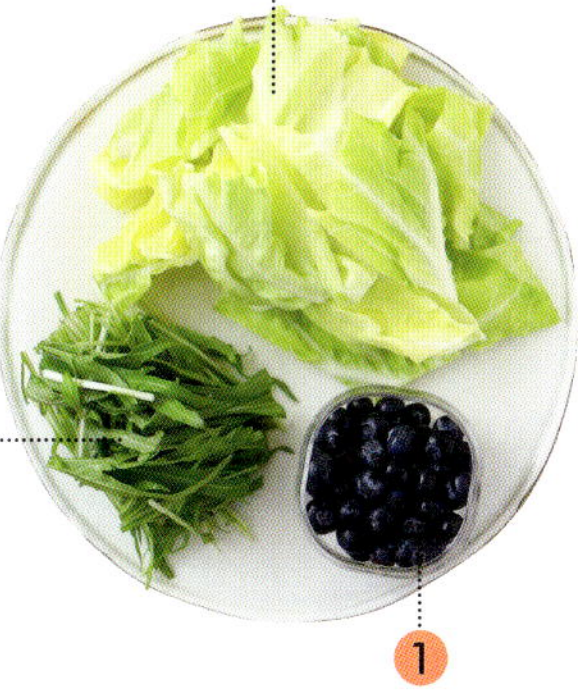

2 芯を取り、一口大に切る

3 3cm 幅に切る

1

糖質
8.9g

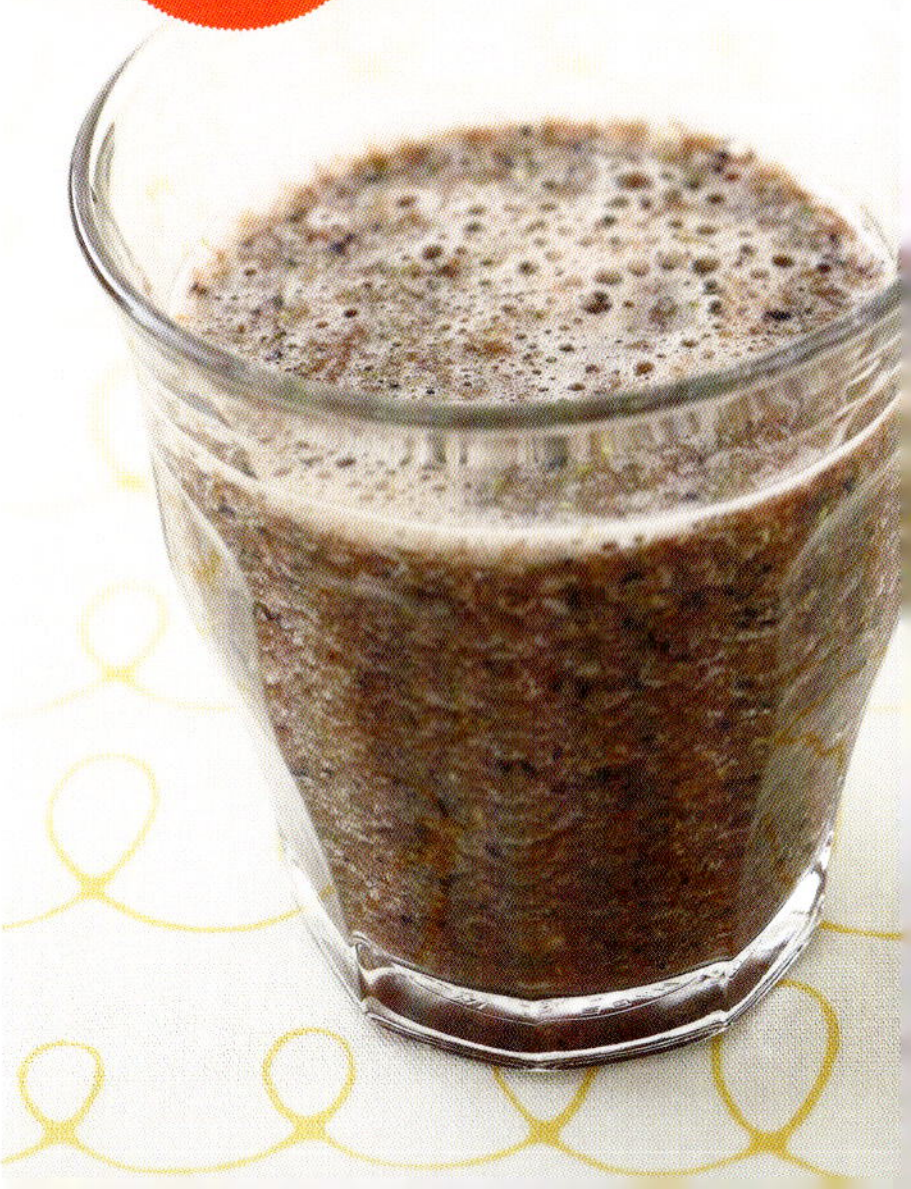

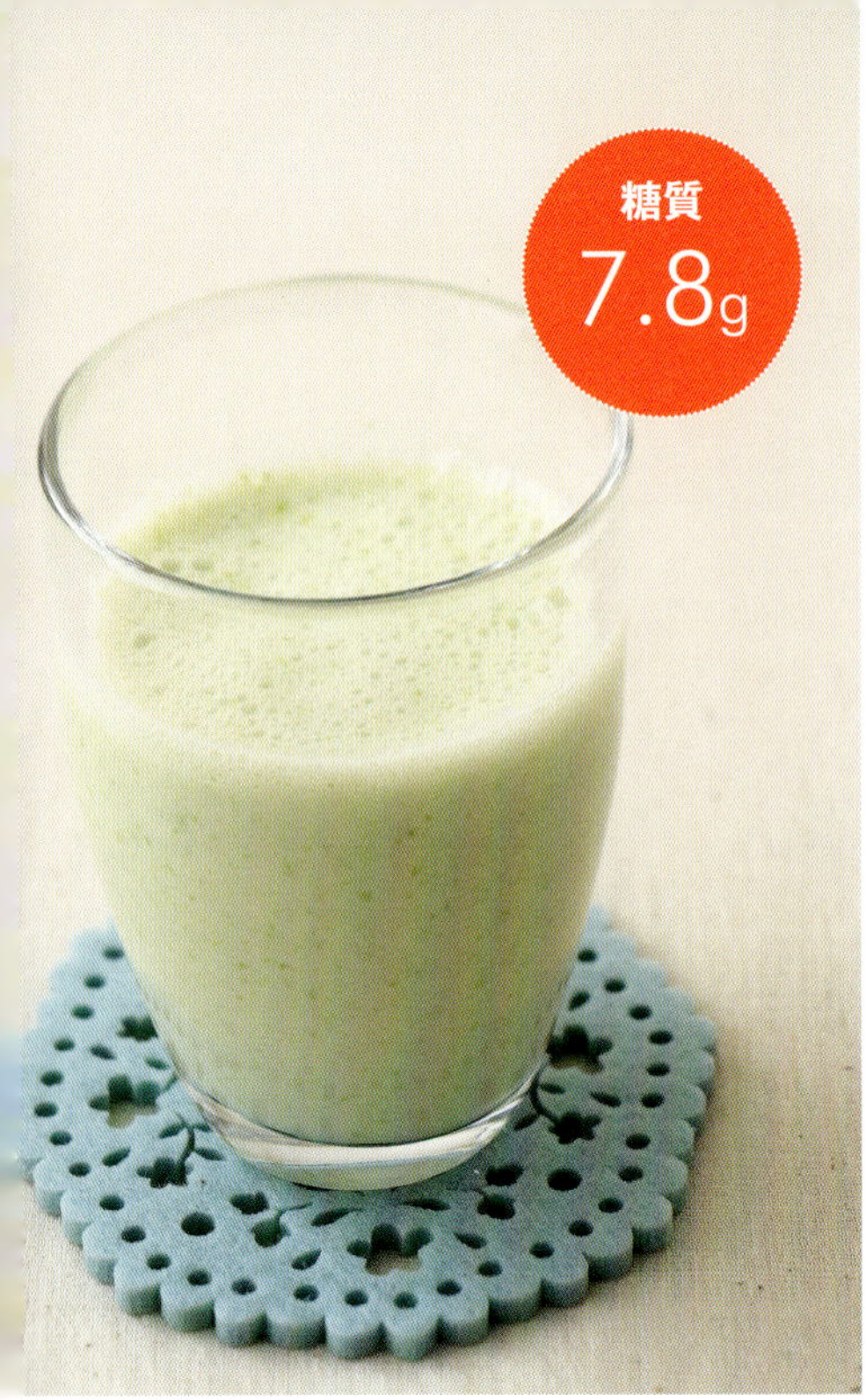
糖質
7.8g

キャベツ 04 キャベツ+しょうが+ヨーグルト

腸内環境を整えて代謝効果もUP

▶材料（1 杯分）82kcal
キャベツ…1 枚（80g）
しょうが…5g
ヨーグルト（プレーン）…1/2 カップ
水…1/4 カップ

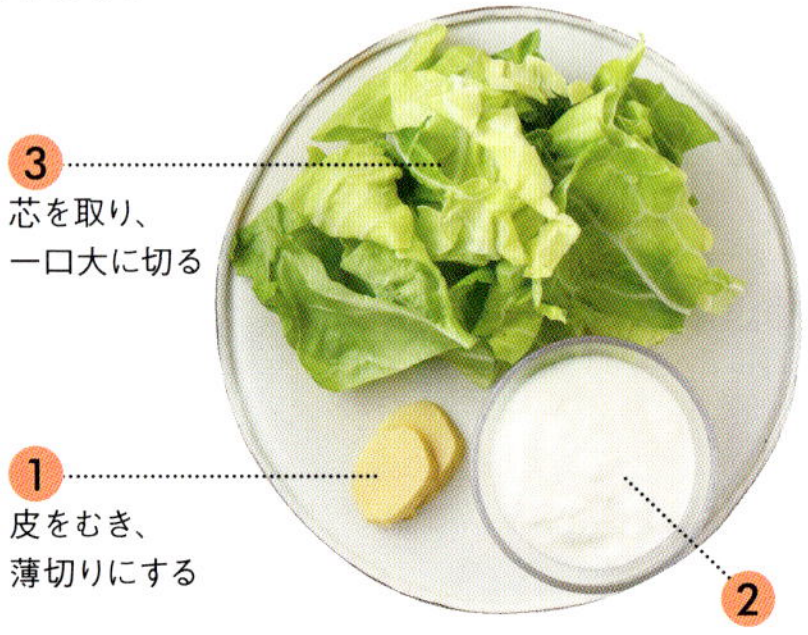
3
芯を取り、
一口大に切る
1
皮をむき、
薄切りにする
2

キャベツ 05 キャベツ+ルッコラ+グレープフルーツ

クエン酸とビタミンCで免疫力を活性させる

▶材料（1 杯分）60kcal
キャベツ…1 枚（80g）
ルッコラ…20g
グレープフルーツ…1/3 個（100g）
水…1/2 カップ

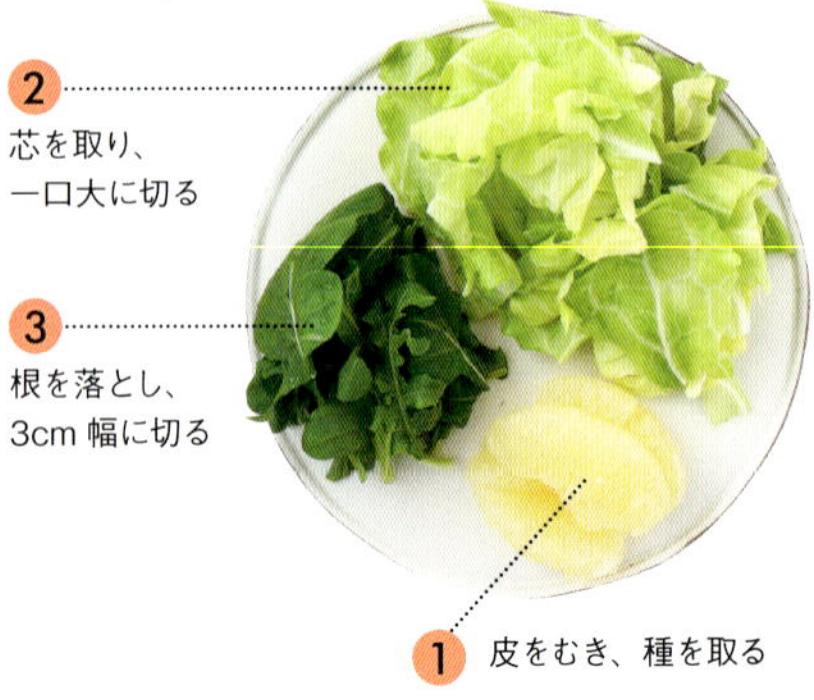
2
芯を取り、
一口大に切る
3
根を落とし、
3cm 幅に切る
1
皮をむき、種を取る

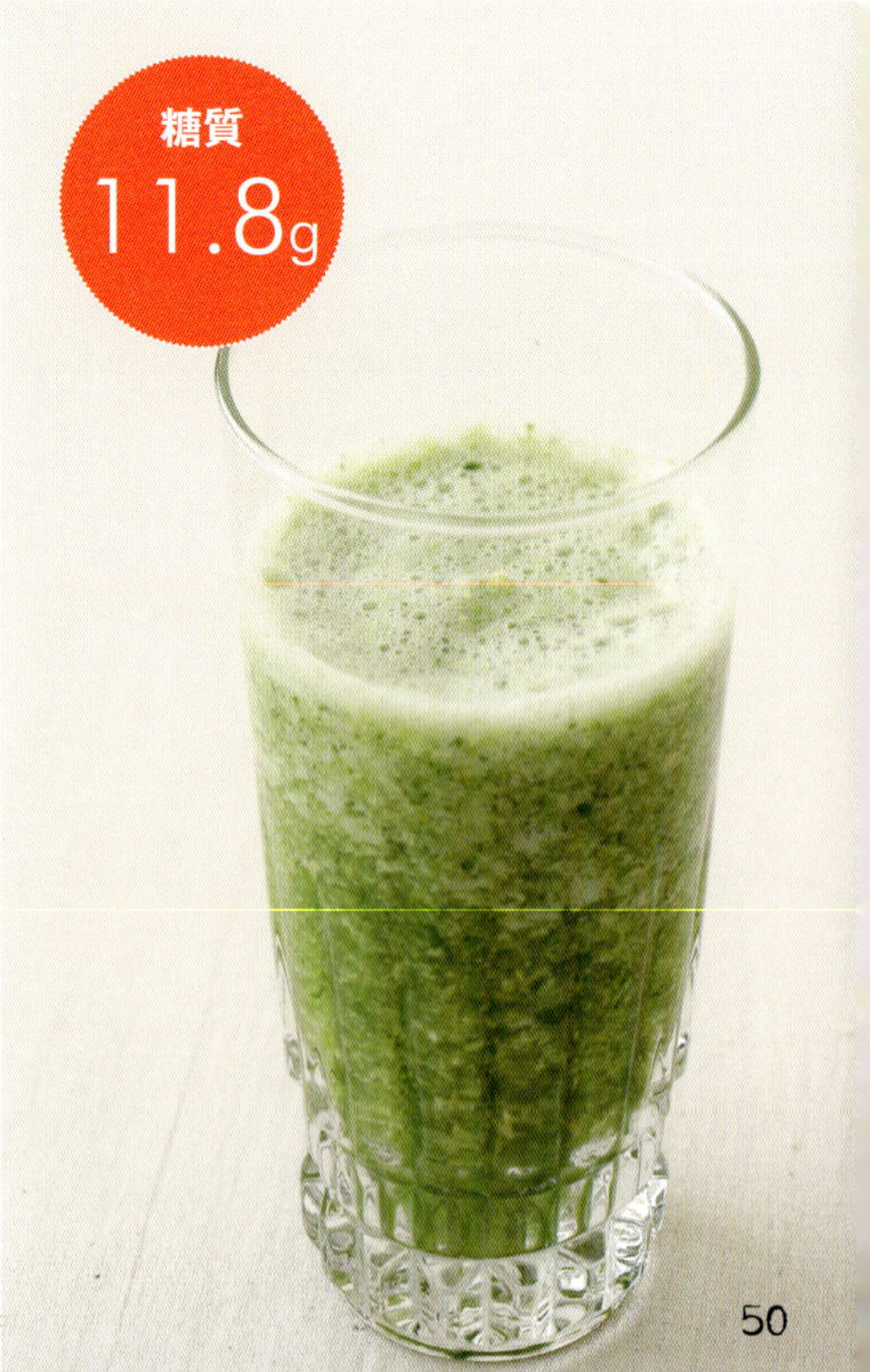
糖質
11.8g

キャベツ 06

キャベツ+パセリ+ハチミツ+レモン

ハチミツ+レモンで疲労回復
パセリの効果で免疫力もUP

▶材料（1 杯分）68kcal
キャベツ…1 枚（80g）
パセリ…10g
ハチミツ…小さじ 2
レモン…1/8 個（10g）
水…1/2 カップ

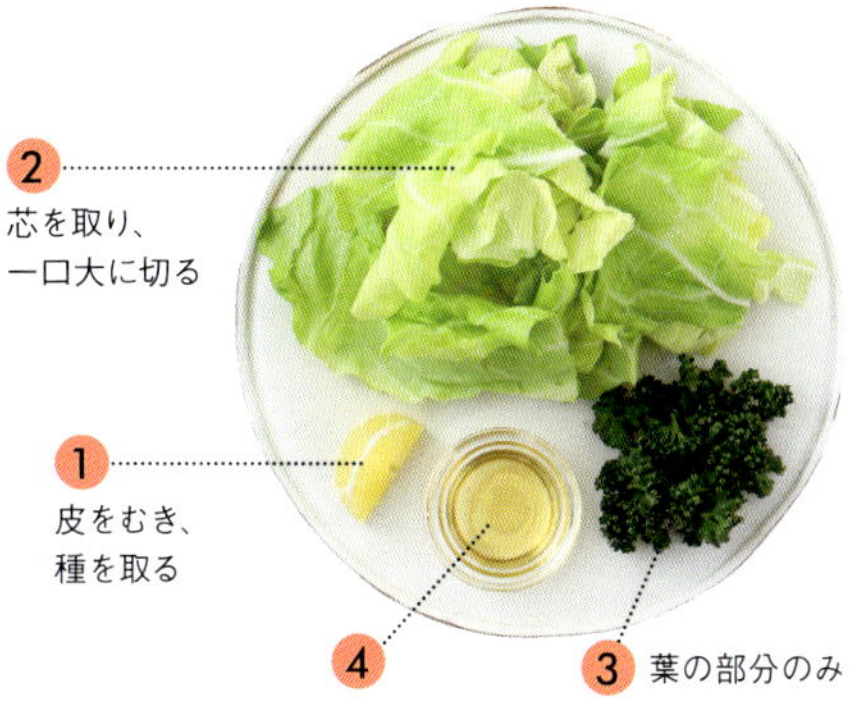
2
芯を取り、
一口大に切る
1
皮をむき、
種を取る
4
3 葉の部分のみ

糖質
14.8g

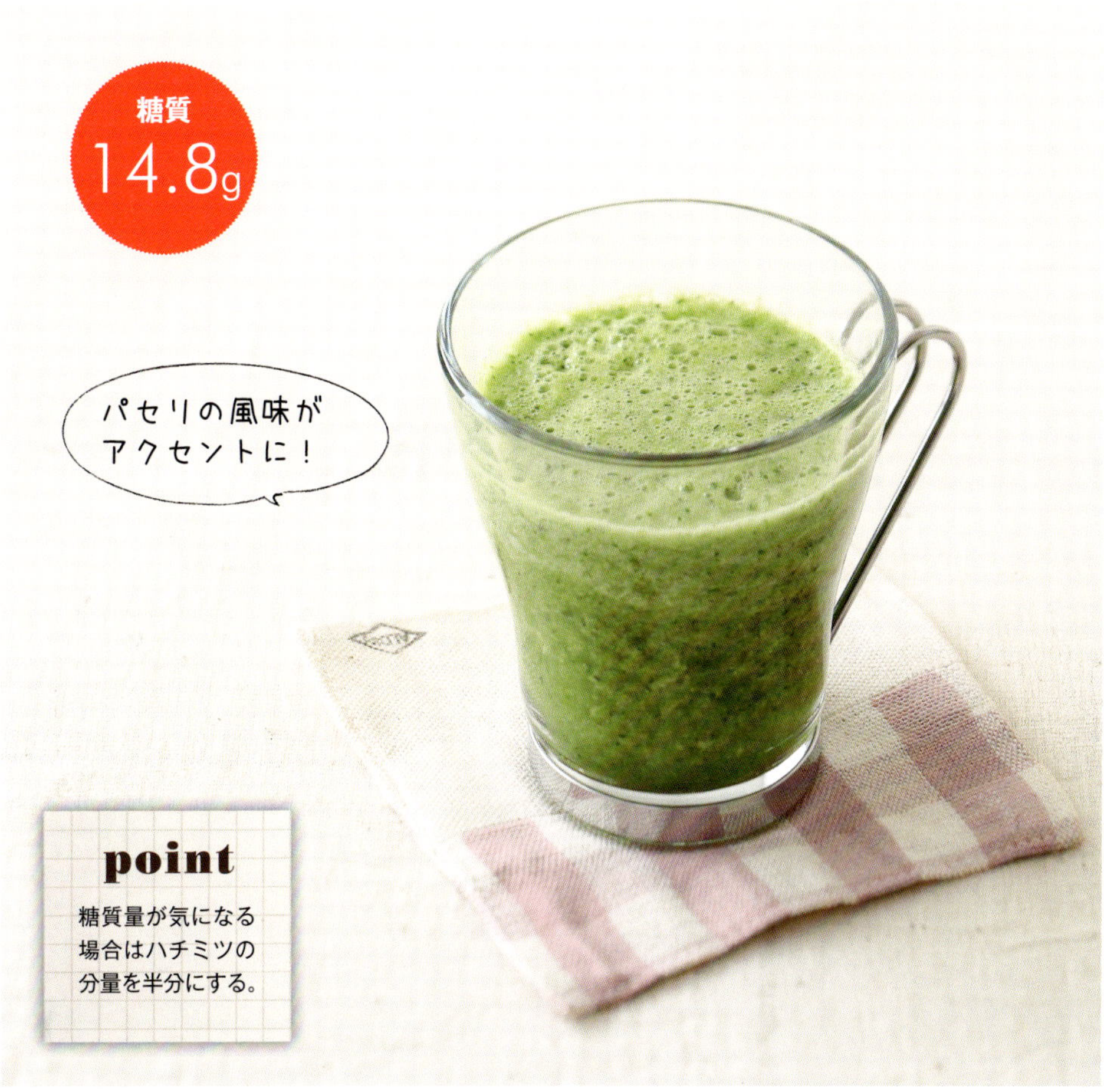
パセリの風味が
アクセントに！

point

糖質量が気になる
場合はハチミツの
分量を半分にする。

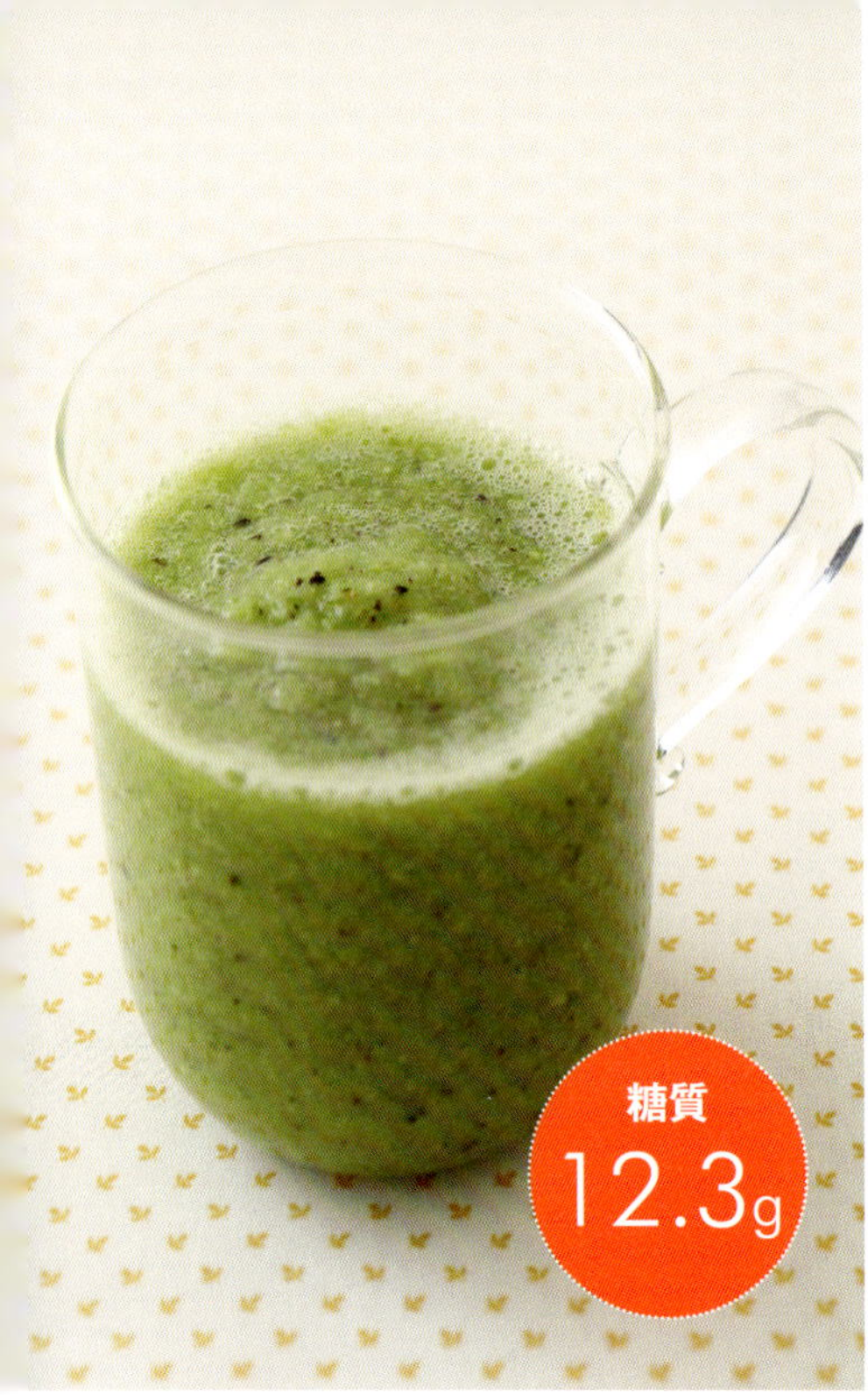

キャベツ 07

キャベツ+ピーマン+キウイ

ピラジンが血液をサラサラに美肌になるビタミンCもたっぷり

▶材料（1 杯分）67kcal
キャベツ…1 枚（80g）
ピーマン…1 個（30g）
キウイ…1 個（80g）
水…1/2 カップ

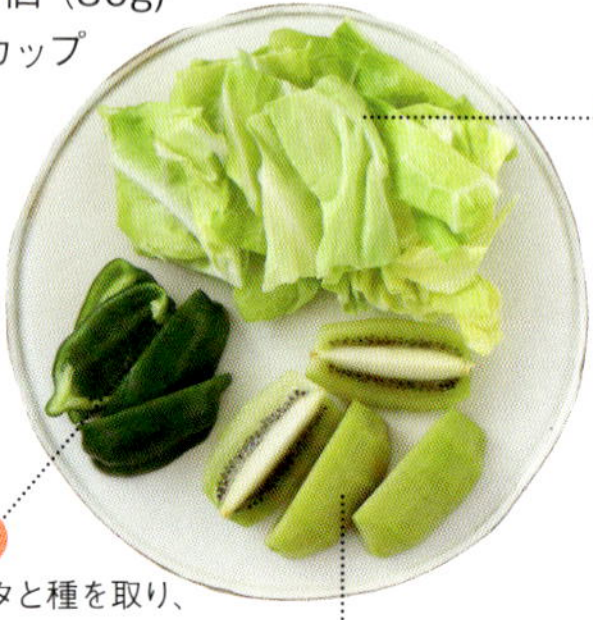

1 ヘタと種を取り、一口大に切る
2 皮をむいて芯の部分を取り、4 等分に切る
3 芯を取り、一口大に切る

キャベツ 08

キャベツ+ブロッコリー+オレンジ

消化不良や胃痛を解消するビタミンUが豊富

▶材料（1 杯分）51kcal
キャベツ…1 枚（80g）
ブロッコリー…30g
オレンジ…1/2 個（100g）
水…1/2 カップ

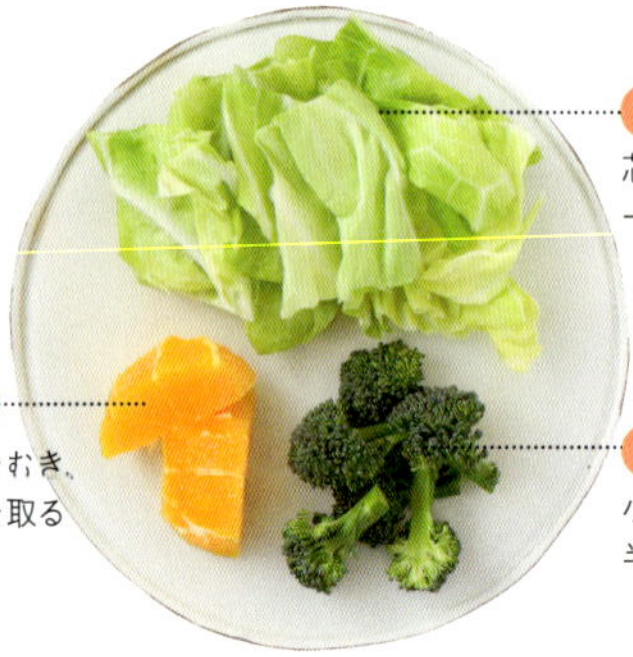

1 小房に分け、半分に切る
2 皮をむき、種を取る
3 芯を取り、一口大に切る

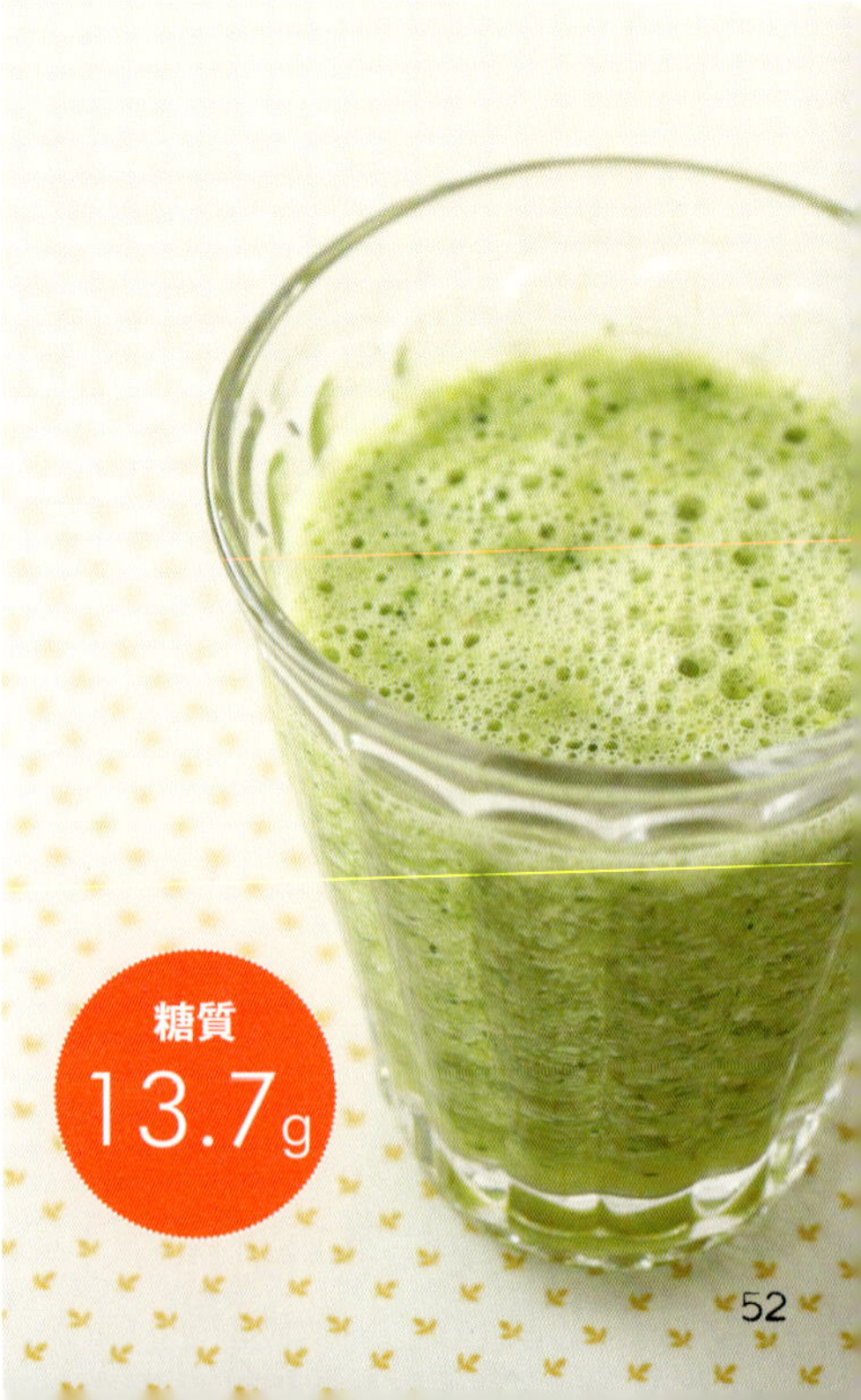

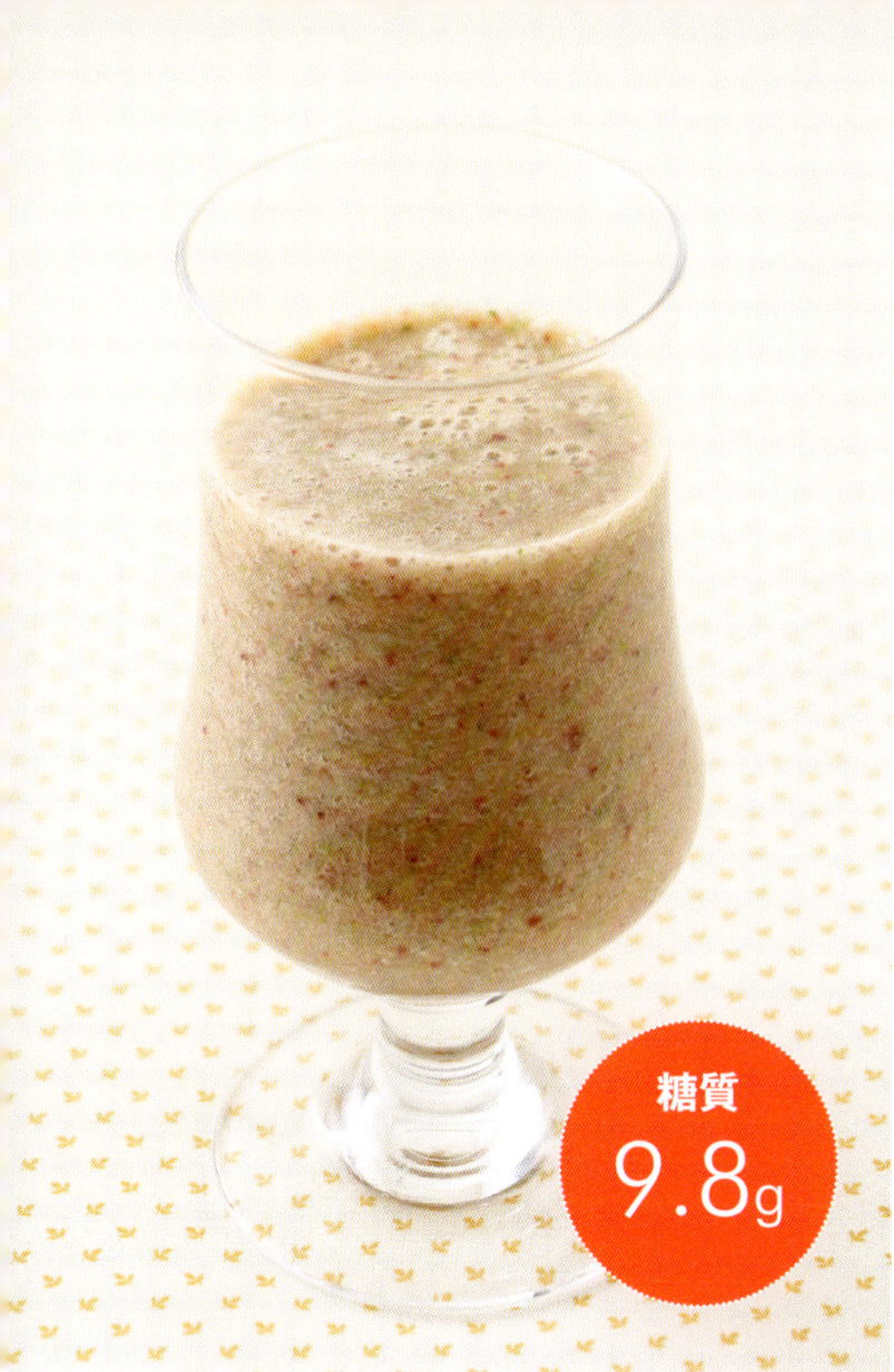

糖質
9.8g

キャベツ
09

キャベツ+ミント+イチゴ

ミントとイチゴでリラックス効果 ビタミンCで肌も美しく

▶材料（1杯分）52kcal
キャベツ…1枚（80g）
ミント…10枚
イチゴ…100g
水…1/2カップ

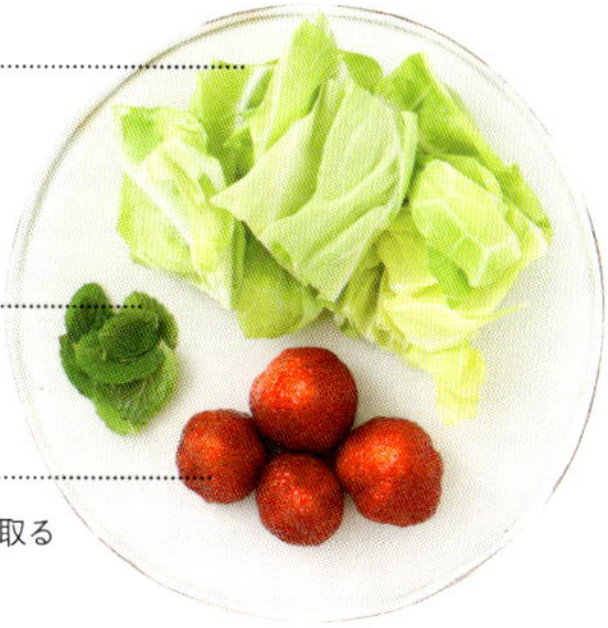
3
芯を取り、
一口大に切る
2
葉の部分のみ
1
ヘタを取る

キャベツ
10

キャベツ+ミックスリーフ+トマト

糖質
8.6g

トマトの高い抗酸化作用で アンチエイジングにおすすめ

▶材料（1杯分）86kcal
キャベツ…1枚（80g）
ミックスリーフ…20g
トマト…1個（150g）
オリーブオイル…小さじ1
水…1/4カップ

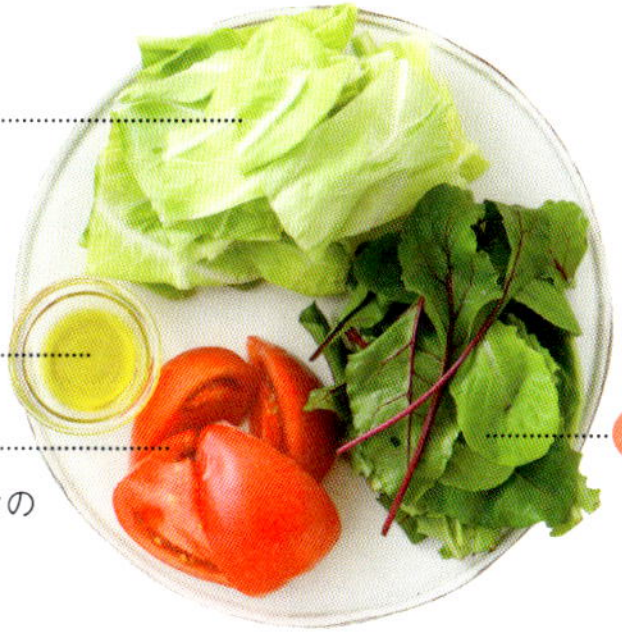
2
芯を取り、
一口大に切る
4
1
ヘタを取り、皮つきの
まま4等分に切る
3

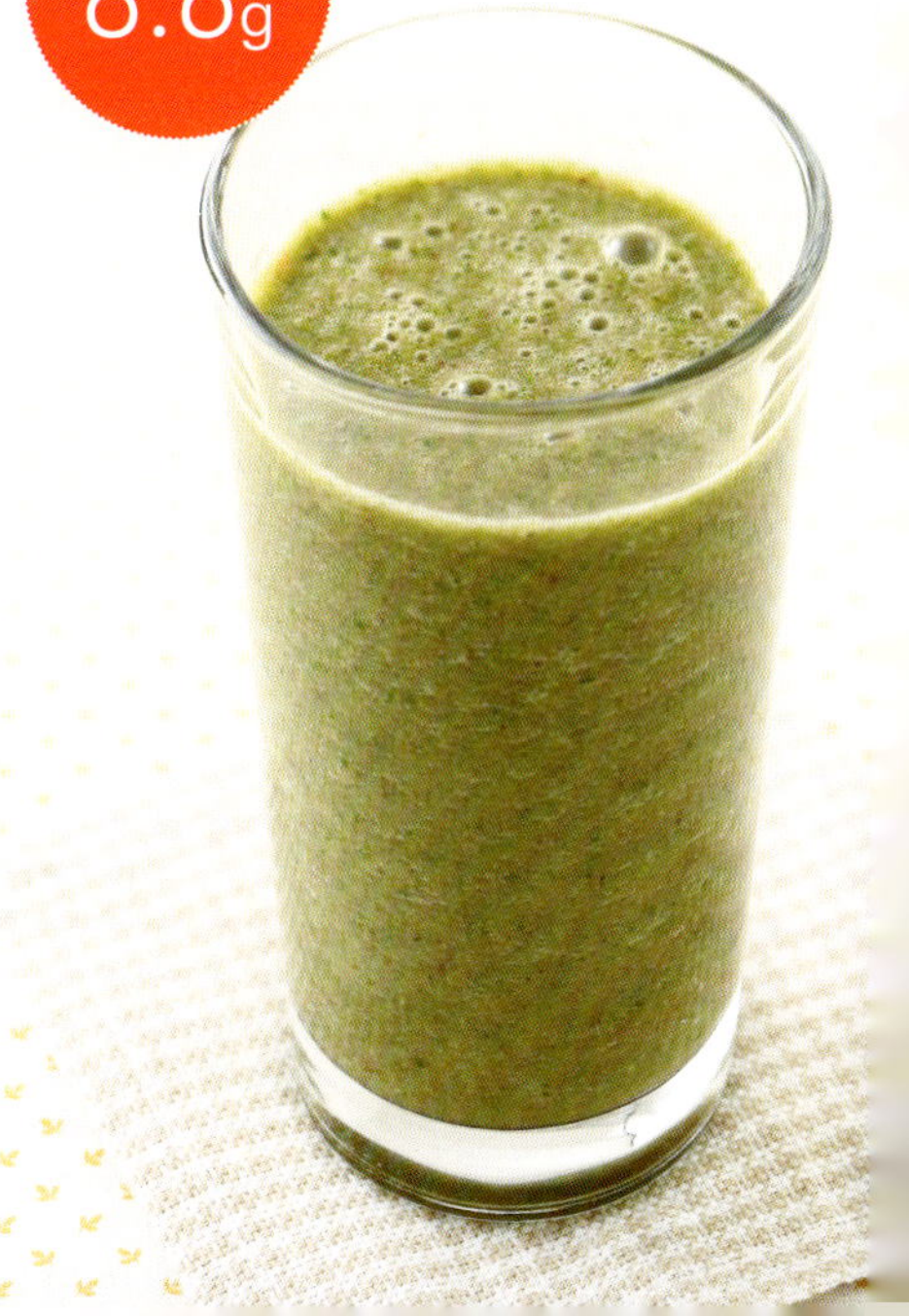

セロリの糖質オフレシピ

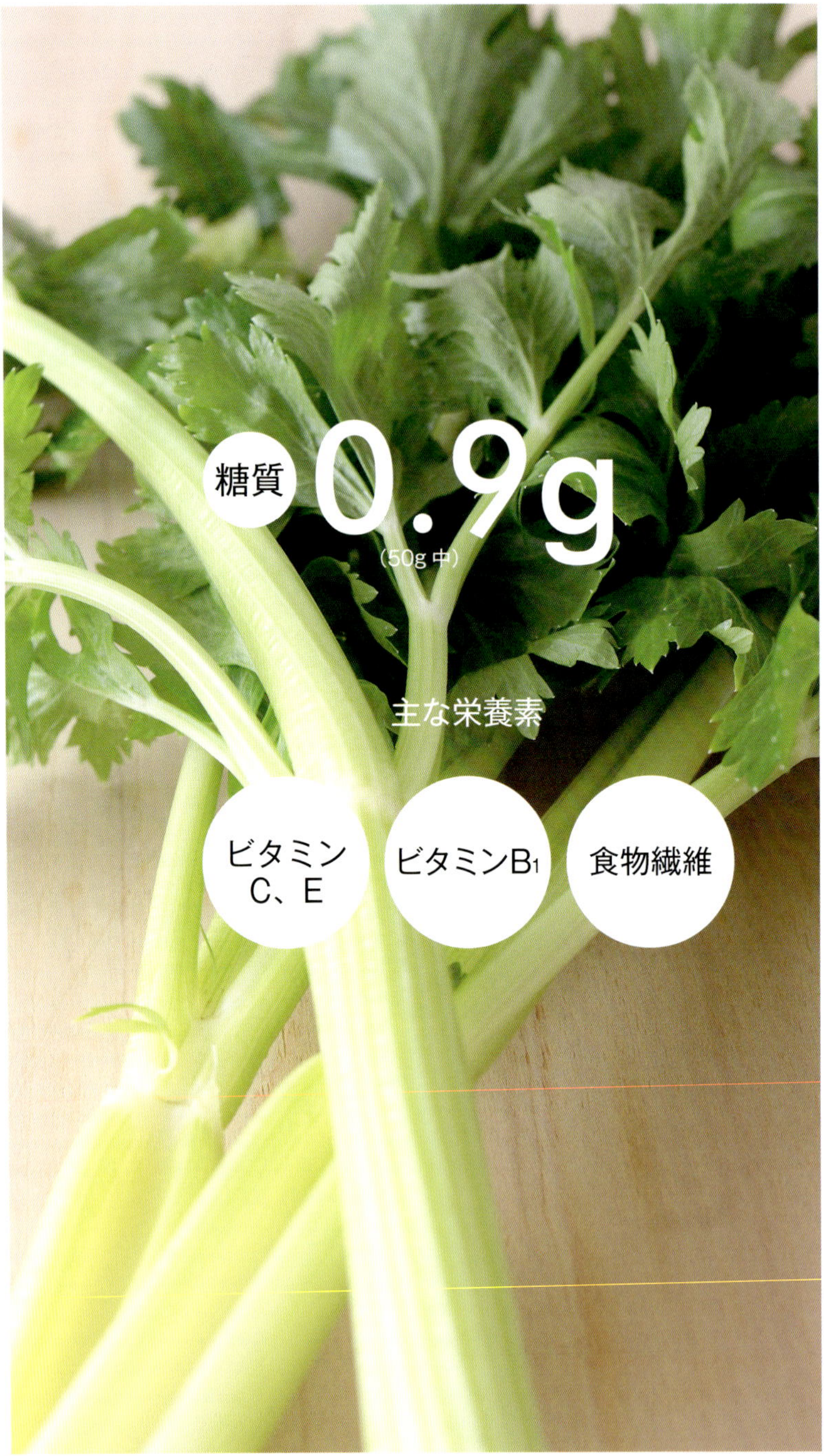
糖質 0.9g
（50g中）
主な栄養素
ビタミンC、E
ビタミンB_1
食物繊維

約40種類の成分が独特の香りを生み出す

セロリの独特の香りはアピインなどの約40種類の香り成分によるもの。ヨーロッパや西アジア、インドなどの冷涼な高地の湿原が原産で、紀元前から薬用や香料として使われていました。

食用されるようになったのは17世紀からと言われています。日本へは16世紀に朝鮮から伝わりましたが、一般に普及したのは戦後です。

ビタミンC、B群、ミネラル、食物繊維が含まれていて、葉の部分にはβ-カロテンが多く含まれています。

茎は肝機能を高める成分も含んでいるので、二日酔い対策にもよいです。

美容＆健康効果
1

独特の香りは不眠やイライラの解消に

セロリの香り成分には神経を鎮め、精神を安定させる効果があると言われています。頭痛を緩和したり、不眠やストレスを解消する効果が期待できます。

美容＆健康効果
2

糖質をきちんとエネルギーに変えて疲労を回復する

糖質をエネルギーに変える補酵素でもあるビタミンB_1は、不足すると疲れやすくなります。セロリにはビタミンB_1が豊富に含まれているので、疲労を回復させる効果が期待できます。

美容＆健康効果
3

美肌作りを強力にサポート

相乗効果で抗酸化力が強まる、美肌作りに欠かせないビタミンCとEが含まれています。また、高い抗酸化作用のあるポリアセチレンという成分も豊富です。

セロリ
01
セロリ+ルッコラ+オレンジ

悪玉コレステロールを抑制し
生活習慣病の予防と改善に

▶材料（1 杯分）58kcal
セロリ…50g
ルッコラ…20g
オレンジ…1/2 個(100g)
水…1/2 カップ

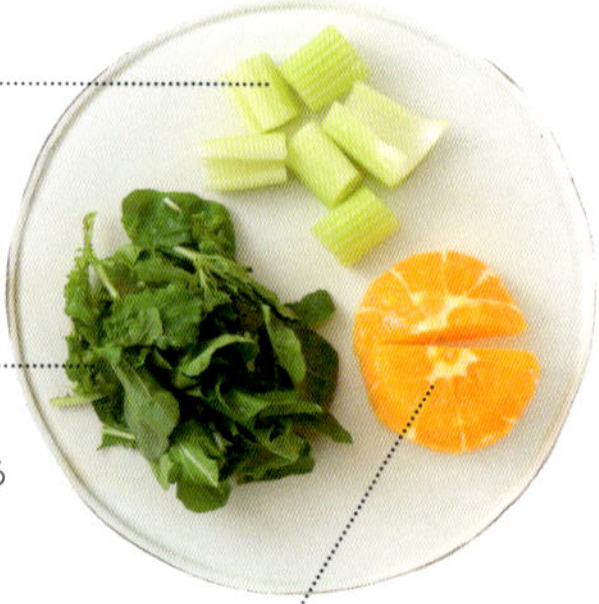

1 筋を取り、一口大に切る
3 根を落とし、3cm 幅に切る
2 皮をむき、種を取る

糖質
11.8g

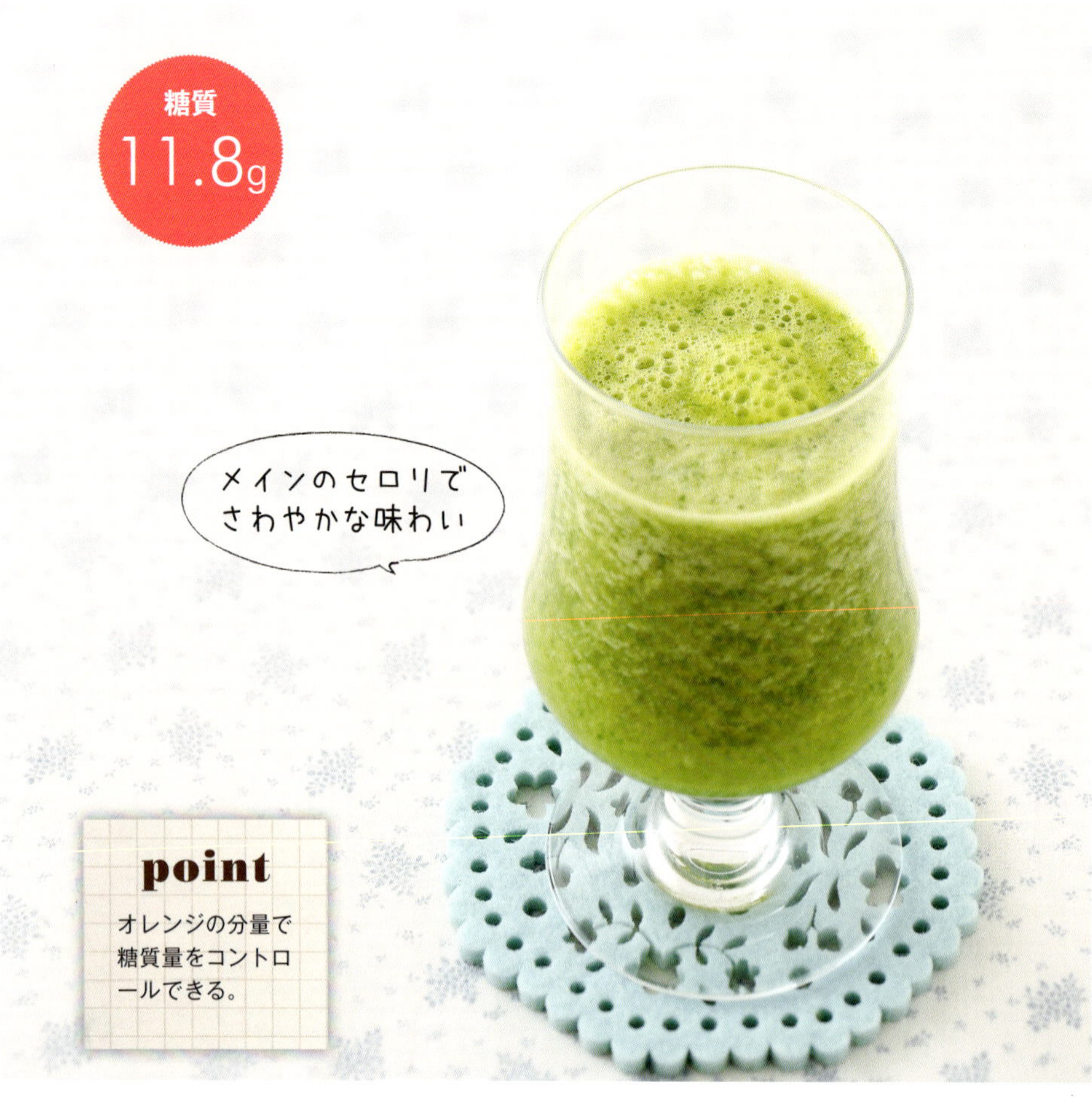

メインのセロリで
さわやかな味わい

point
オレンジの分量で糖質量をコントロールできる。

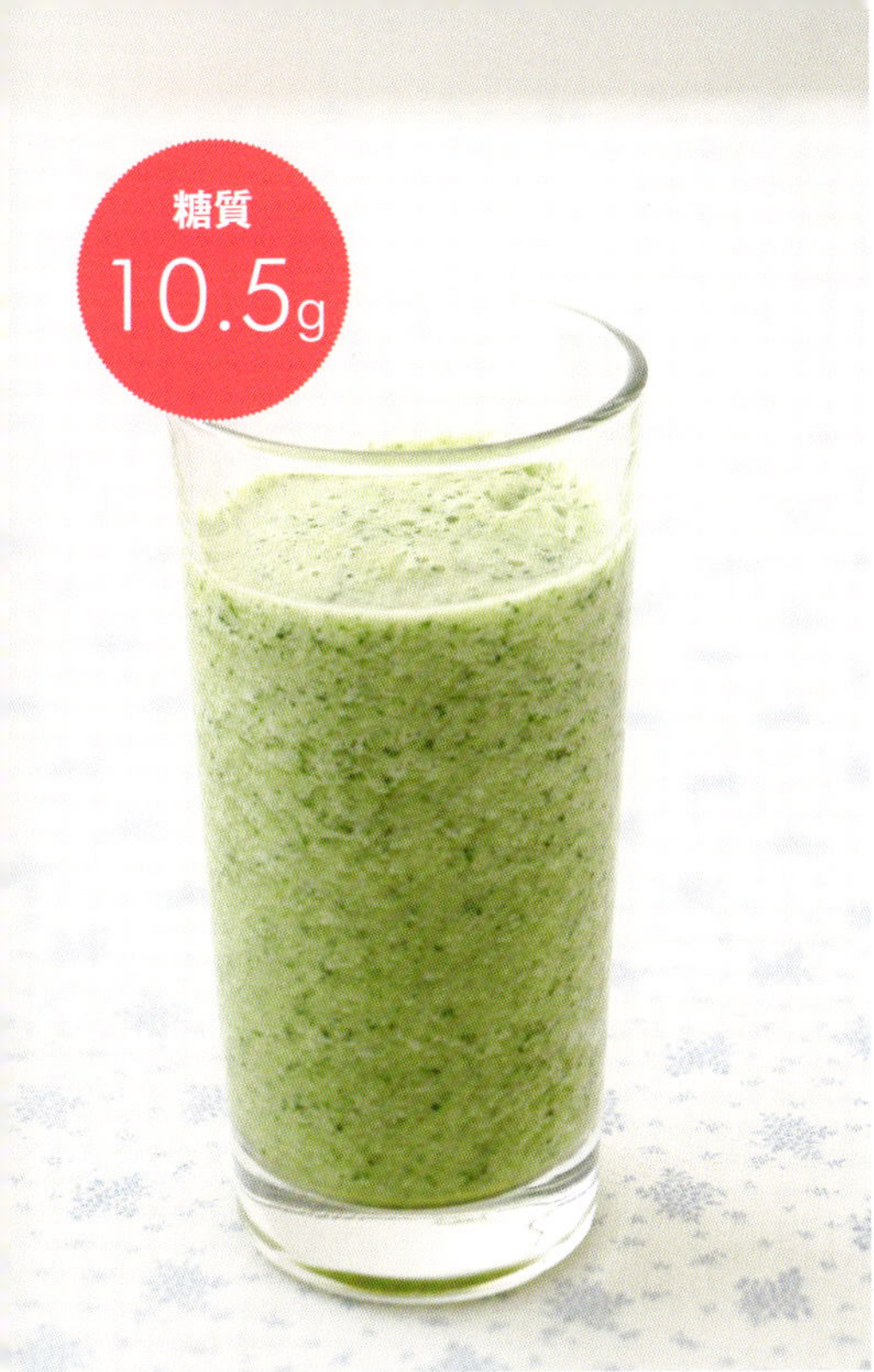
糖質
10.5g

セロリ 02 セロリ+パセリ+パイナップル

豊富なビタミンB群とビタミンCが免疫力を強化

▶材料（1 杯分）53kcal
セロリ…50g
パイナップル…80g
パセリ…10g
水…1/2 カップ

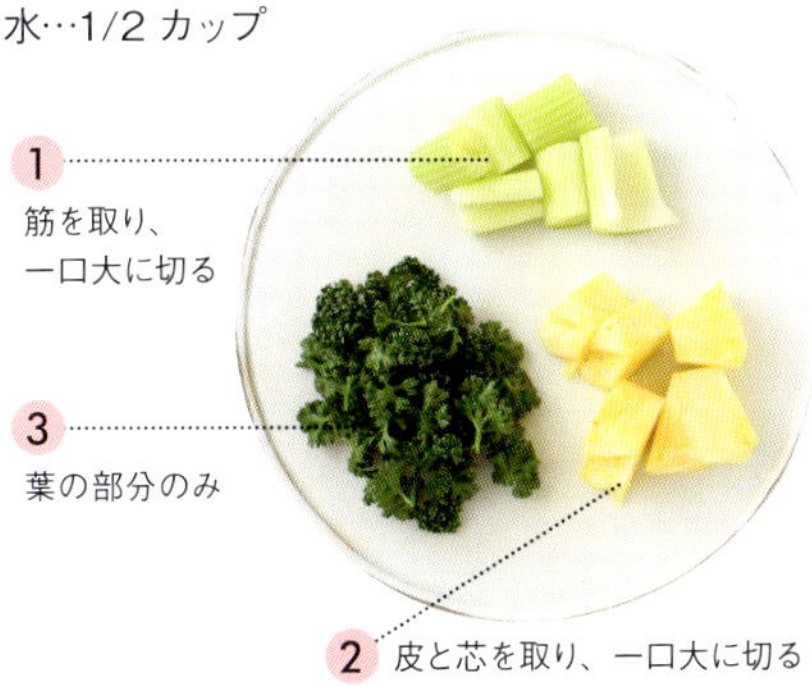
1 筋を取り、一口大に切る
3 葉の部分のみ
2 皮と芯を取り、一口大に切る

セロリ 03 セロリ+きゅうり+ブルーベリー

糖質
6.7g

きゅうりの利尿作用で冷え性やむくみを解消

▶材料（1 杯分）40kcal
セロリ…50g
きゅうり…1/2 本（50g）
ブルーベリー…50g
水…1/2 カップ

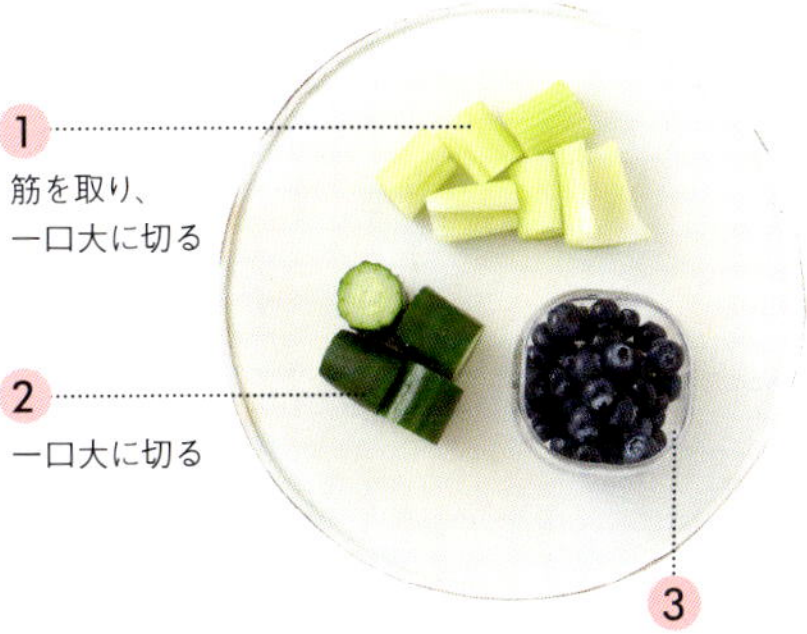
1 筋を取り、一口大に切る
2 一口大に切る
3

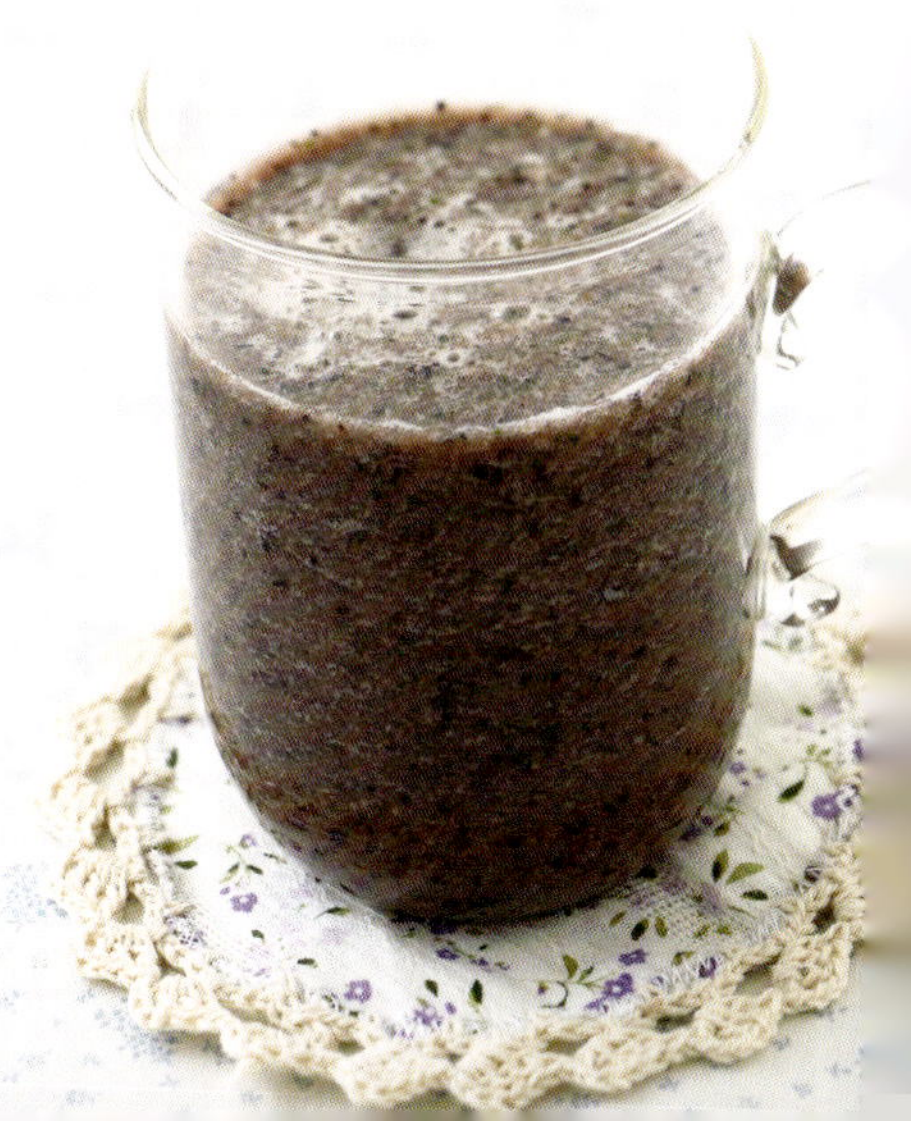

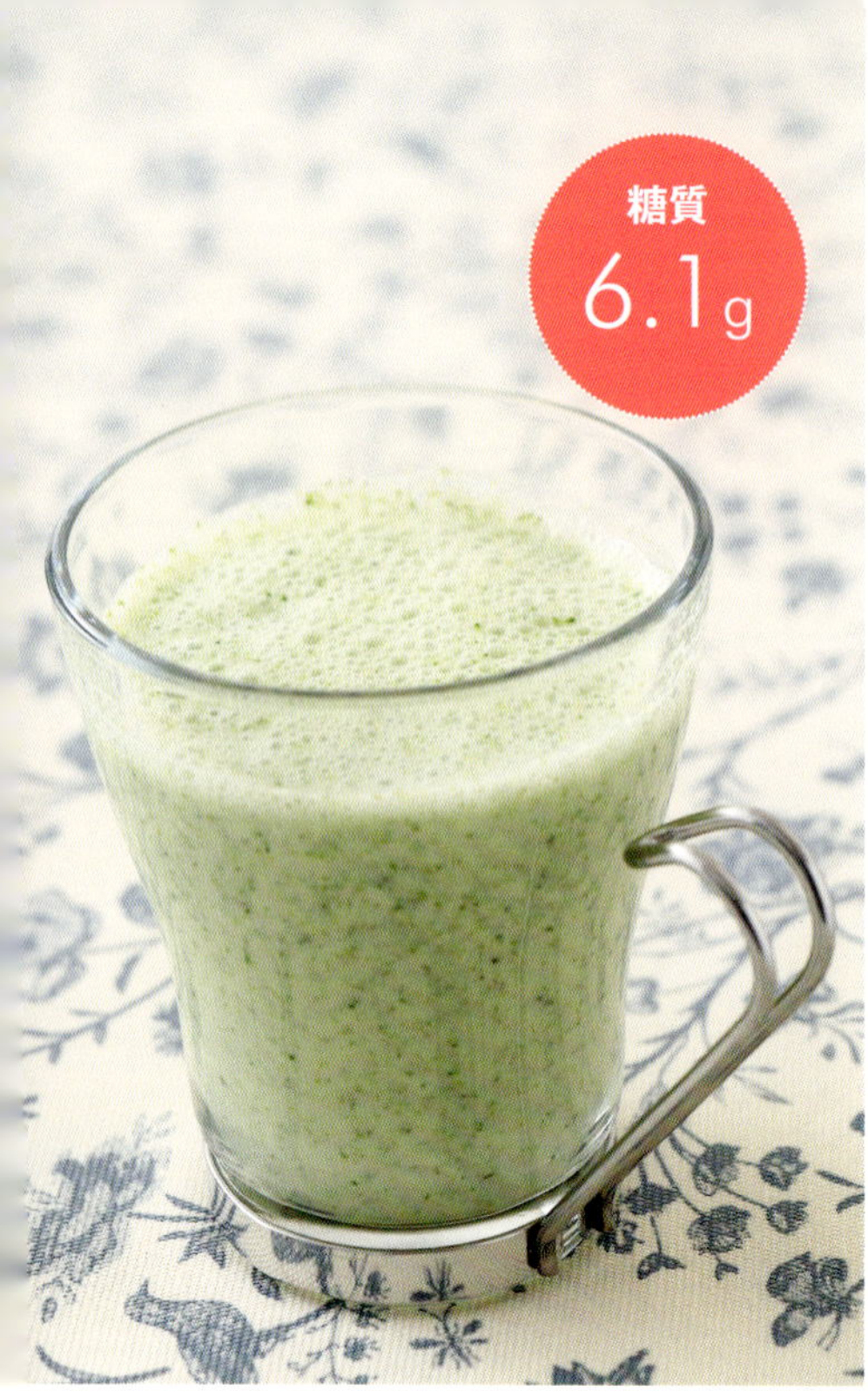
糖質
6.1g

セロリ 04 セロリ+ブロッコリー+ヨーグルト

整腸作用で便秘を解消
肌荒れを防ぎ、美肌に

▶材料（1 杯分）83kcal
セロリ…50g
ブロッコリー…40g
ヨーグルト（プレーン）…1/2 カップ
水…1/4 カップ

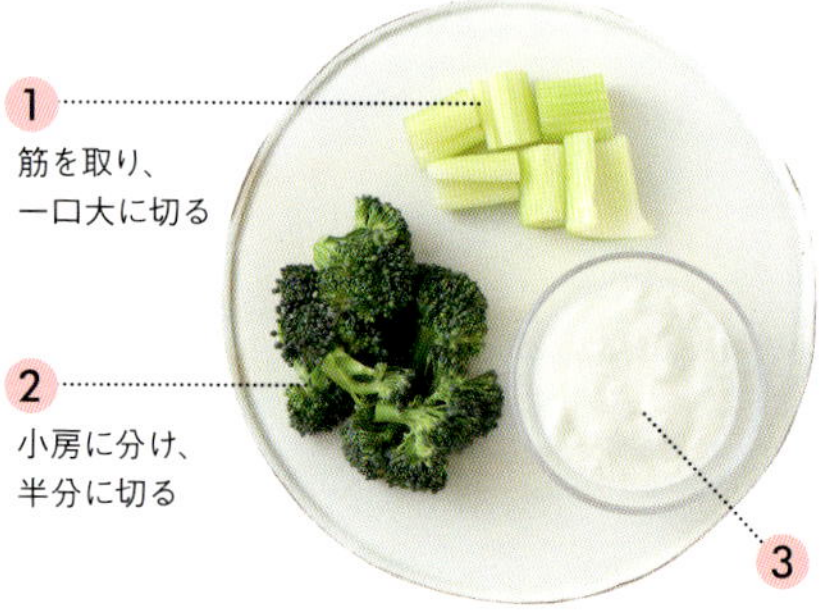
1
筋を取り、
一口大に切る
2
小房に分け、
半分に切る
3

セロリ 05 セロリ+レタス+イチゴ

イライラを防止して
疲労回復にも効果大

▶材料（1 杯分）63kcal
セロリ…50g
レタス…1 枚（30g）
イチゴ…150g
水…1/4 カップ

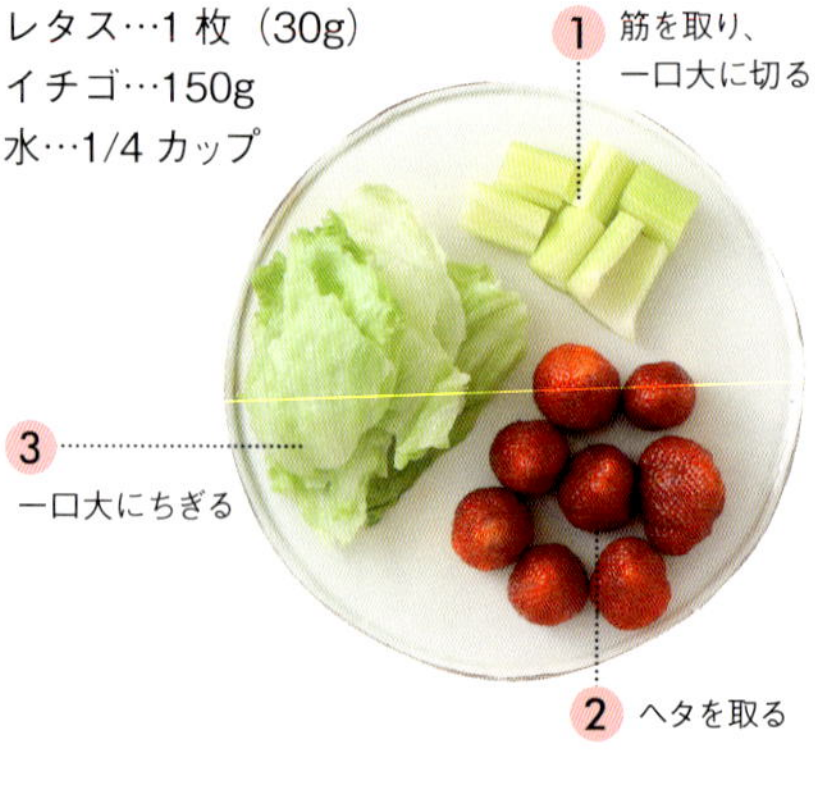

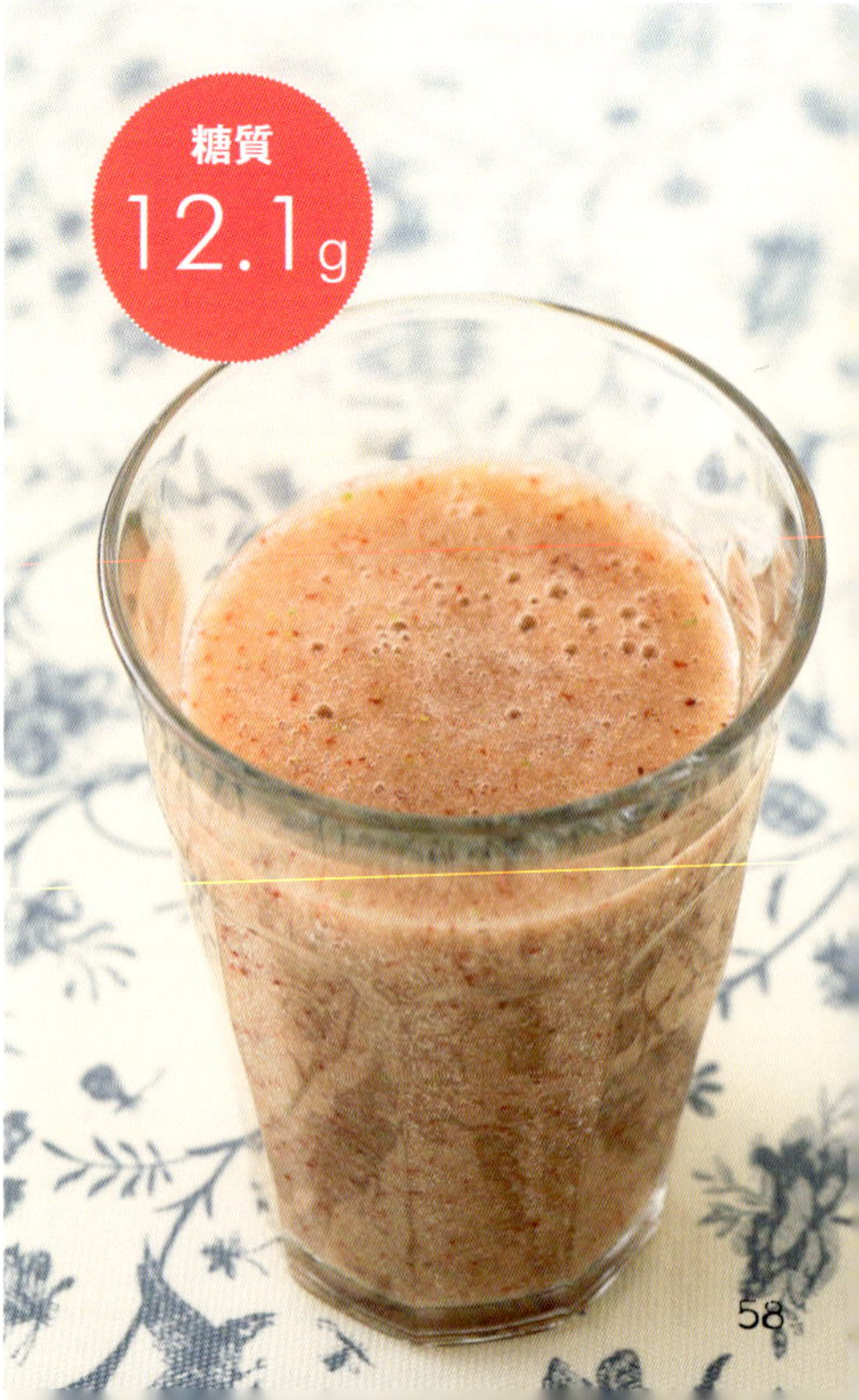
糖質
12.1g

セロリ 06

セロリ+リンゴ+牛乳

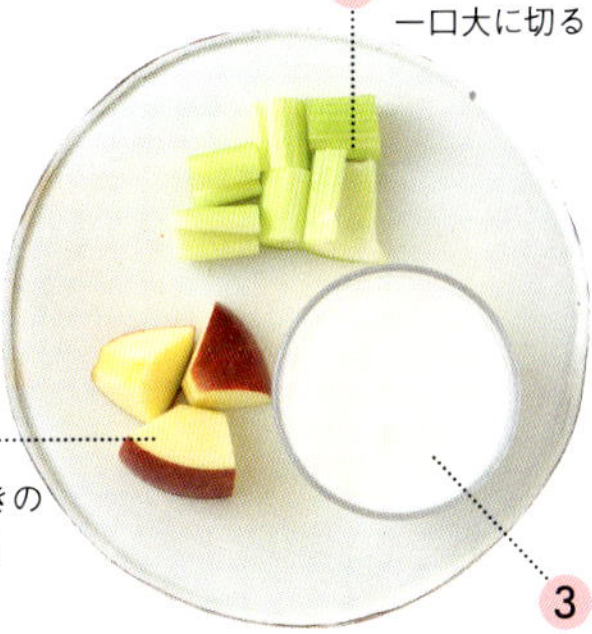
1 筋を取り、
一口大に切る
2 芯を取り、皮つきの
まま一口大に切る
3

セロリのアピインと牛乳のカルシウムでイライラを防止

▶材料（1杯分）125kcal
セロリ…50g
リンゴ…30g
牛乳…3/4カップ
※グラスに注ぎ、お好みで適量のシナモンパウダーをふる

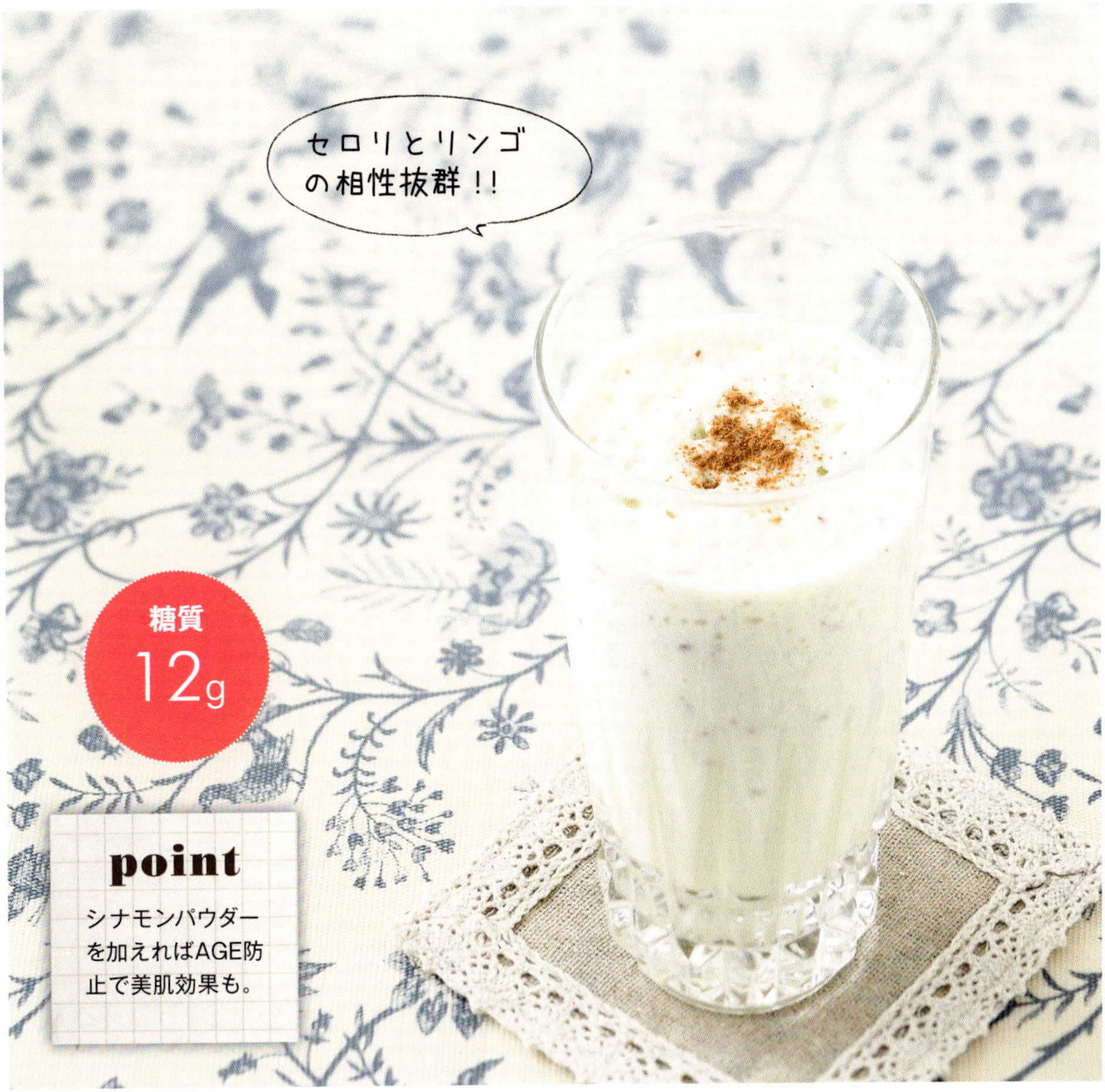
セロリとリンゴ
の相性抜群!!

糖質 12g

point

シナモンパウダーを加えればAGE防止で美肌効果も。

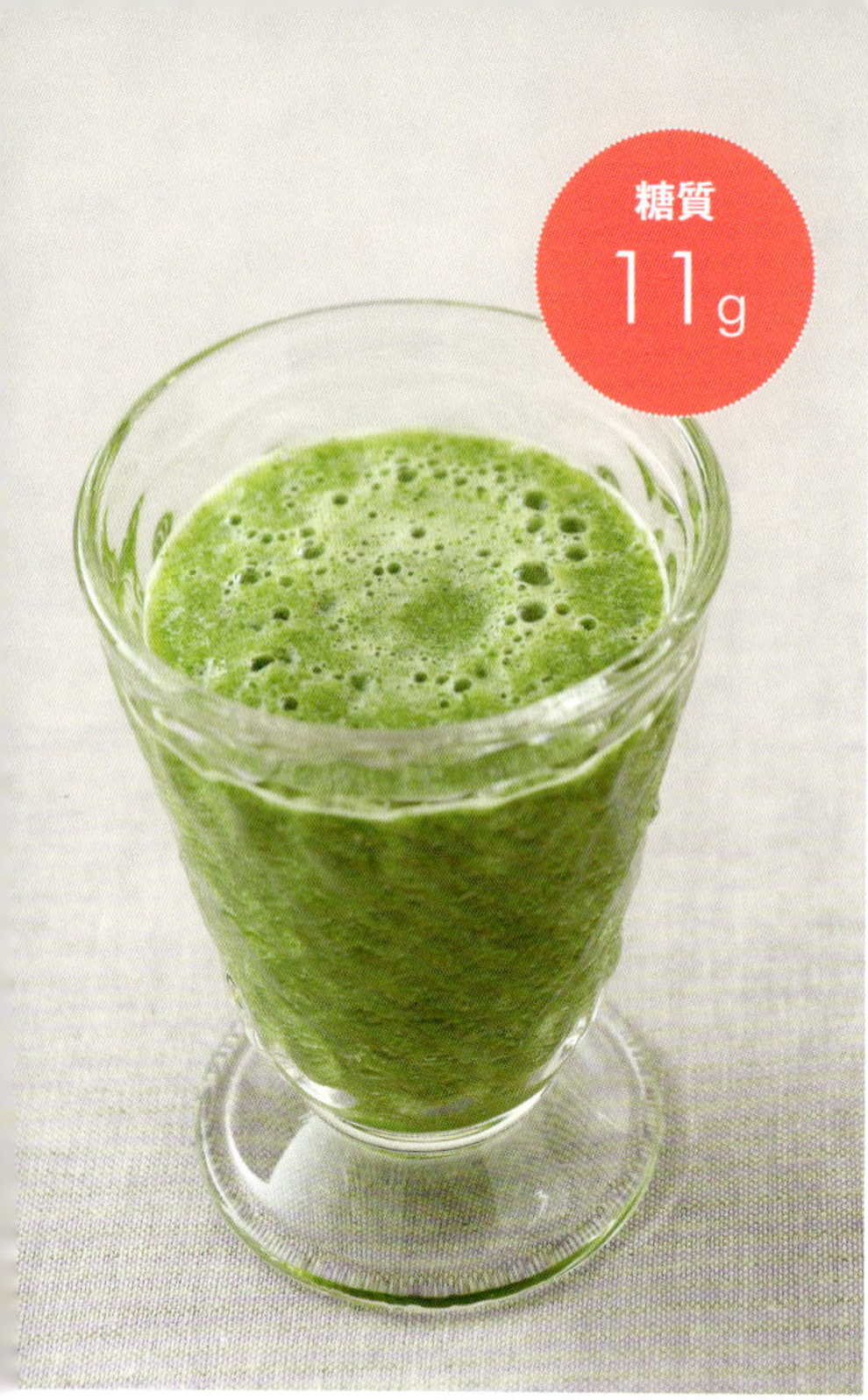

糖質
11g

セロリ
07
セロリ+サラダ菜+メロン

**抗酸化力の高いセロリの葉を
プラスして血液をサラサラに**

▶材料（1 杯分）56kcal
セロリ…50g
サラダ菜…30g
メロン…100g
セロリの葉…10g
水…1/4 カップ

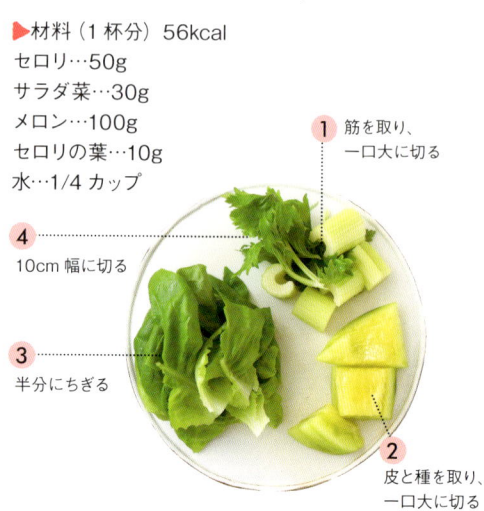

2 皮と種を取り、

4 10cm 幅に切る

セロリ
08
セロリ+パプリカ+トマト+レモン

**パプリカはピーマンよりも
ビタミンCが豊富。疲労回復に**

▶材料（1 杯分）57kcal
セロリ…50g
パプリカ（赤）…1/4 個（50g）
トマト…1 個（150g）
レモン…1/8 個（10g）

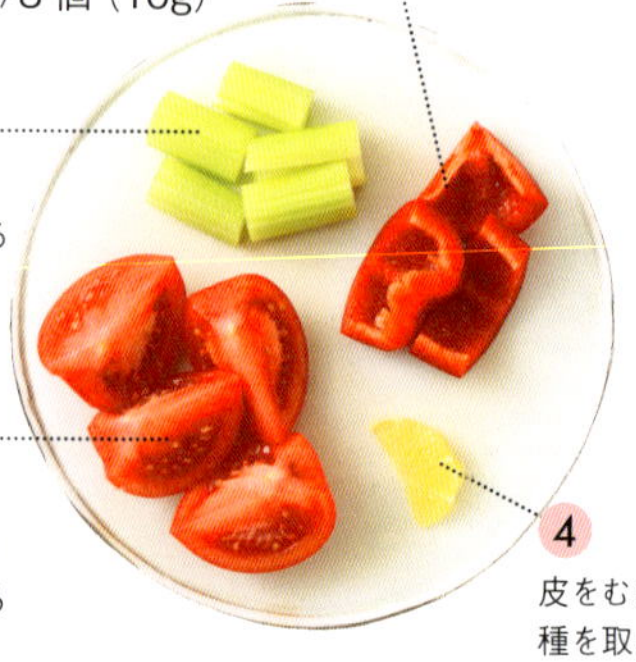

3 ヘタを取り、

4 皮をむき、

糖質
10.1g

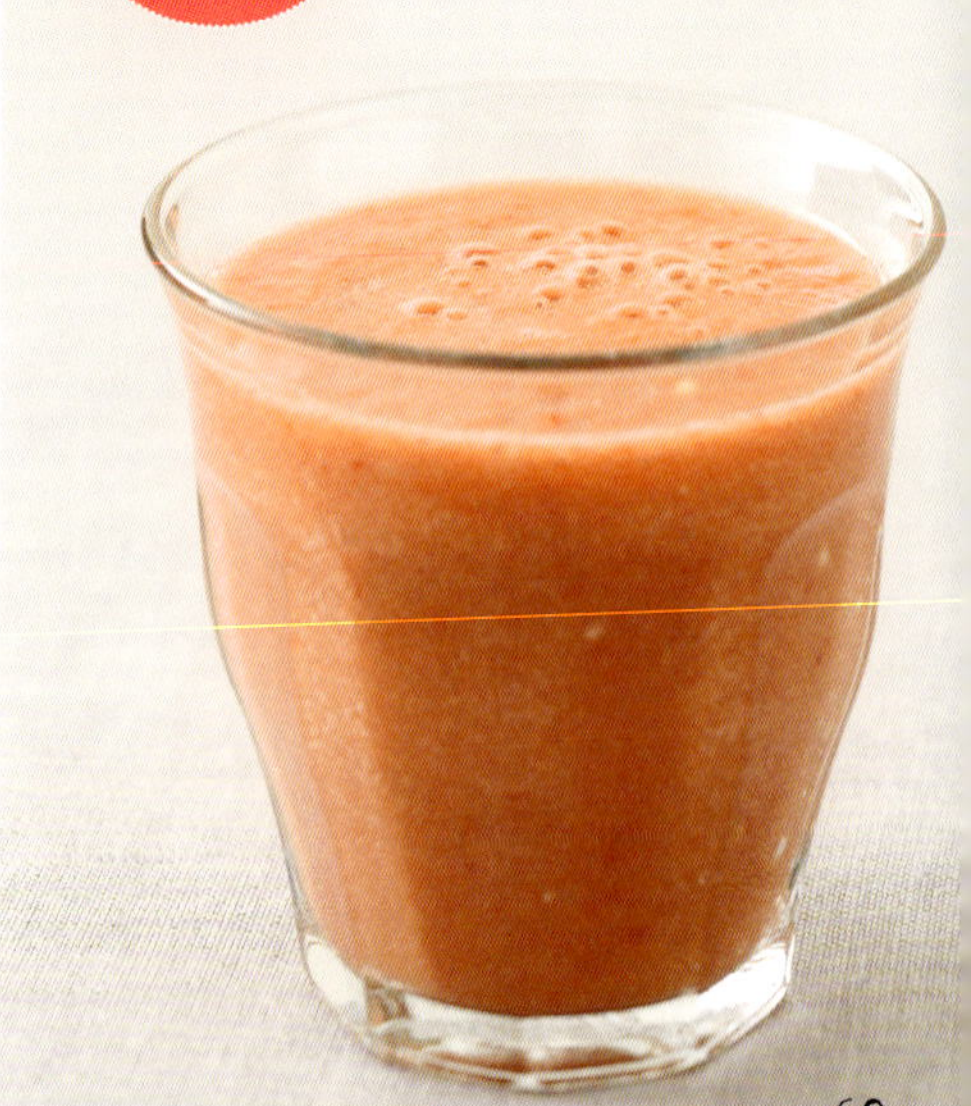

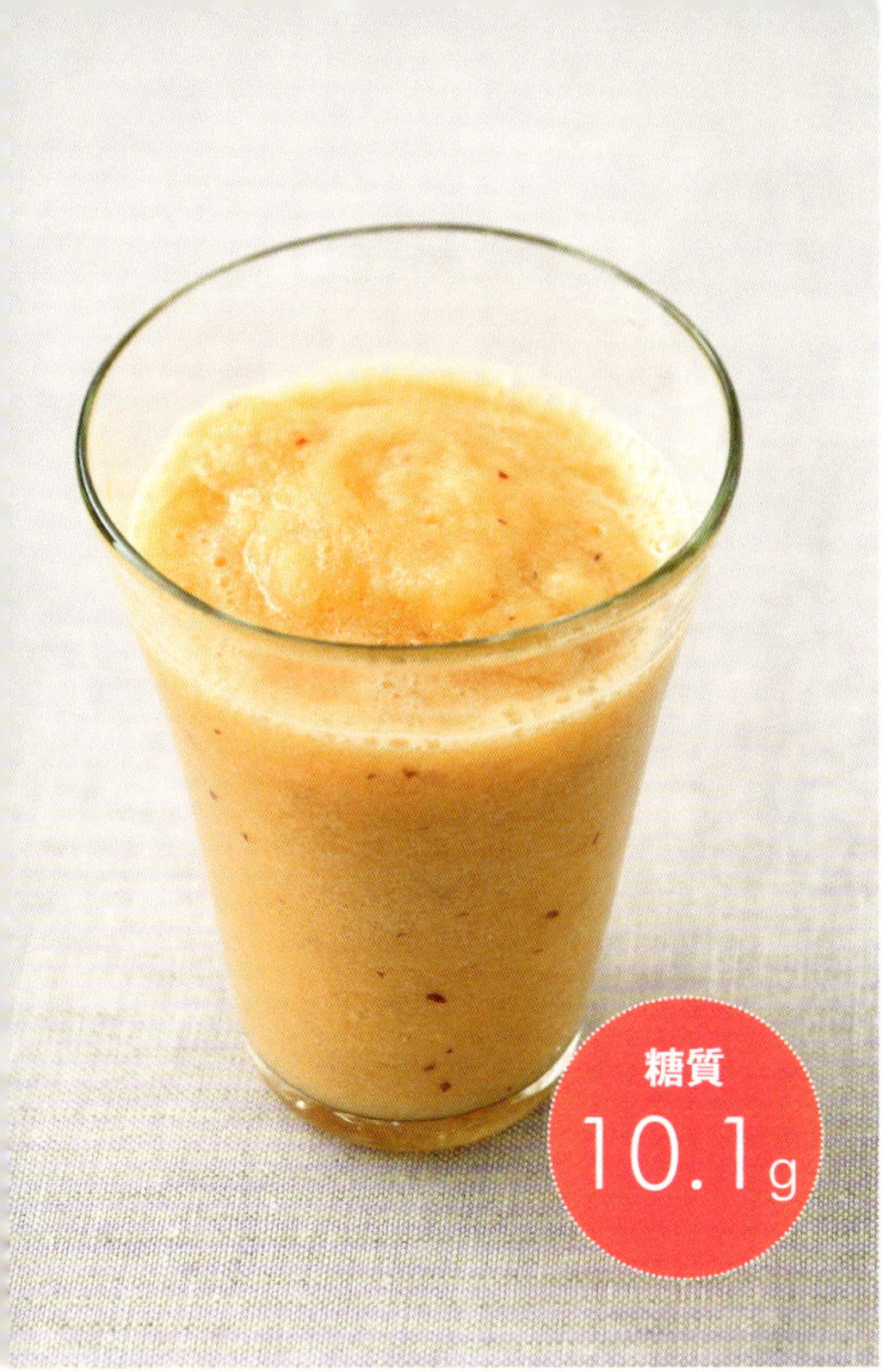

セロリ 09 セロリ+かぶ+にんじん+リンゴ

リンゴのペクチンが腸内環境を改善。免疫力も強化

▶材料（1杯分）53kcal
セロリ…50g
かぶ…1/2個（40g）
にんじん…40g
リンゴ…1/8個（40g）
水…1/4カップ

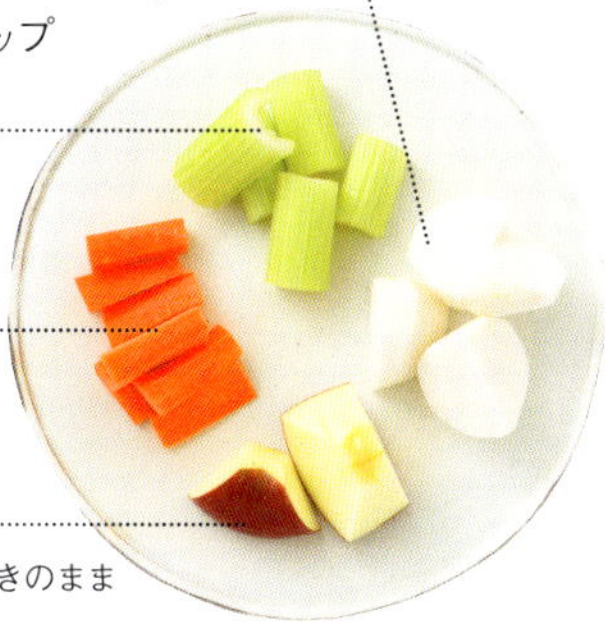

1 筋を取り、一口大に切る

2 皮をむき、棒状に切る

3 皮をむき、4等分に切る

4 芯を取り、皮つきのまま一口大に切る

セロリ 10 セロリ+おかひじき+キウイ

おかひじきの豊富な鉄分で骨を強化し、むくみも解消

▶材料（1杯分）55kcal
セロリ…50g
おかひじき…30g
キウイ…1個（80g）
水…1/4カップ

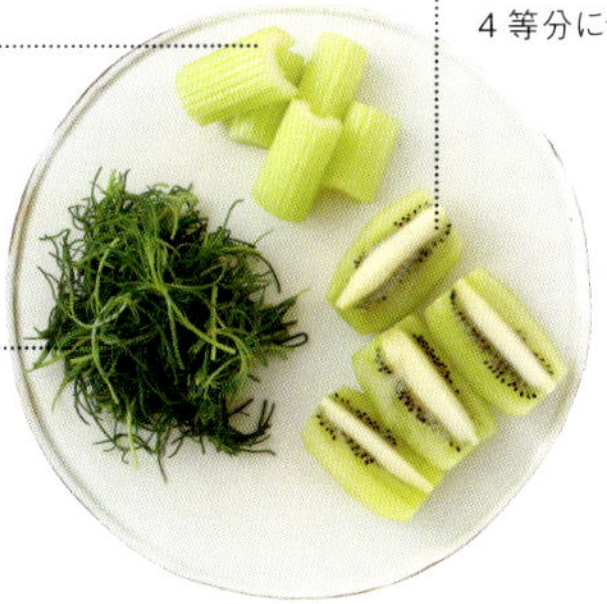

1 筋を取り、一口大に切る

2 皮をむいて芯の部分を取り、4等分に切る

3 根を落とし、半分に切る

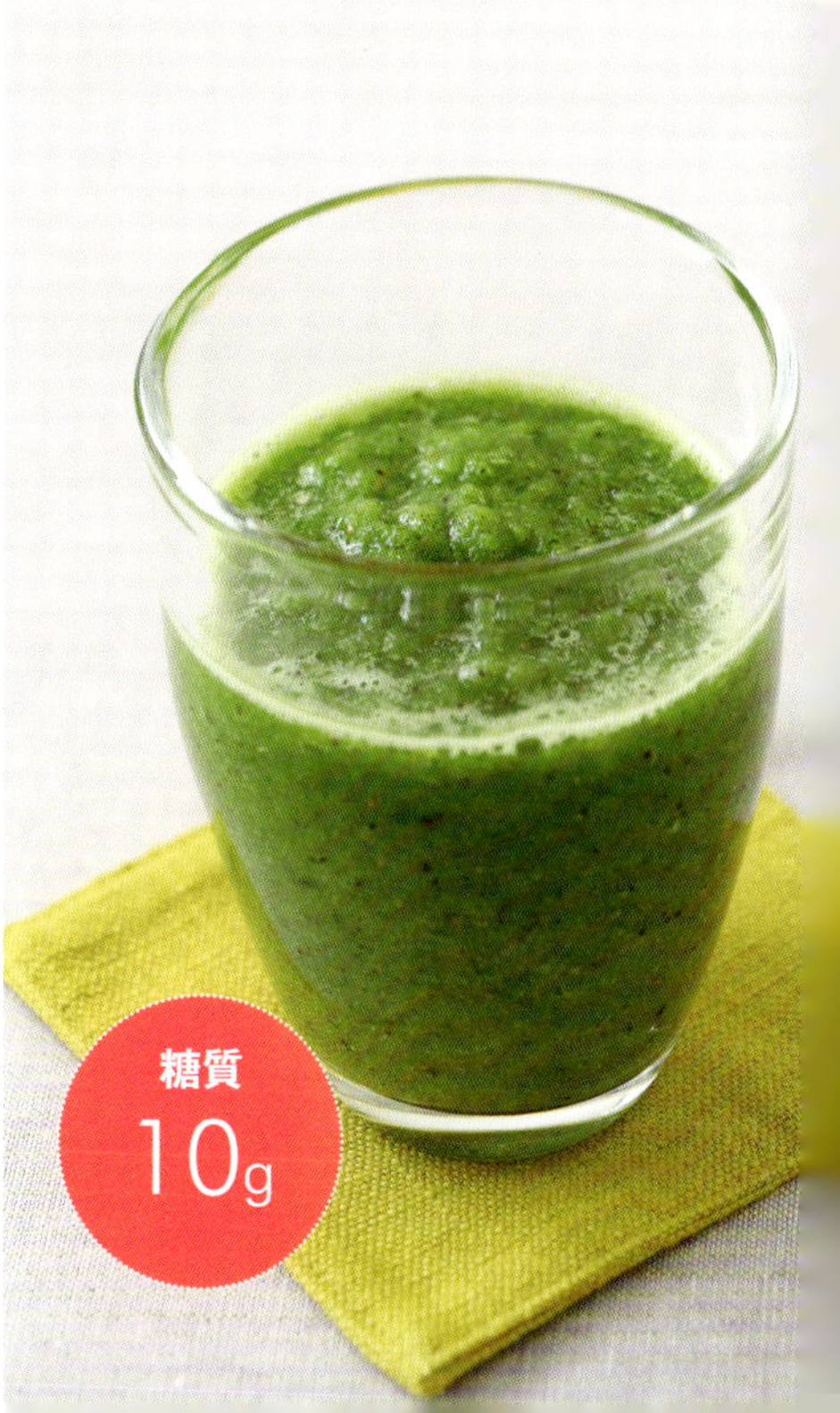

小松菜の糖質オフレシピ

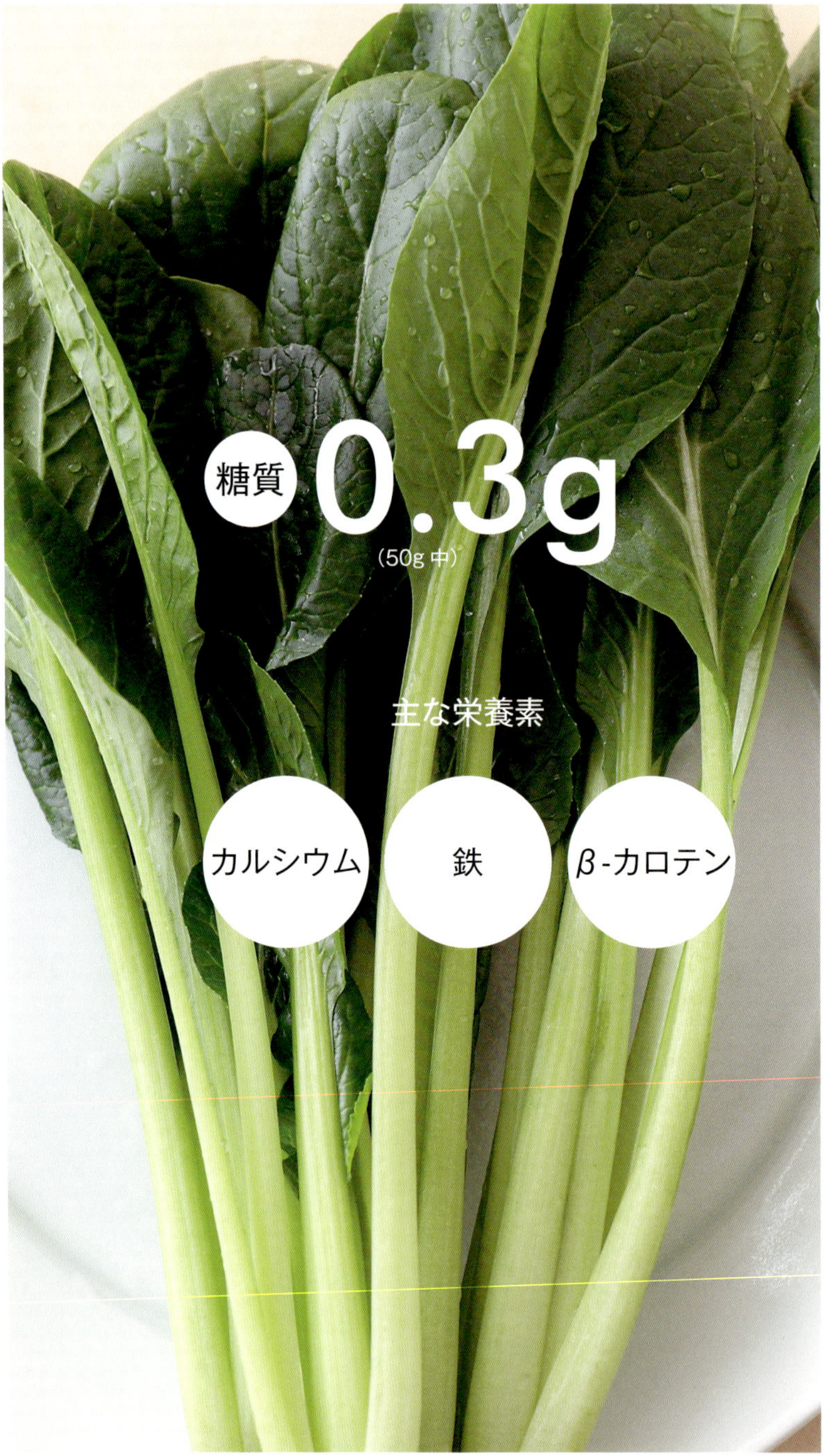

糖質 0.3g
（50g中）
主な栄養素
カルシウム
鉄
β-カロテン

食べやすく、女性に嬉しい栄養素がたっぷり

江戸時代に小松川（現在の東京都江戸川区付近）で栽培されていたことからこの名がついたとされています。

アクが少なく、食べやすい緑黄色野菜として知られています。ハウス栽培がさかんで1年中、手に入れやすい野菜です。

鉄分が多く含まれているほか、ほうれん草の3倍以上のカルシウムが含まれています。β-カロテンの含有量が多く、100グラムの摂取で一日の必要分を満たします。また、ビタミンCも多く、β-カロテンとの相乗効果で高い美容・美肌効果が期待できます。

美容＆健康効果 1

シミがなく ハリのある肌を作る

皮膚のターンオーバーに必要なβ-カロテン（ビタミンA）と、肌のハリを保つコラーゲン繊維の生成と肌への色素沈着を防ぐ役割のあるビタミンCで美肌に。ビタミンCは熱に弱いので生で摂れるスムージーが◎。

美容＆健康効果 2

疲れにくく、ストレスを感じにくくする

体内に酸素が十分に行き渡らなくなると、体がだるくなり疲れやすくなります。血液に乗って酸素を運んでくれるのが鉄です。ビタミンCは体がストレスを受けたときに分泌される抗ストレスホルモンの合成を助けます。

美容＆健康効果 3

骨粗しょう症を予防する

女性は将来的に骨粗しょう症になりやすい性質を持っています。カルシウムは吸収率が低い栄養素なので、コツコツと補給しておきましょう。

小松菜
01
小松菜+しょうが+ハチミツ+牛乳

ストレスやイライラを解消
冷え性改善にも効果あり

▶材料（1杯分）152kcal
小松菜…50g
しょうが…10g
ハチミツ…小さじ2
牛乳…3/4カップ

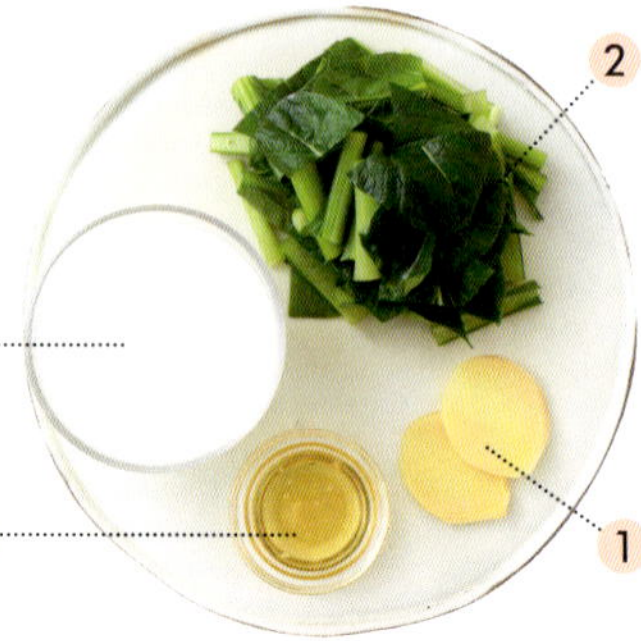

1 皮をむき、薄切りにする
2 根を落とし、3cm幅に切る
3
4

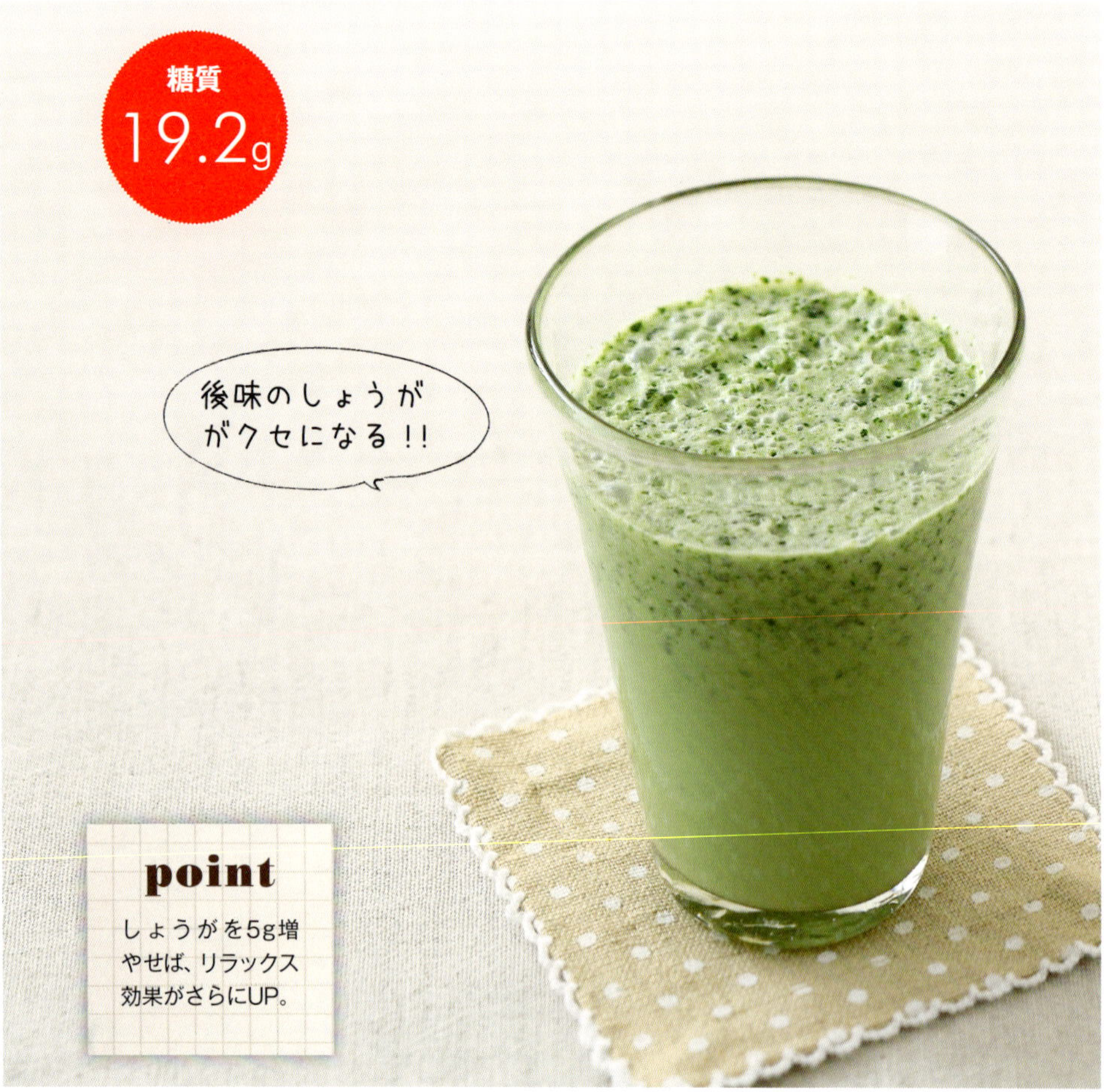

point
しょうがを5g増やせば、リラックス効果がさらにUP。

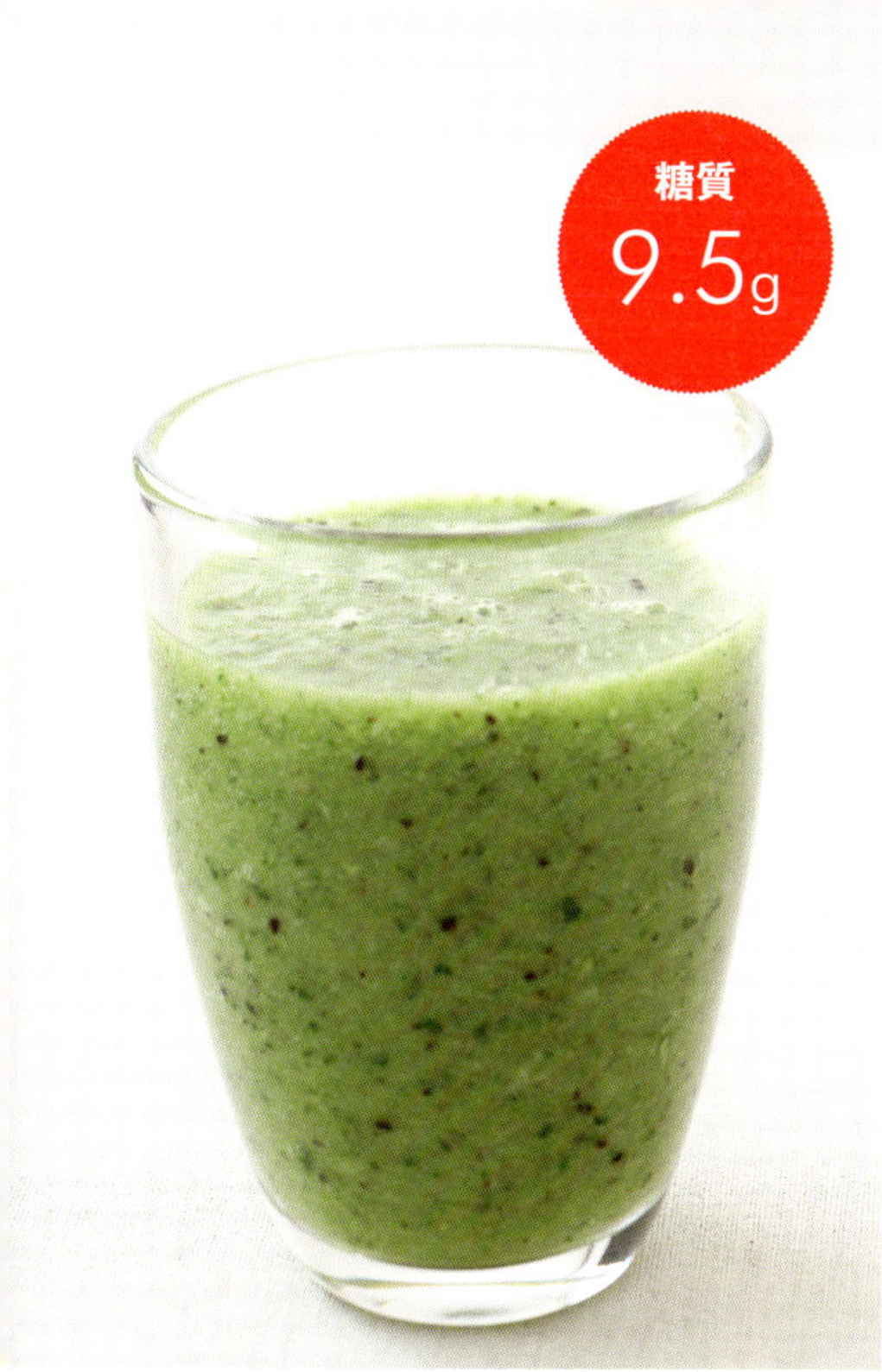

糖質
9.5g

小松菜
02

小松菜+レタス+キウイ

高い抗酸化作用で体内を若返らせる効果も

▶材料（1 杯分）52kcal
小松菜…40g
レタス…1 枚（30g）
キウイ…1 個（80g）
水…1/2 カップ

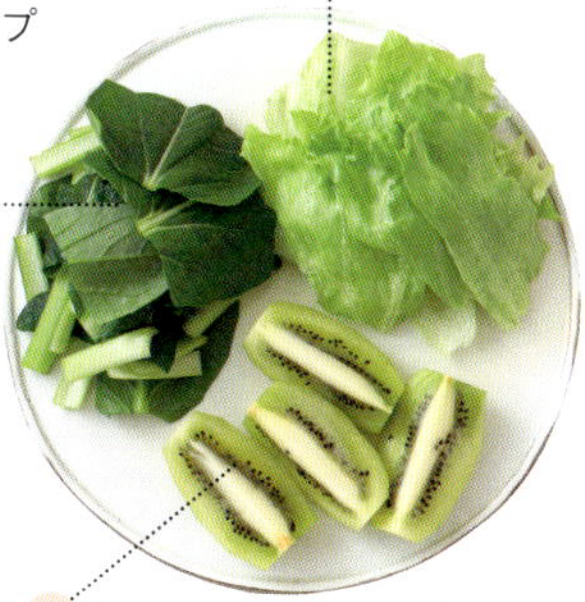

2 一口大にちぎる

3 根を落とし、3cm 幅に切る

1 皮をむいて芯の部分を取り、4 等分に切る

小松菜
03

小松菜+トマト+オレンジ

ストレスを軽減して疲労回復にもおすすめ

▶材料（1 杯分）81kcal
小松菜…40g
トマト…1 個（150g）
オレンジ…1/2 個（100g）

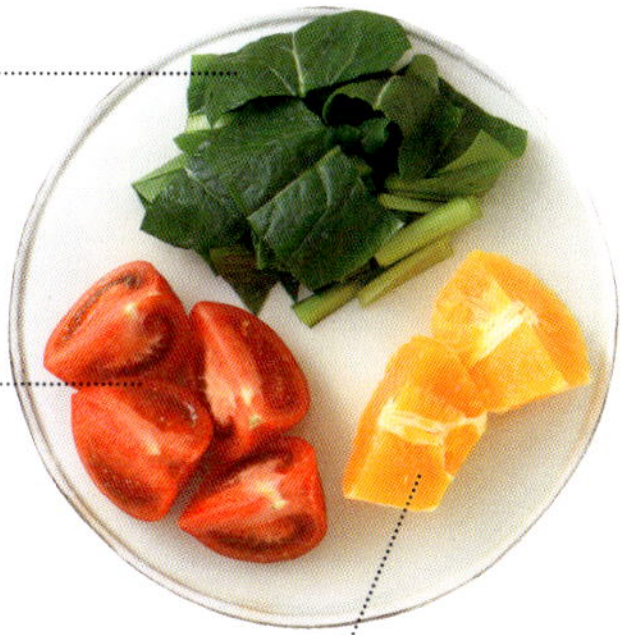

3 根を落とし、3cm 幅に切る

1 ヘタを取り、皮つきのまま 4 等分に切る

2 皮をむき、種を取る

糖質
16.6g

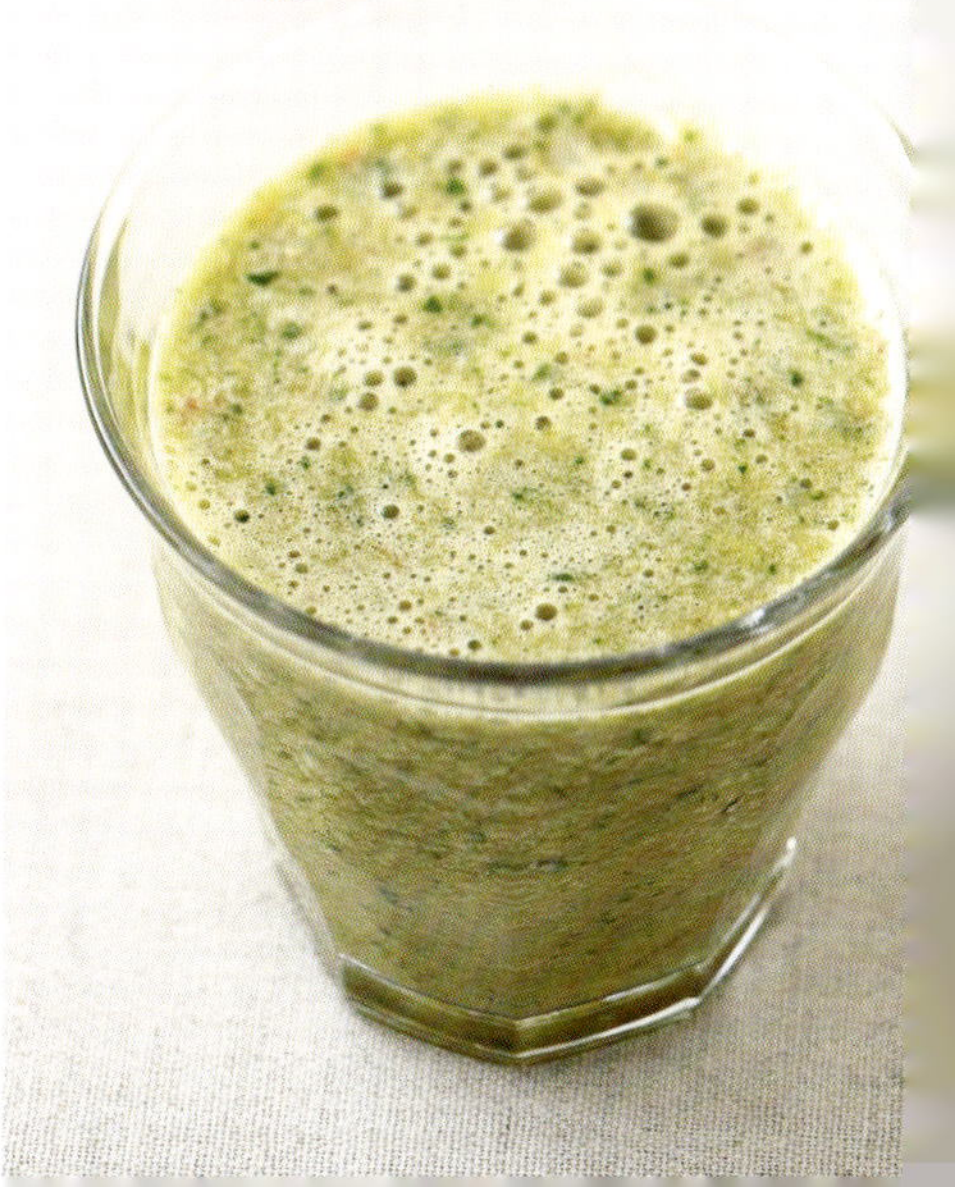

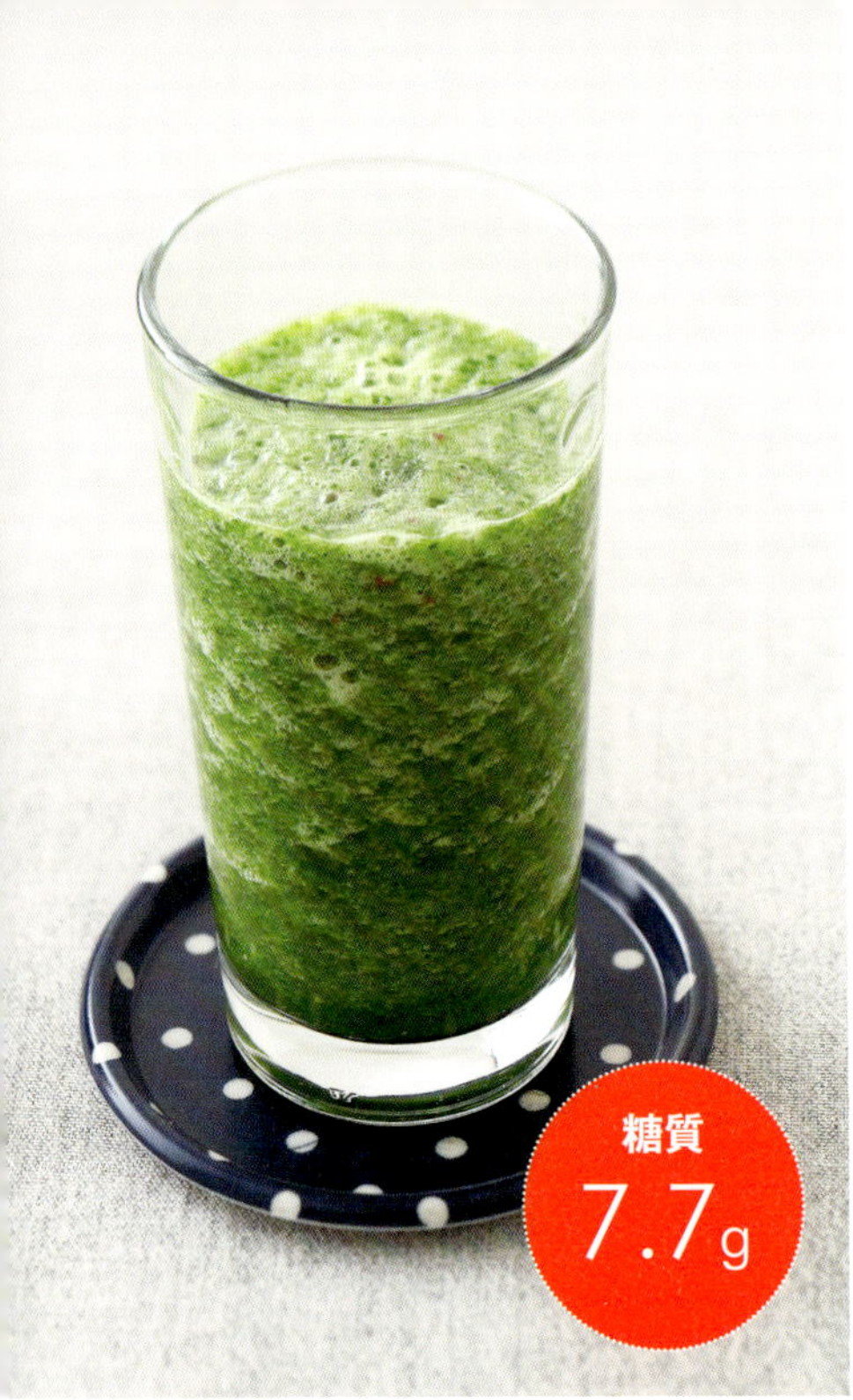

小松菜
04

小松菜+白菜+リンゴ

**腸内環境を改善して
美肌+免疫力をUP**

▶材料（1杯分）40kcal
小松菜…50g
白菜…1/2枚（40g）
リンゴ…50g
水…3/4カップ

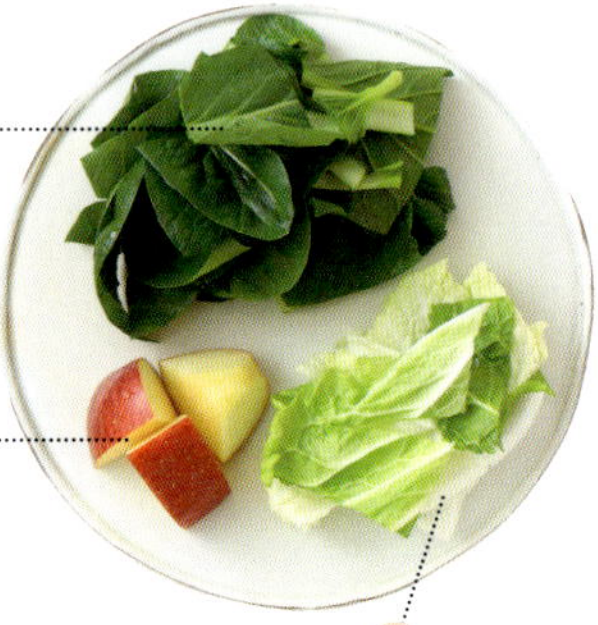

3 根を落とし、3cm幅に切る

1 芯を取り、皮つきのまま一口大に切る

2 一口大に切る

小松菜
05

小松菜+かぶ+バナナ

**かぶとバナナのカリウムで
むくみを解消**

▶材料（1杯分）57kcal
小松菜…40g
かぶ…1個（80g）
バナナ…大1/3本（皮をむいて40g）
水…3/4カップ

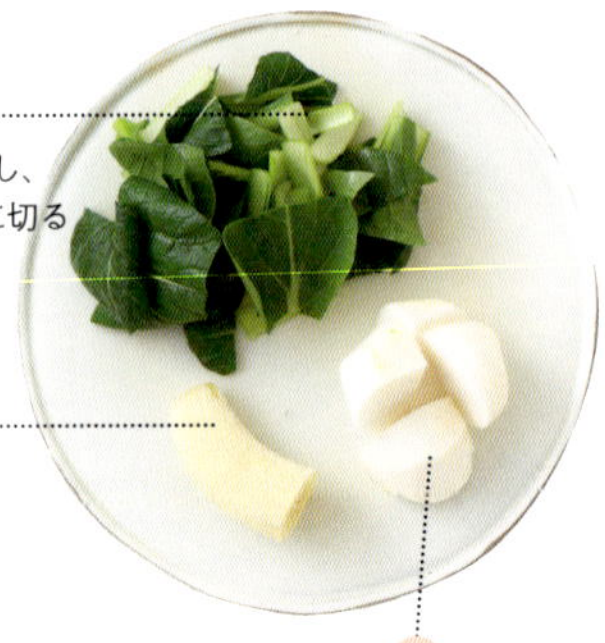

3 根を落とし、3cm幅に切る

2 皮をむく

1 皮をむき、4等分に切る

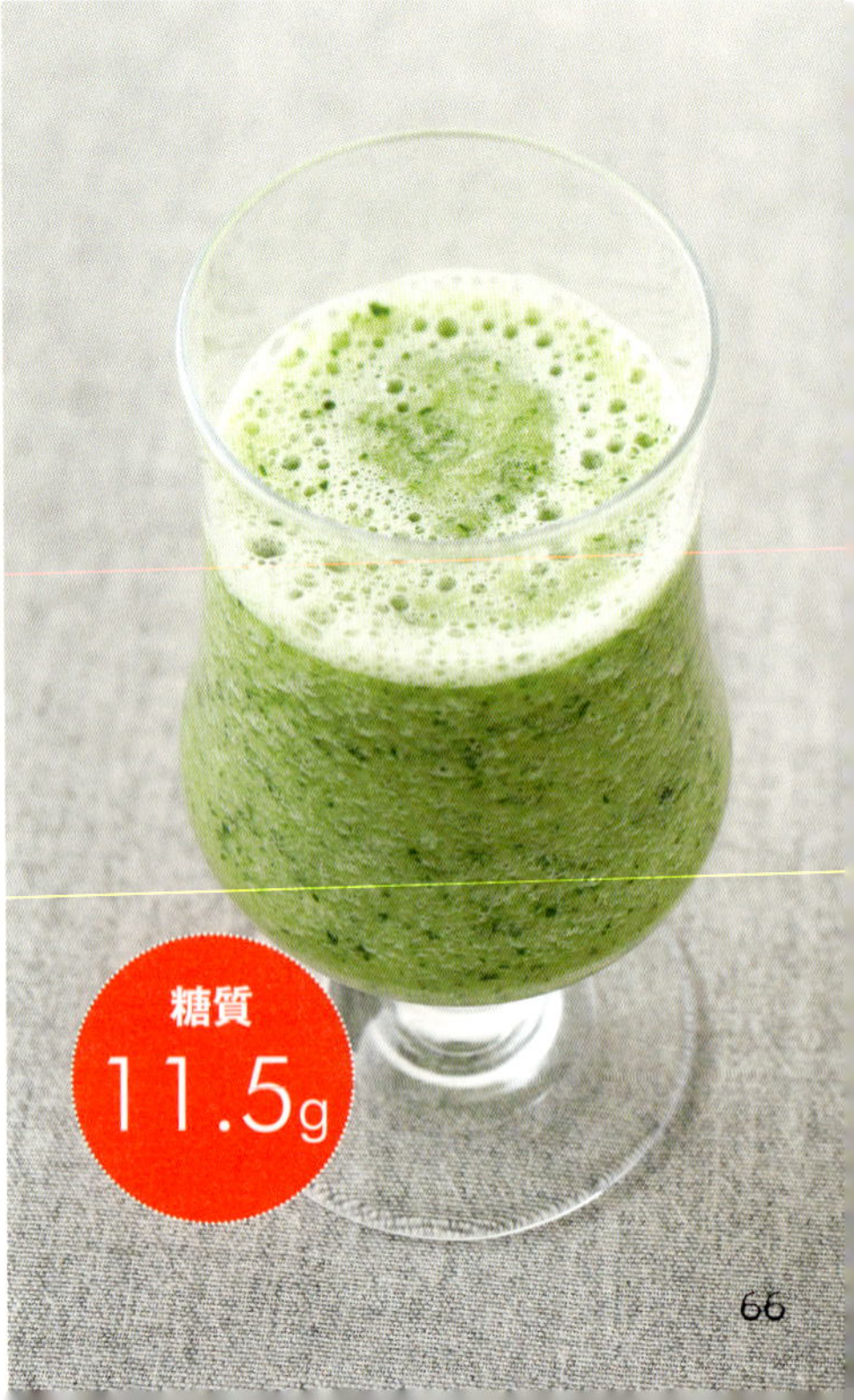

小松菜
06

小松菜+キャベツ+ピーマン+オレンジ

ビタミンUが胃腸を保護し ビタミンCで免疫力を強化

▶材料（1 杯分）65kcal

小松菜…50g

キャベツ…1/2 枚（40g）

ピーマン…1/2 個（15g）

オレンジ…1/2 個(100g)

水…1/4 カップ

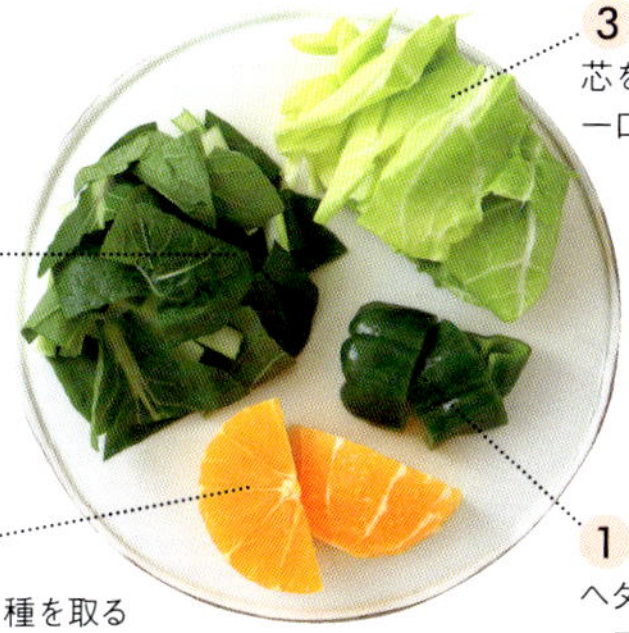

1
ヘタと種を取り、一口大に切る
2
皮をむき、種を取る
3
芯を取り、一口大に切る
4
根を落とし、3cm 幅に切る

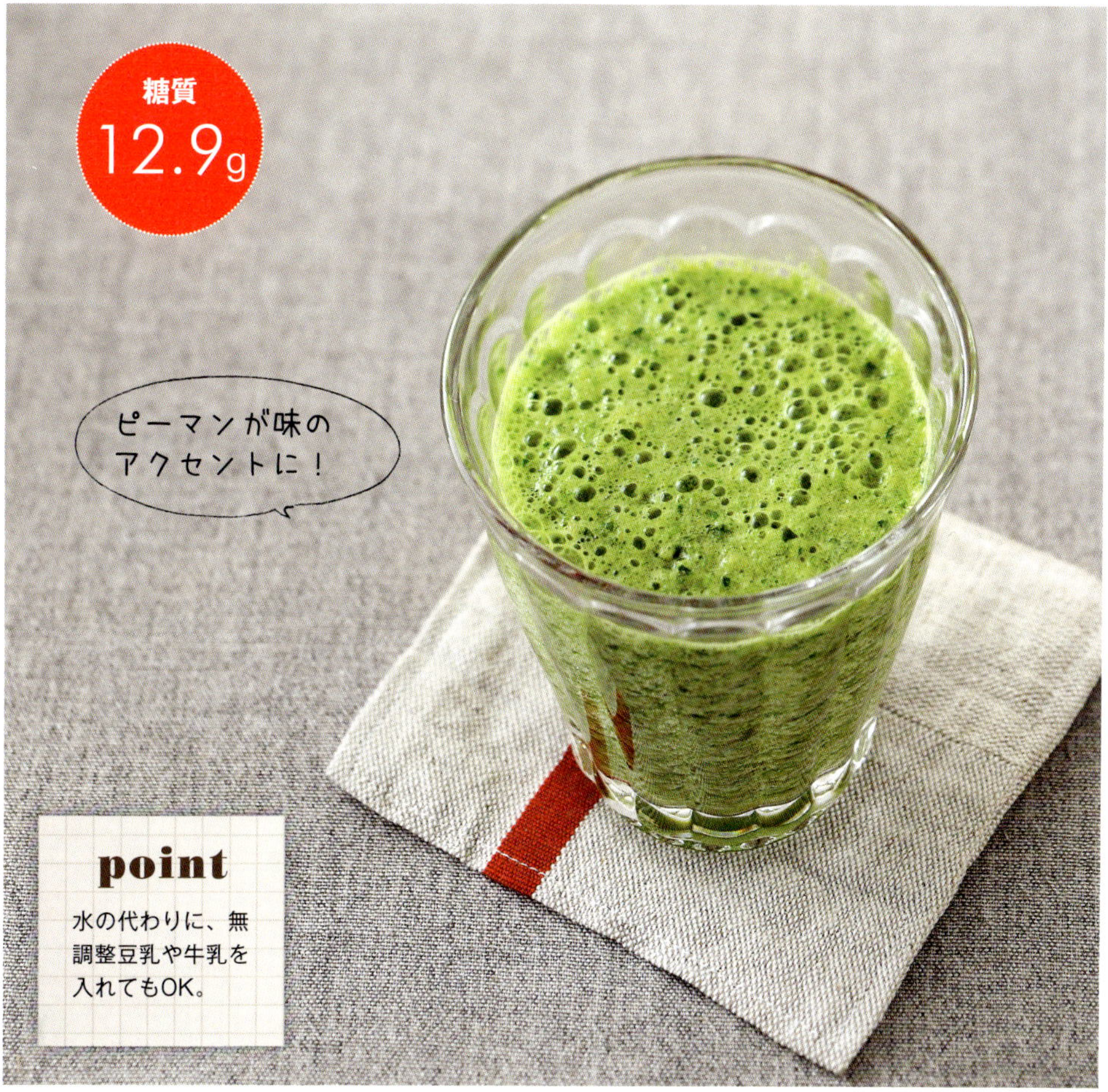

糖質
12.9g
ピーマンが味のアクセントに！

point

水の代わりに、無調整豆乳や牛乳を入れてもOK。

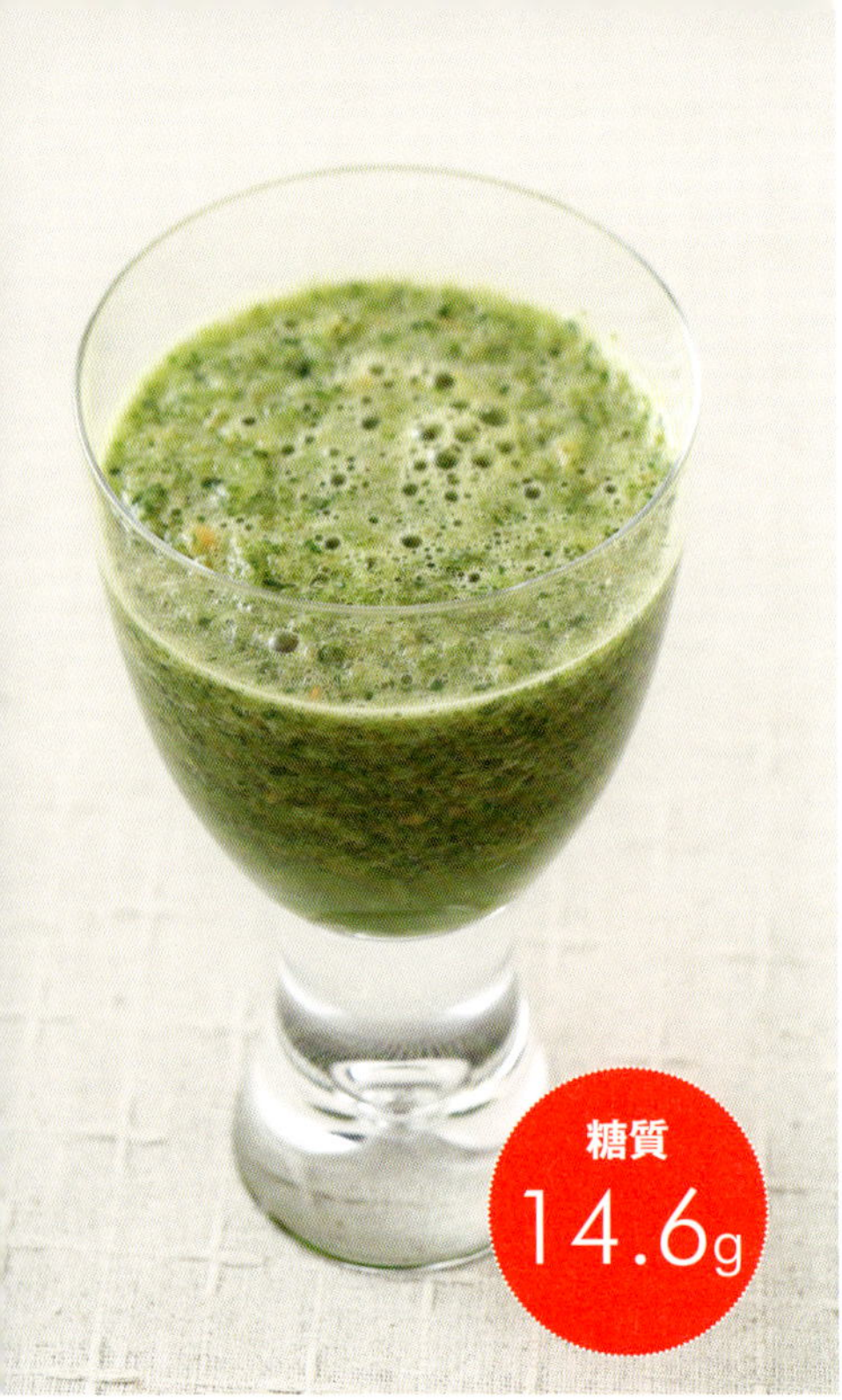
糖質
14.6g

小松菜 07 小松菜+セロリ+にんじん+ハチミツ+レモン

疲労回復効果やストレスを軽減させる効果も

▶材料（1 杯分）68kcal
小松菜…40g
セロリ…30g
にんじん…30g
ハチミツ…小さじ 2
レモン…1/8 個（10g）
水…1/2 カップ

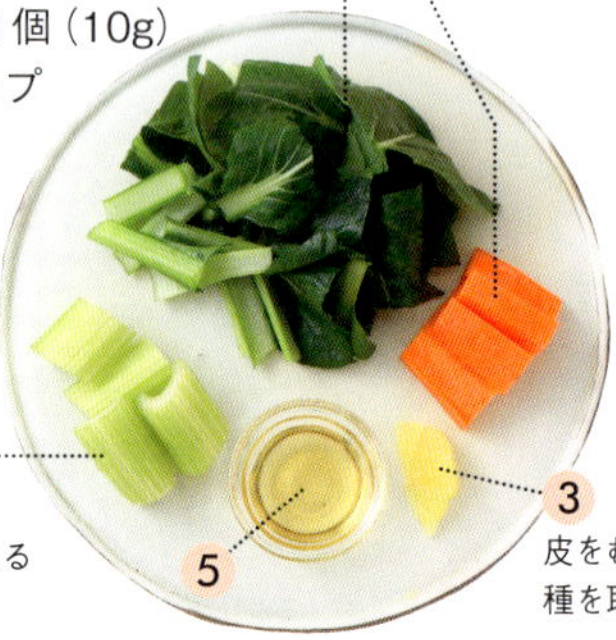
4 根を落とし、3cm 幅に切る
1 皮をむき、棒状に切る
2 筋を取り、一口大に切る
3 皮をむき、種を取る
5

小松菜 08 小松菜+白菜+ヨーグルト+ごま

腸内環境を改善して美肌効果や代謝UPに

▶材料（1 杯分）116kcal
小松菜…50g
白菜…1 枚（80g）
ヨーグルト（プレーン）…1/2 カップ
白すりごま…小さじ 2
水…1/4 カップ

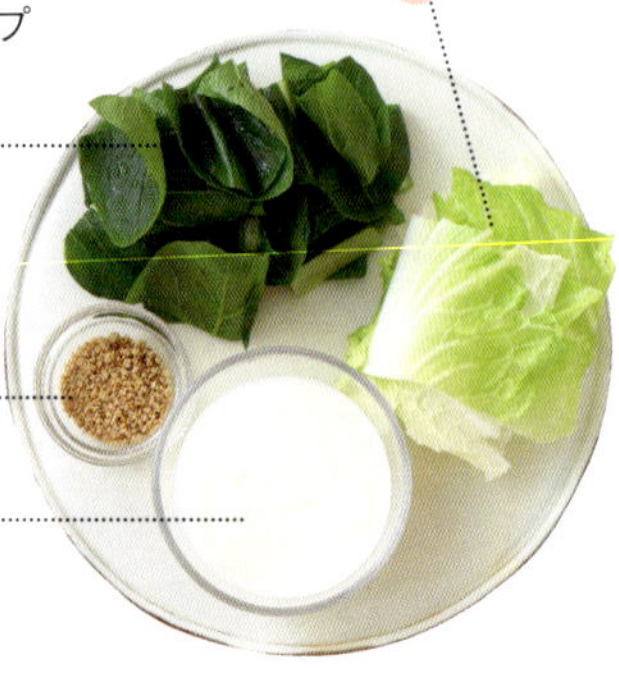
1 一口大に切る
2 根を落とし、3cm 幅に切る
4
3

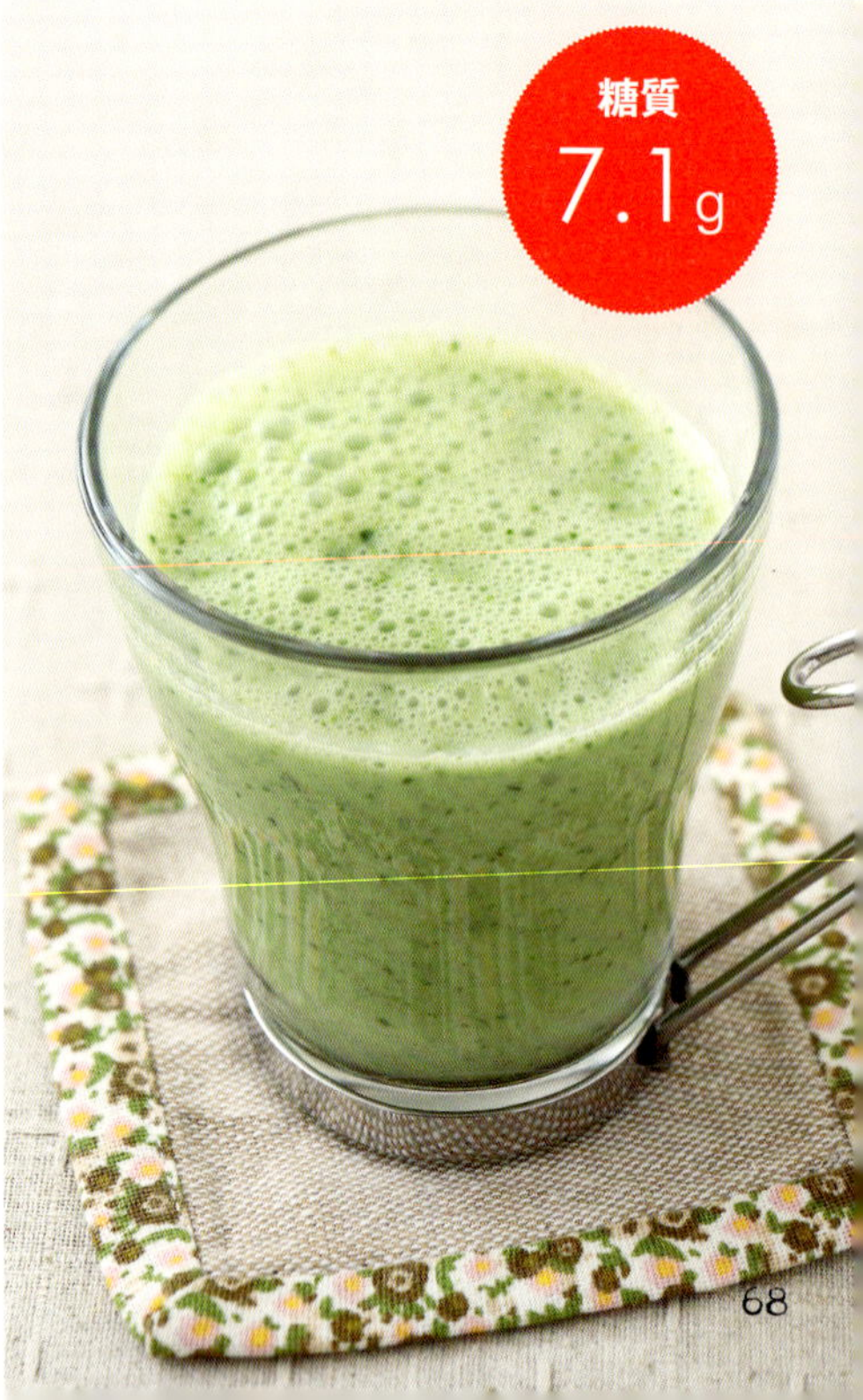
糖質
7.1g

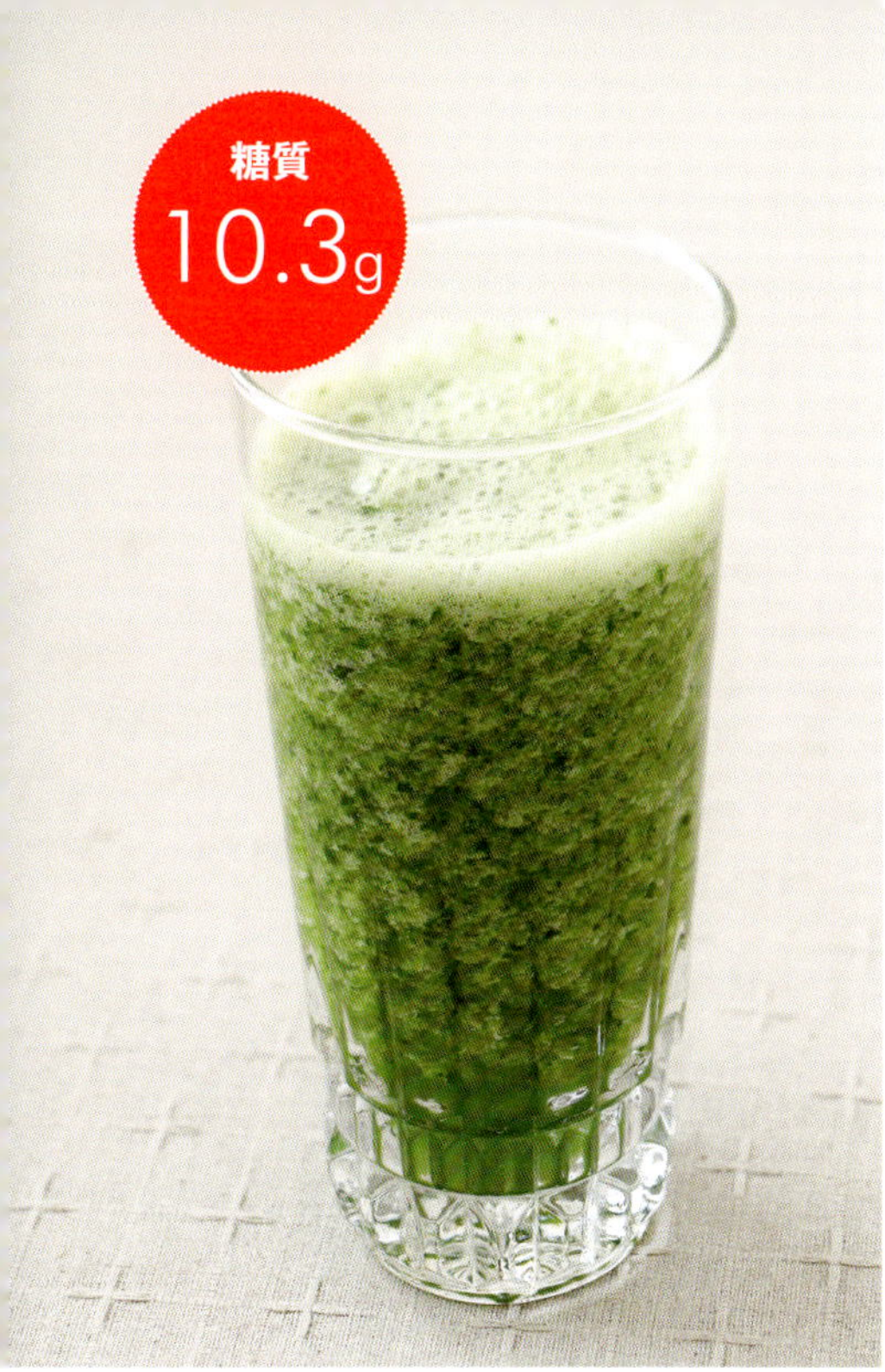
糖質
10.3g

小松菜 09 小松菜+きゅうり+グレープフルーツ

豊富なカリウムが体のむくみやだるさを解消してくれる

▶材料（1 杯分）52kcal
小松菜…50g
きゅうり…1/2 本（50g）
グレープフルーツ…1/3 個（100g）
水…1/2 カップ

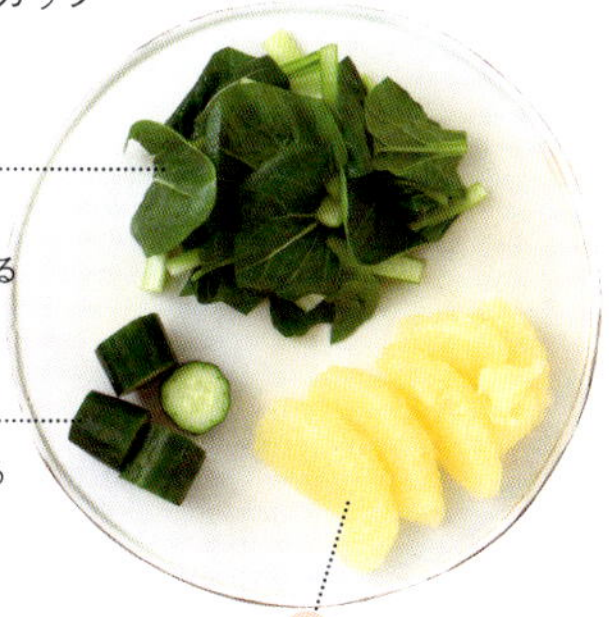
3
根を落とし、
3cm 幅に切る
1
一口大に切る
2 皮をむき、種を取る

小松菜 10 小松菜+大根+リンゴ

大根とリンゴが消化不良などの胃の調子を改善する

▶材料（1 杯分）43kcal
小松菜…50g
大根…50g
リンゴ…50g
水…1/2 カップ
※グラスに注ぎ、お好みで適量のシナモンパウダーをふる

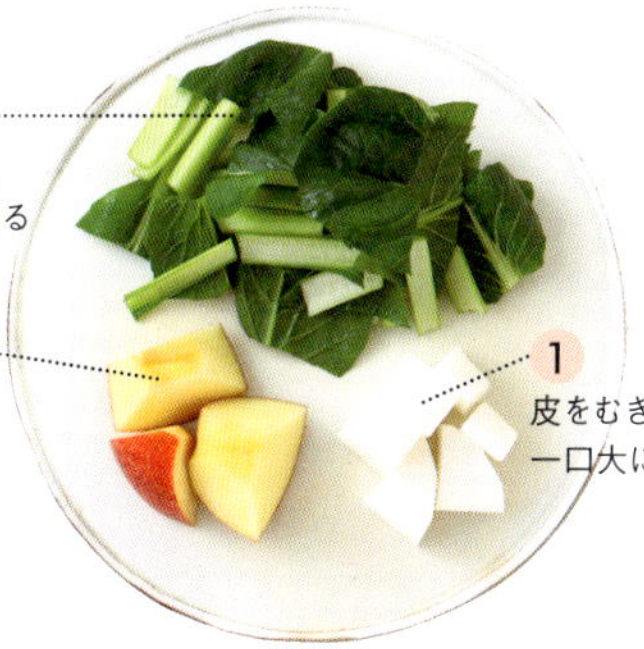
3
根を落とし、
3cm 幅に切る
2
芯を取り、
皮つきのまま
一口大に切る
1
皮をむき、
一口大に切る

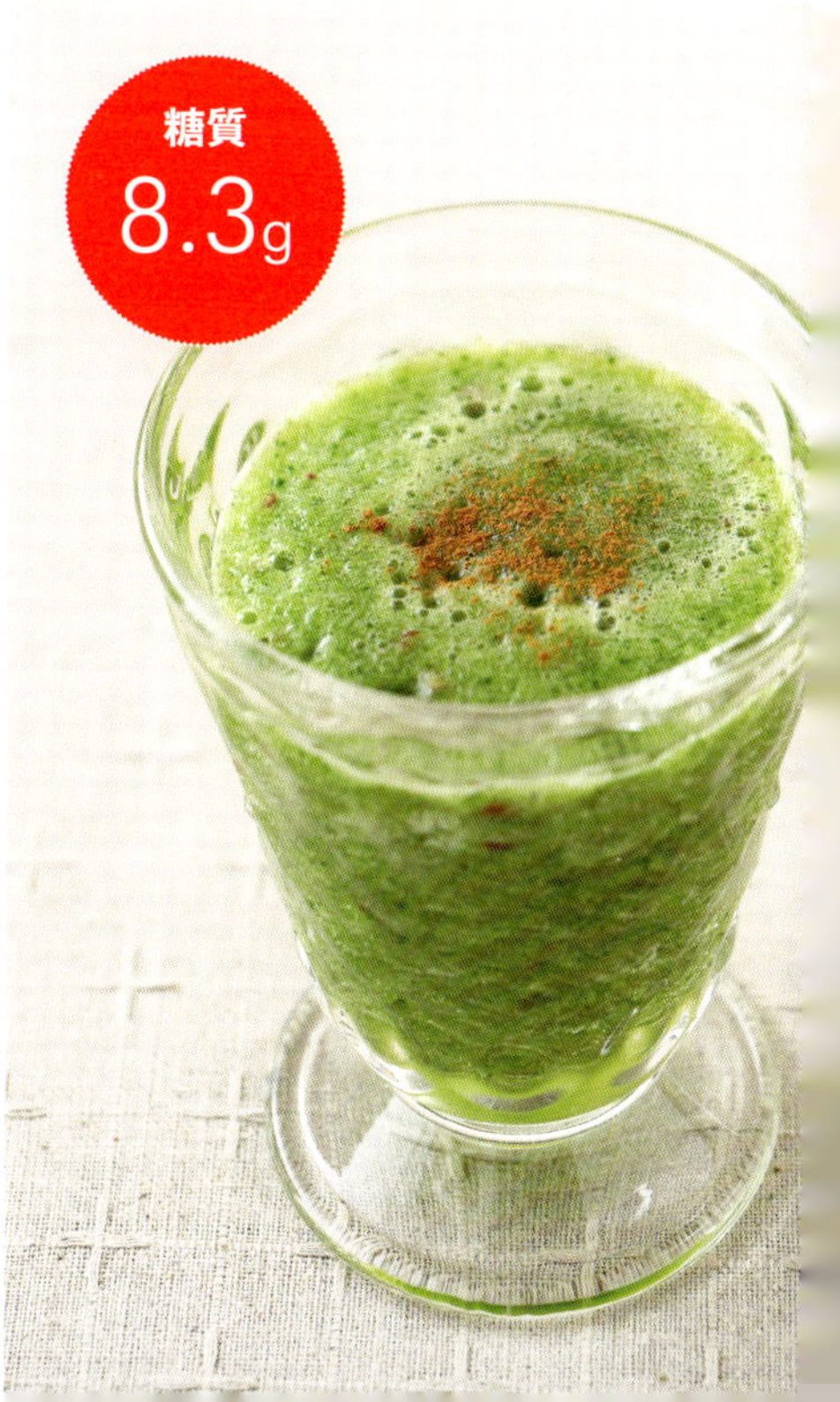
糖質
8.3g

アボカドの糖質オフレシピ

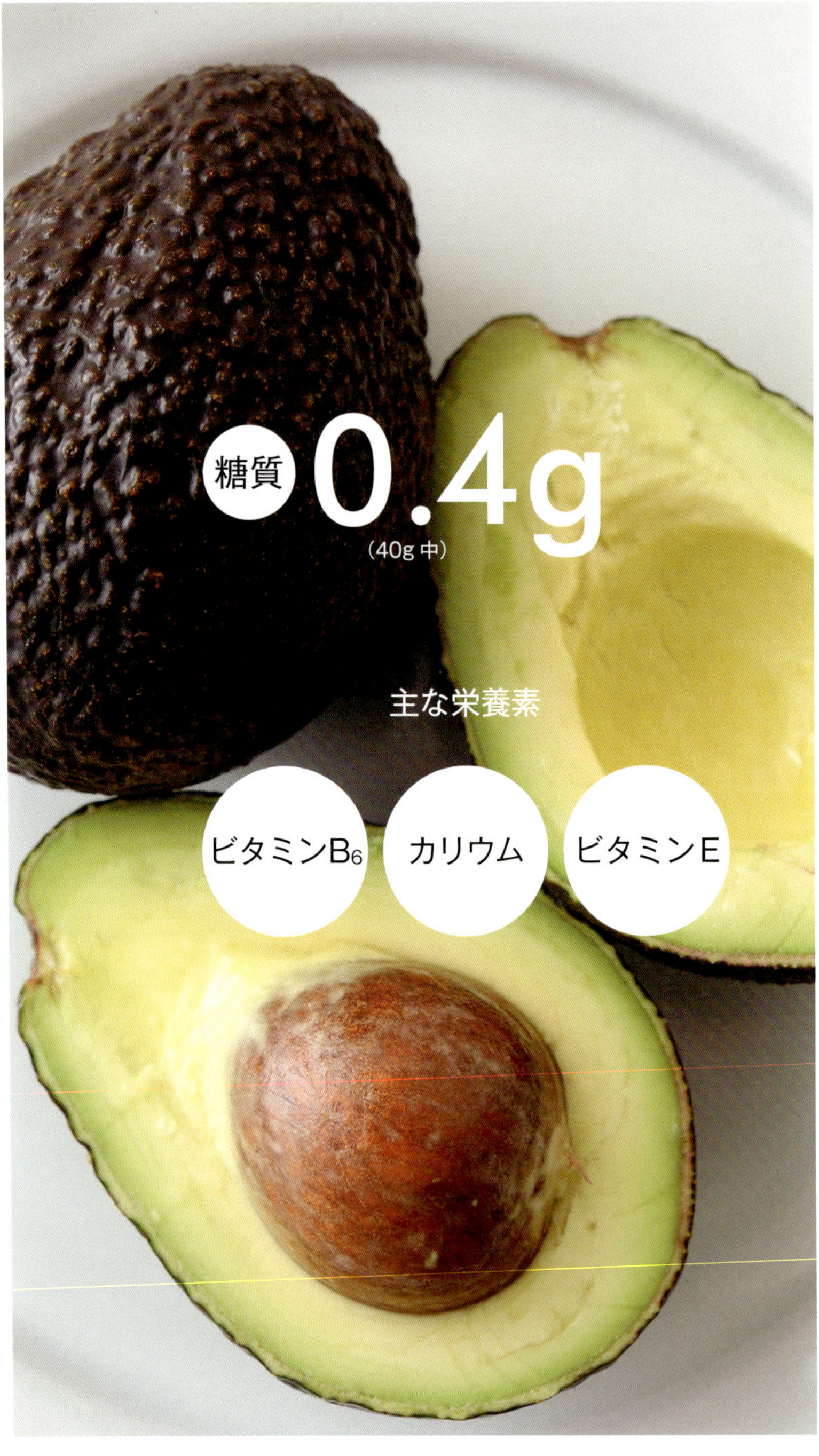

糖質 0.4g
（40g 中）

主な栄養素

ビタミンB_6　カリウム　ビタミンE

“森のバター”と呼ばれる栄養価の高い果物

“森のバター”と称されるように脂肪分が多く含まれていますが、果物にはめずらしくコレステロールを減らす効果のある不飽和脂肪酸です。栄養価の高さと、濃厚な味と腹持ちのよさが魅力の果物です。アンチエイジングの食材としても注目されています。

メキシコと中央アメリカが原産で、5000年以上前から栽培されていると言われています。

果肉は空気に触れると茶色く変色してしまうので、半分に切ったら断面にレモン汁をかけて酸化防止を。種をつけたままにしておくと変色しにくくなります。

美容＆健康効果 1

細胞の活性化とエイジング防止に

細胞のエイジングを抑えてホルモンバランスを整えるビタミンEが豊富。細胞を活性化させるコエンザイムQ10も含まれています。

美容＆健康効果 2

デトックス＆むくみ解消でスッキリボディに

食物繊維は老廃物を排出して腸内の環境を整えてくれます。カリウムは細胞の水分を調整してくれます。余計なものが排出されるとボディラインもスッキリします。

美容＆健康効果 3

月経前症候群（PMS）の症状を緩和する

たんぱく質の代謝をサポートするビタミンB_6は、女性ホルモンとも関係があり、月経前症候群（PMS）の症状を和らげたり、貧血や肌荒れを防ぐ効果があります。

アボカド
01
アボカド+きゅうり+ブルーベリー

豊富なビタミンEが
血行を促進して代謝UP

▶材料（1 杯分）107kcal
アボカド…1/4 個（40g）
きゅうり…1/2 本（50g）
ブルーベリー…50g
水…3/4 カップ

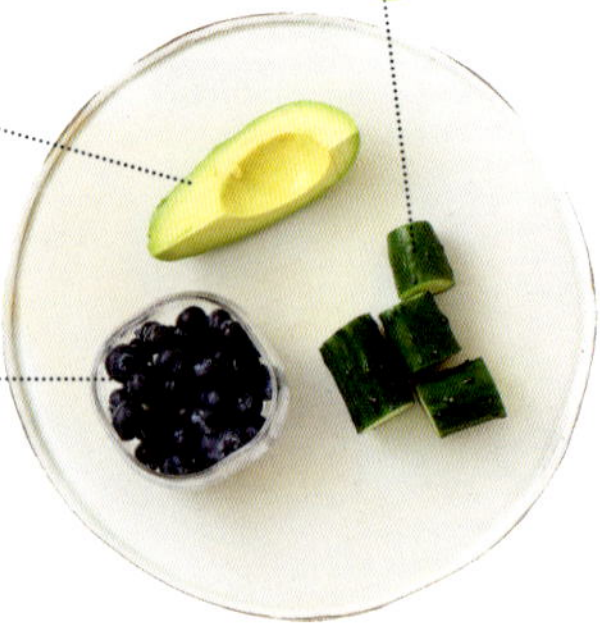

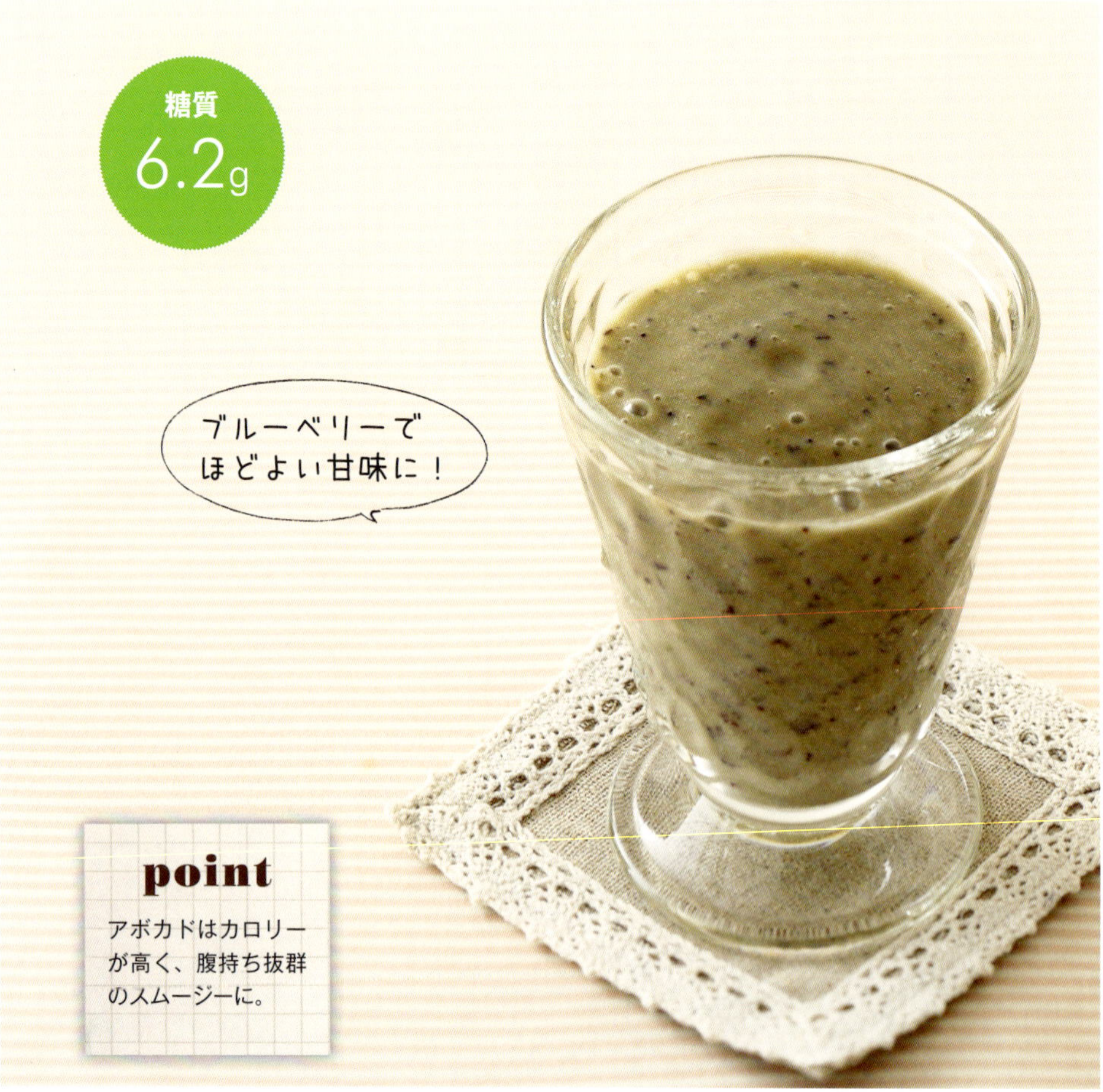

糖質
6.2g

ブルーベリーで
ほどよい甘味に！

point
アボカドはカロリーが高く、腹持ち抜群のスムージーに。

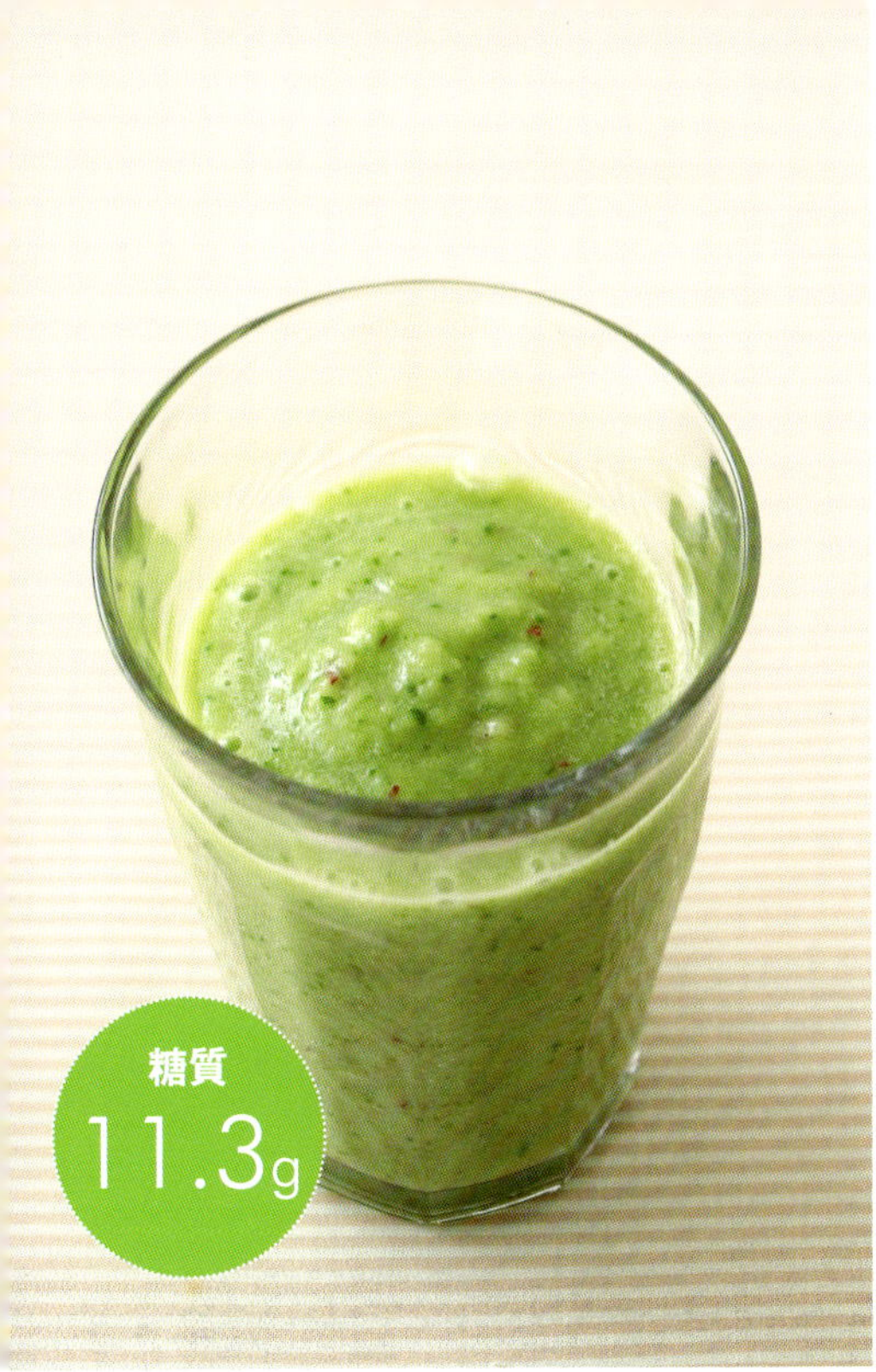

糖質
11.3g

アボカド 02 アボカド+チンゲン菜+リンゴ

強い抗酸化作用で生活習慣病を予防

▶材料（1 杯分）123kcal
アボカド…1/4 個（40g）
チンゲン菜…1/2 株（50g）
リンゴ…1/4 個（80g）
水…3/4 カップ

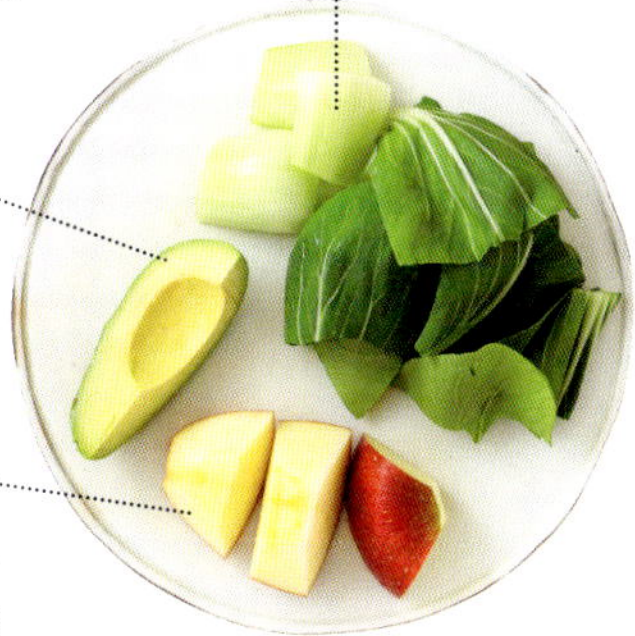
3 根を落とし、3cm 幅に切る
2 皮をむき、種を取る
1 芯を取り、皮つきのまま一口大に切る

アボカド 03 アボカド+クレソン+きなこ+牛乳

肌のくすみを解消して疲労回復効果もプラス

▶材料（1 杯分）201kcal
アボカド…1/4 個（40g）
クレソン…20g
きなこ…大さじ 1/2
牛乳…3/4 カップ

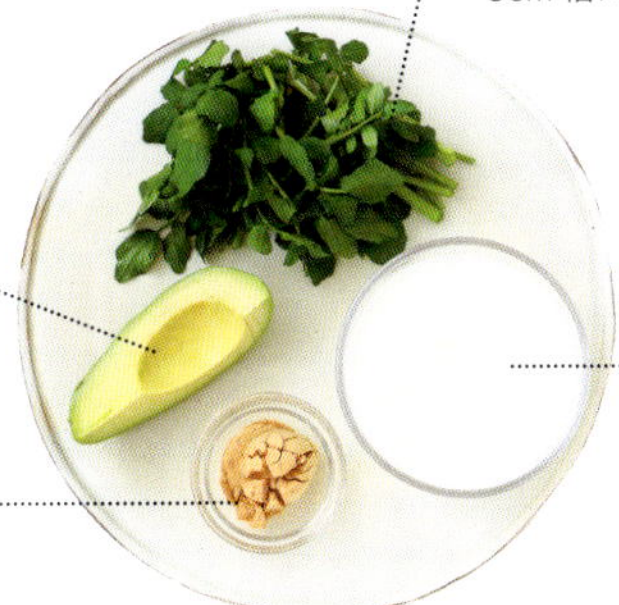
2 根を落とし、3cm 幅に切る
1 皮をむき、種を取る
4
3

糖質
8.4g

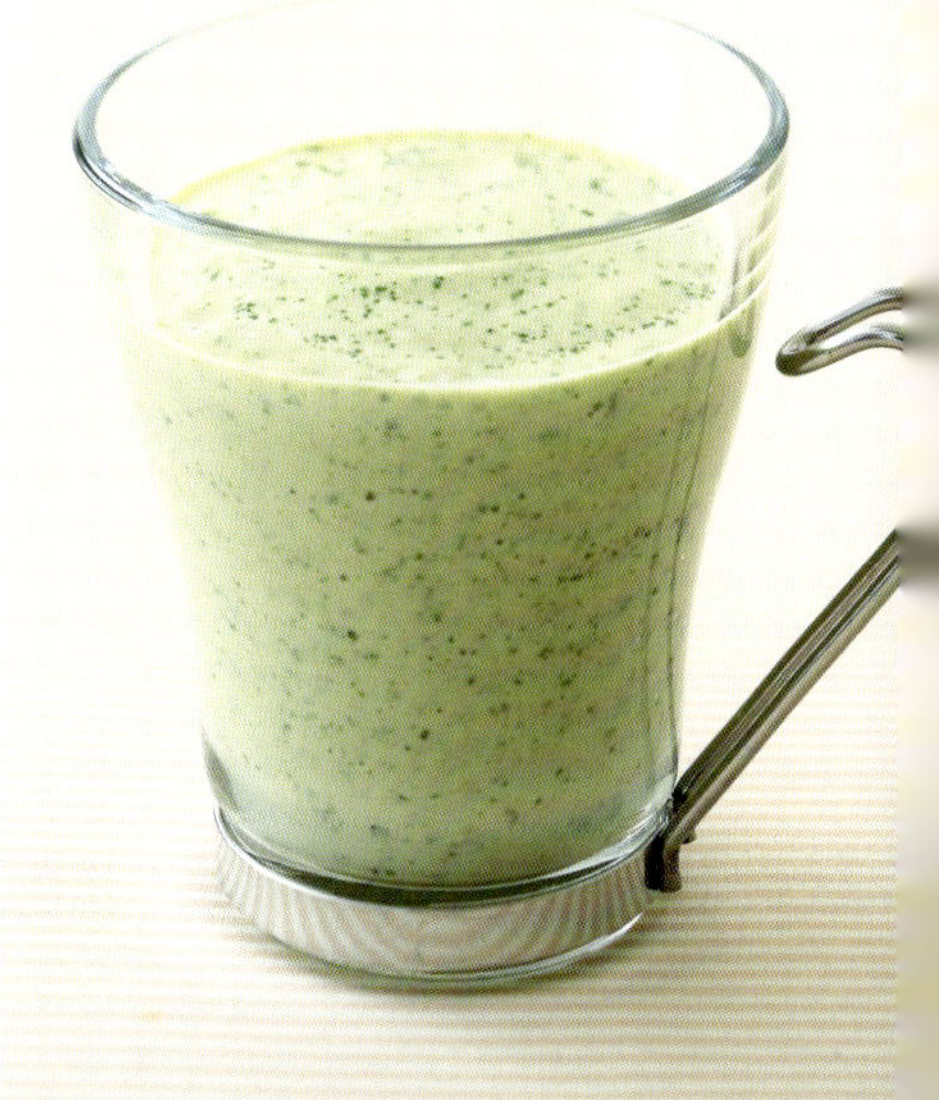

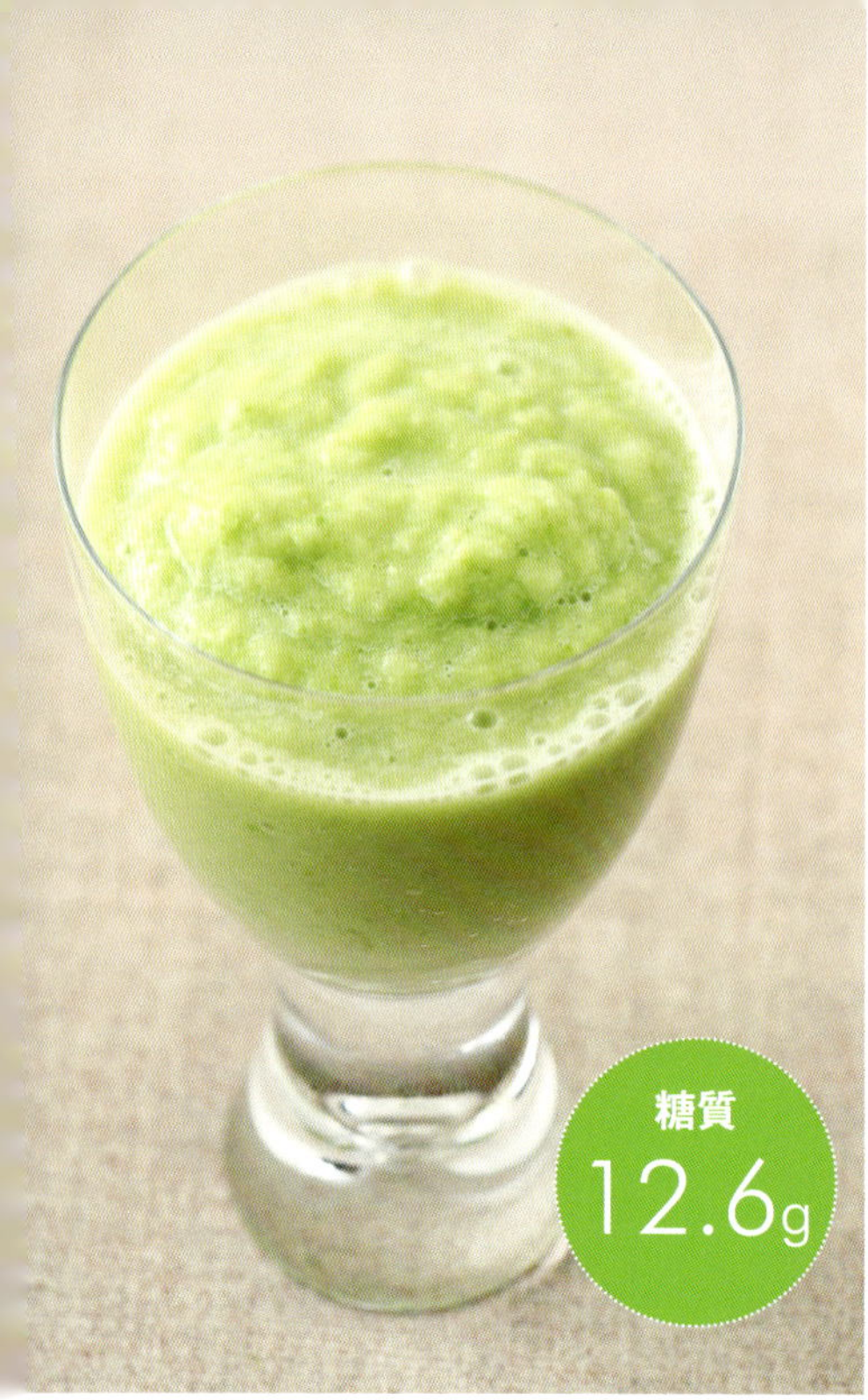

糖質
12.6g

アボカド 04 アボカド+キャベツ+パイナップル

ビタミンUで胃の調子を整えて食物繊維が便秘も解消

▶材料（1 杯分）134kcal
アボカド…1/4 個（40g）
キャベツ…1 枚（80g）
パイナップル…80g
水…3/4 カップ

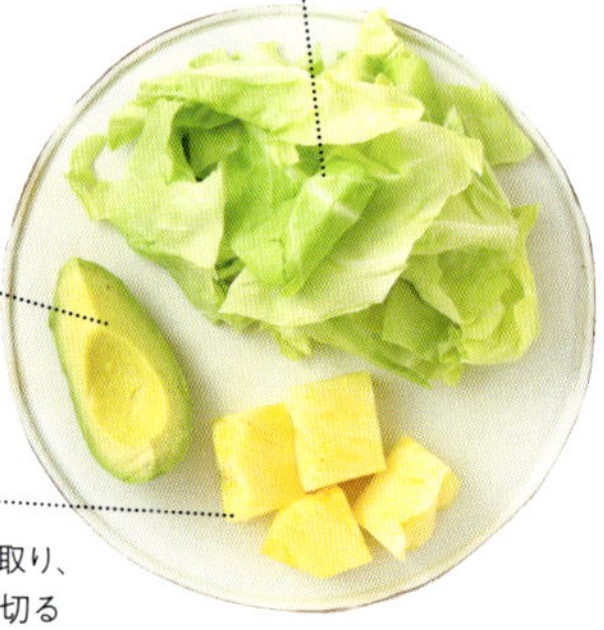
3 芯を取り、一口大に切る
2 皮をむき、種を取る
1 皮と芯を取り、一口大に切る

アボカド 05 アボカド+スプラウト+レモン

スプラウトのビタミンCで肌に弾力を与え、美白効果も

▶材料（1 杯分）92kcal
アボカド…1/4 個（40g）
スプラウト…1 パック（40g）
レモン…1/8 個
水…3/4 カップ

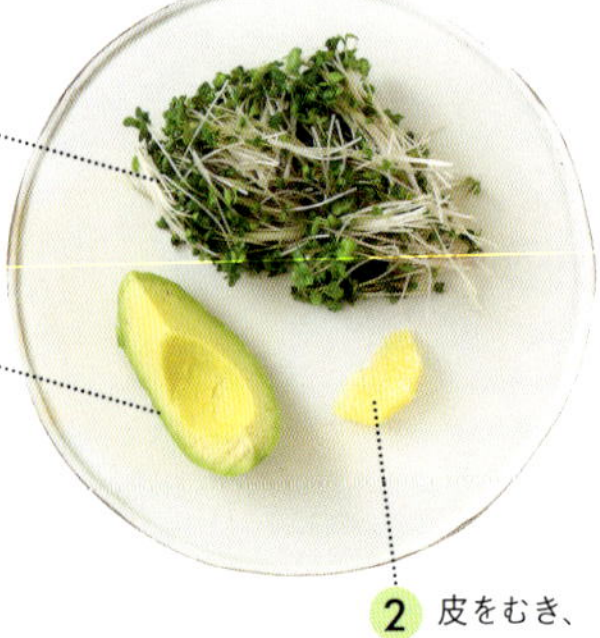
3 根を落とす
1 皮をむき、種を取る
2 皮をむき、種を取る

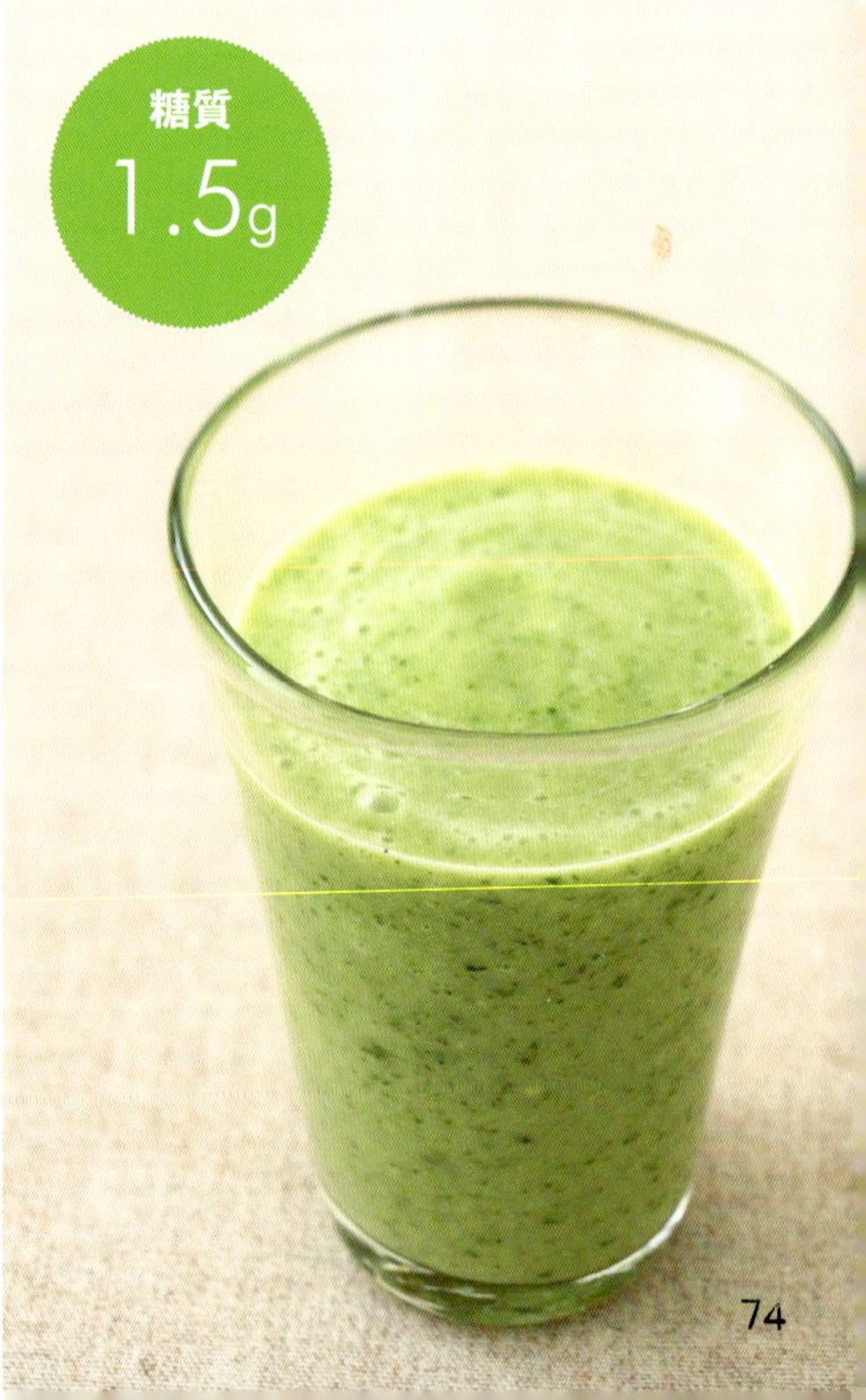

糖質
1.5g

アボカド
06
アボカド+かぶ+グレープフルーツ+バジル

カリウムでむくみを解消し 抗酸化作用でアンチエンジング

▶材料（1 杯分）130kcal
アボカド…1/4 個（40g）
かぶ…1 個（80g）
グレープフルーツ…1/3 個（100g）
バジル…葉 1 枚
水…1/2 カップ

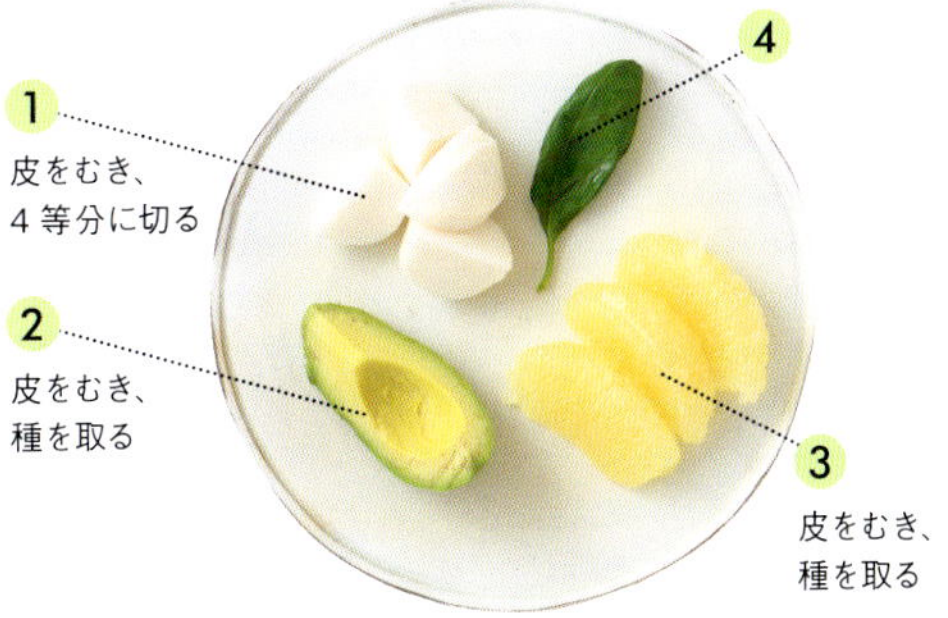

1
皮をむき、4 等分に切る
2
皮をむき、種を取る
3
皮をむき、種を取る
4

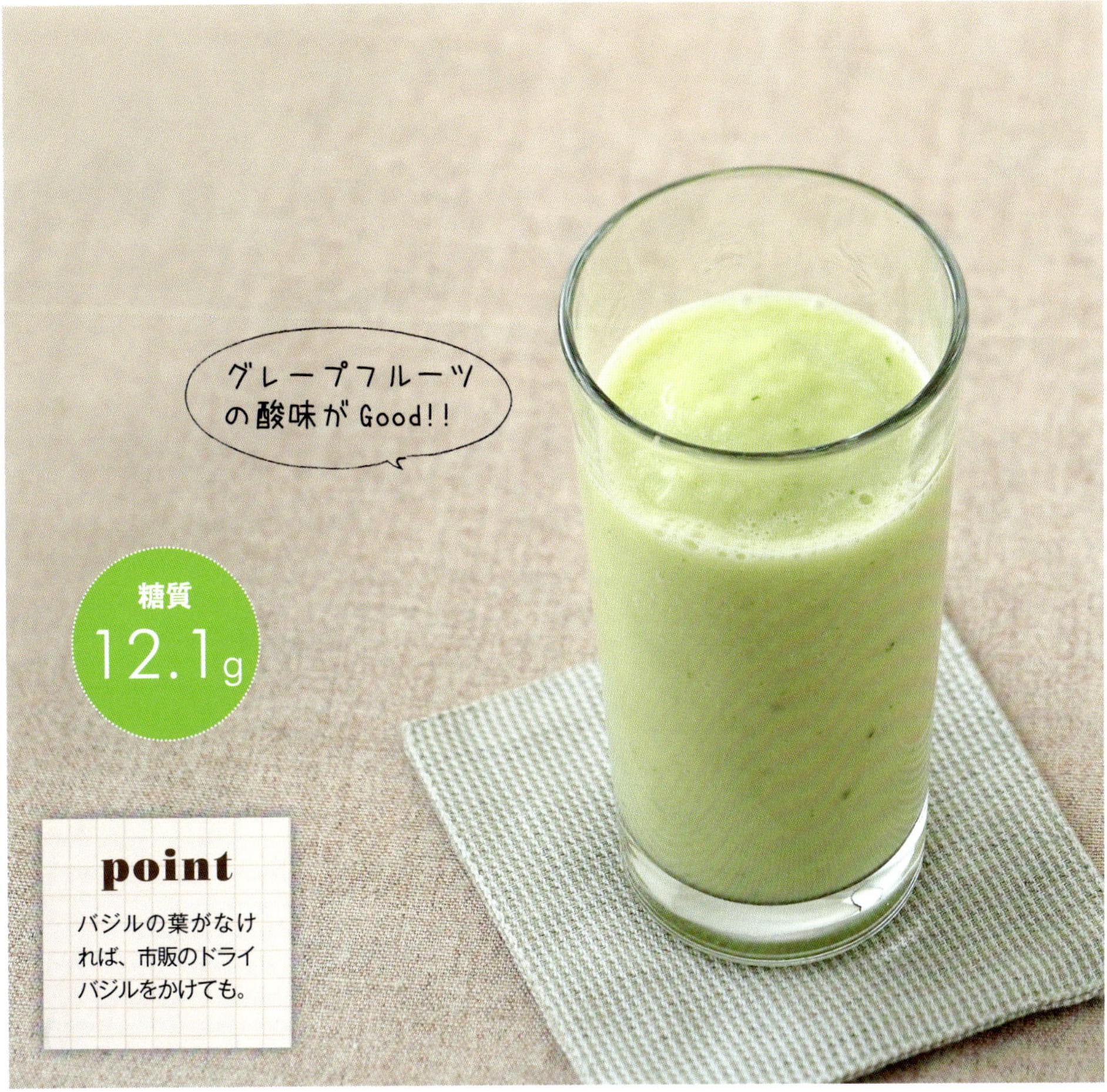

グレープフルーツの酸味がGood!!

糖質
12.1g

point
バジルの葉がなければ、市販のドライバジルをかけても。

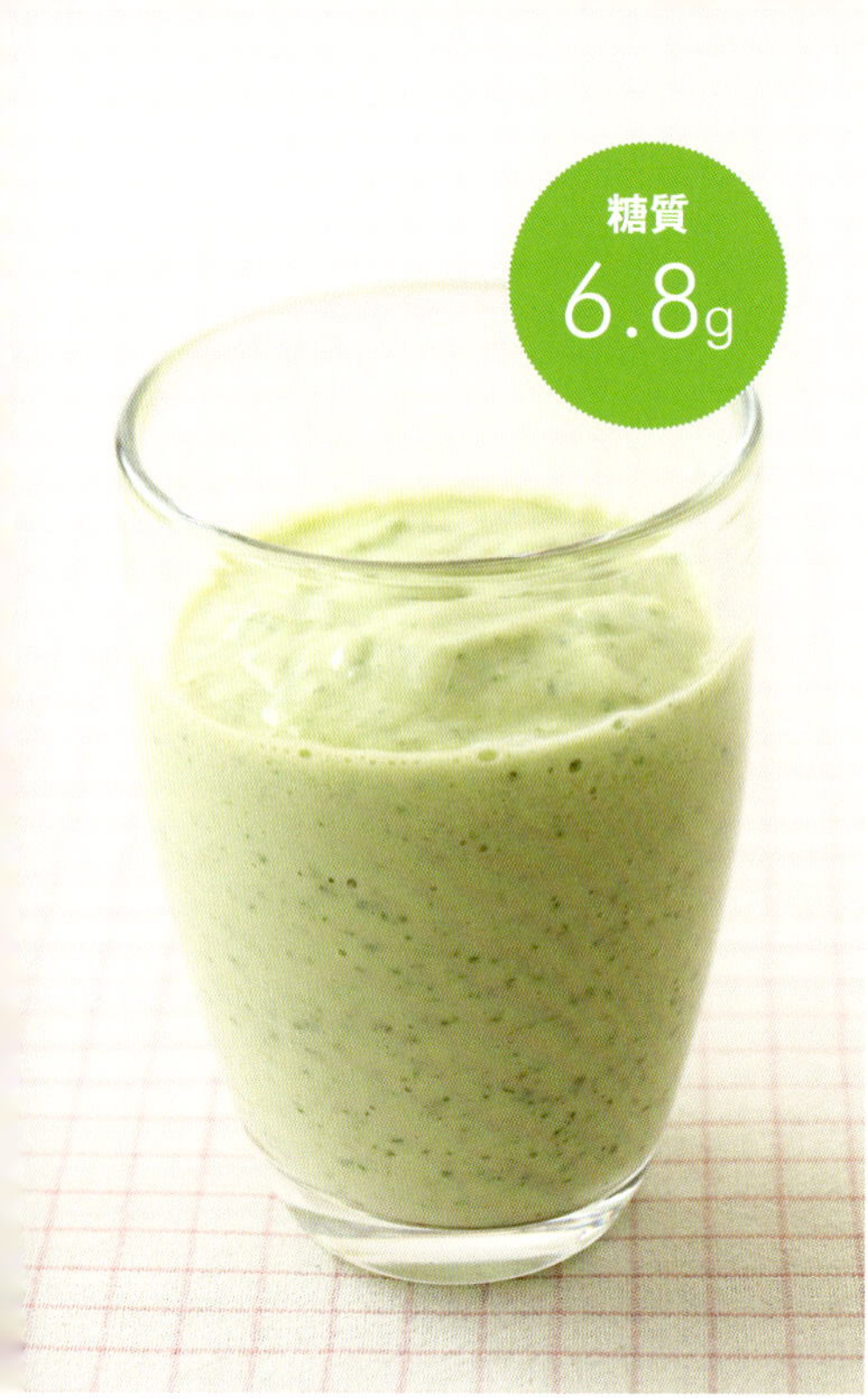

糖質
6.8g

アボカド 07 アボカド+白菜+大葉+ヨーグルト

大葉のロズマリン酸が血液を
サラサラにして体脂肪を減少

▶材料（1 杯分）148kcal
アボカド…1/4 個（40g）
白菜…1 枚（80g）
大葉…5 枚（5g）
ヨーグルト（プレーン）…1/2 カップ
水…1/4 カップ

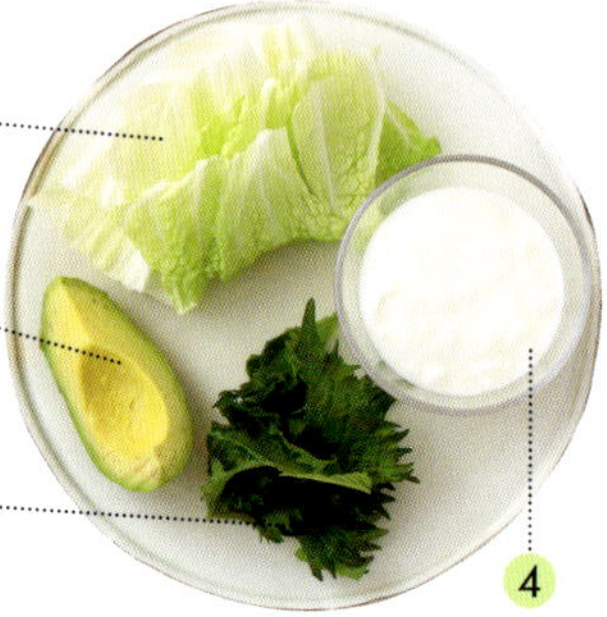

2
一口大に切る
1
皮をむき、
種を取る
3
半分にちぎる
4

アボカド 08 アボカド+レタス+キウイ

消化不良を改善して
整腸作用で便秘を解消

▶材料（1 杯分）121kcal
アボカド…1/4 個（40g）
レタス…1 枚（30 g）
キウイ…1 個（80g）
水…3/4 カップ

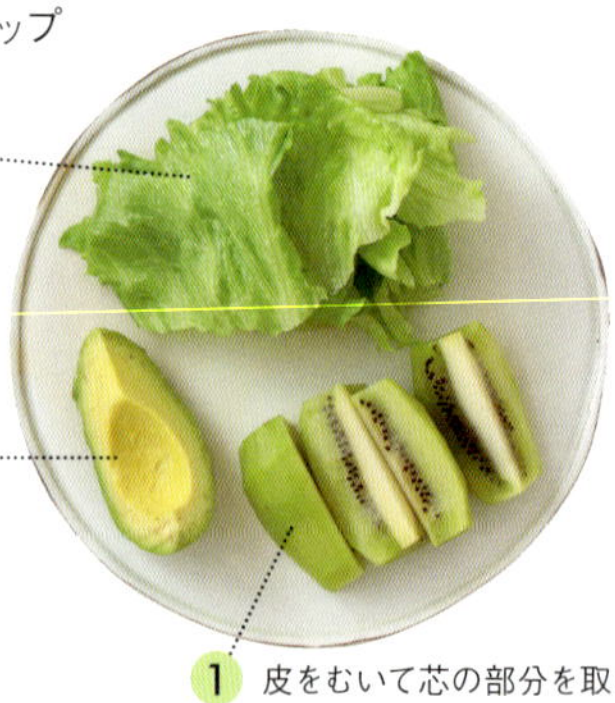

3
一口大に
ちぎる
2
皮をむき、
種を取る
1
皮をむいて芯の部分を取り、
4 等分に切る

糖質
9.7g

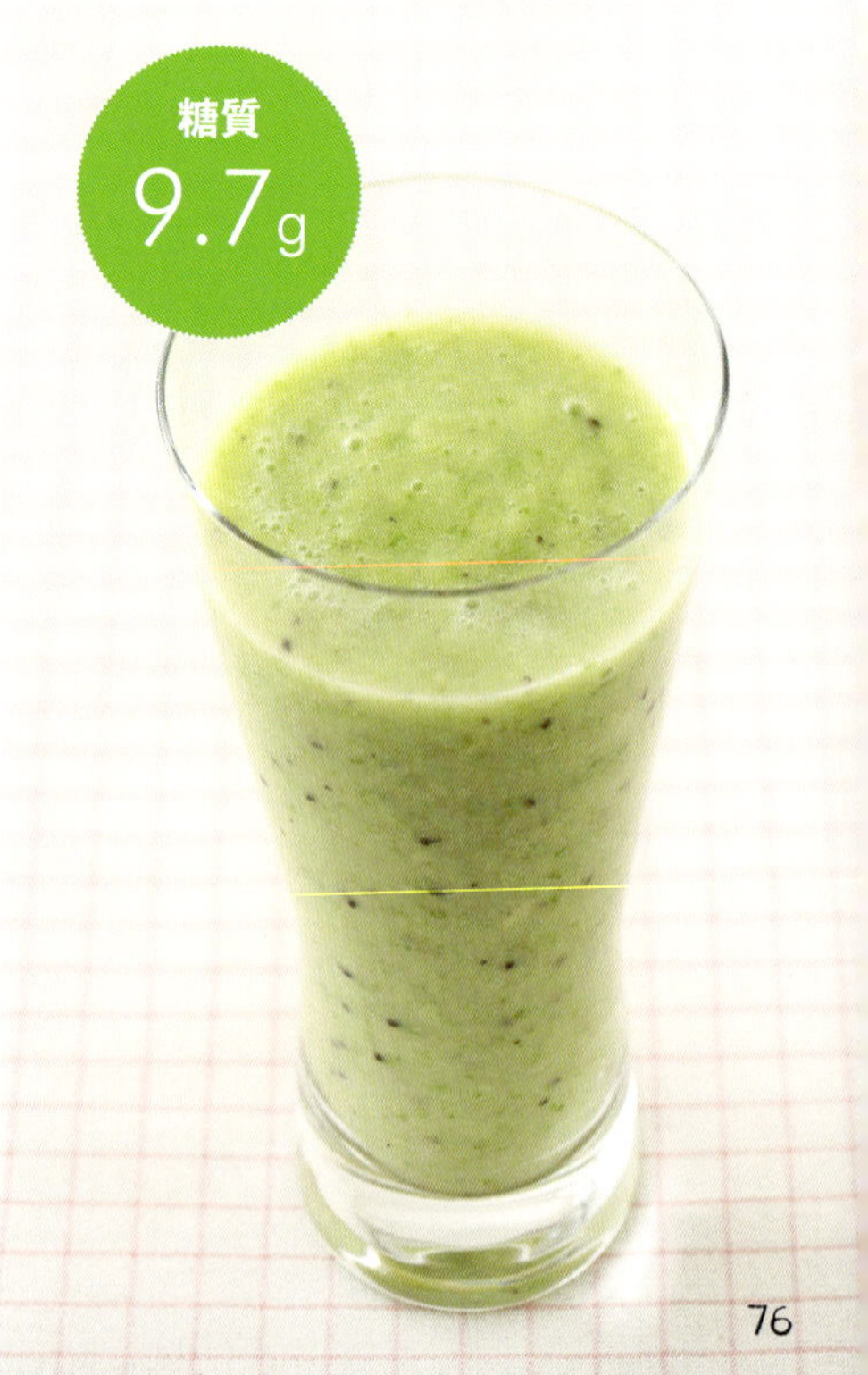

糖質
11.5g

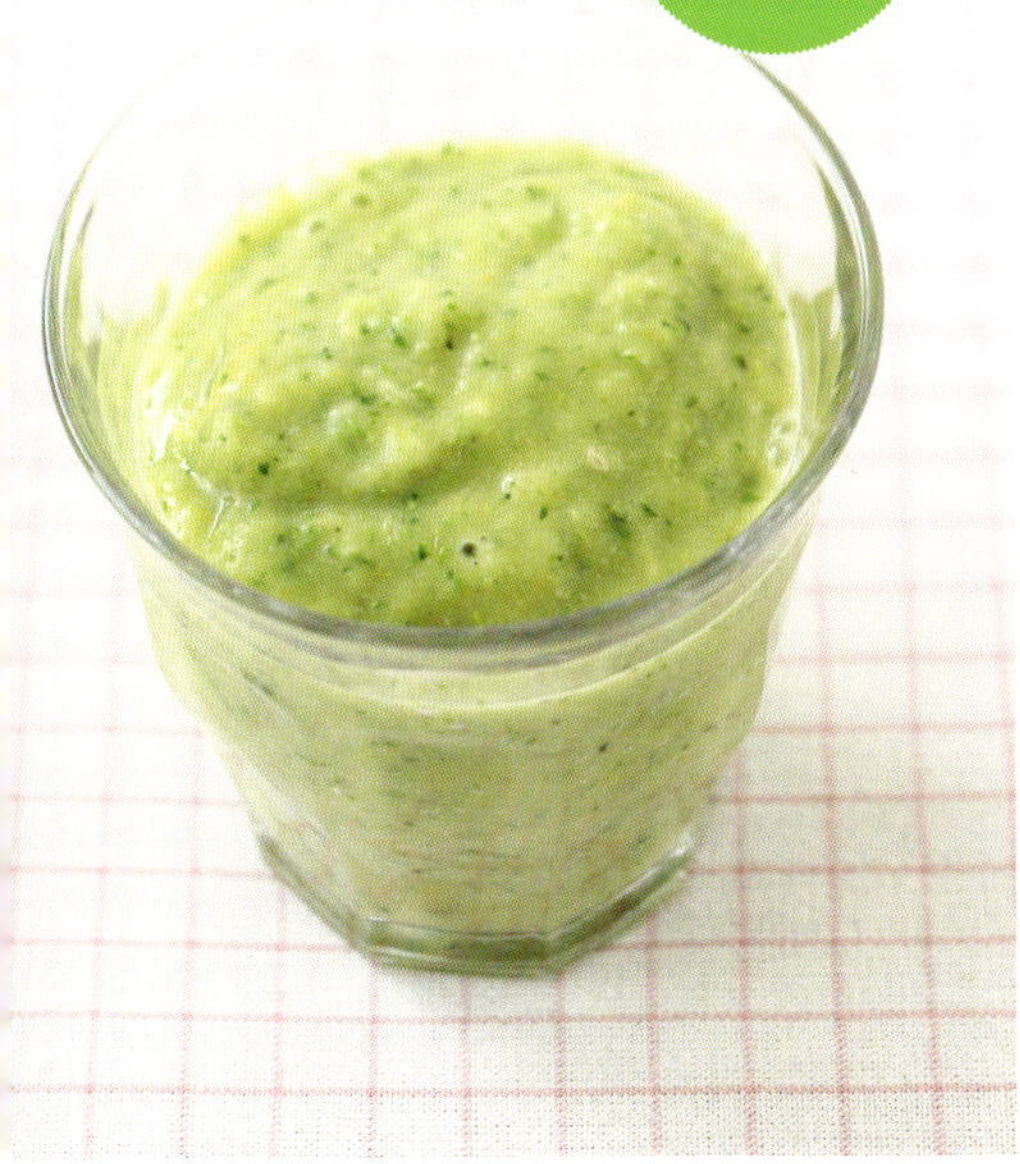

アボカド
09
アボカド+ブロッコリー+オレンジ

ブロッコリーのケルセチンで生活習慣病を予防

▶材料（1 杯分）134kcal
アボカド…1/4 個（40g）
ブロッコリー…40g
オレンジ…1/2 個（100g）
水…1/4 カップ

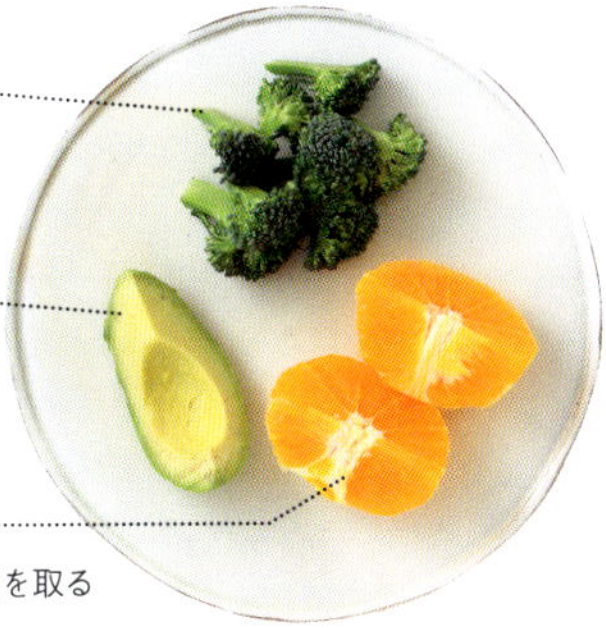

1 小房に分け、半分に切る
2 皮をむき、種を取る
3 皮をむき、種を取る

アボカド
10
アボカド+セロリ+キャベツ+梅干

豊富なカリウムがむくみも解消し、セロリの香りでストレスを軽減

▶材料（1 杯分）92kcal
アボカド…1/4 個（40g）
セロリ…40g
キャベツ…1/2 枚（40g）
梅干…1/2 個（5g）
水…3/4 カップ

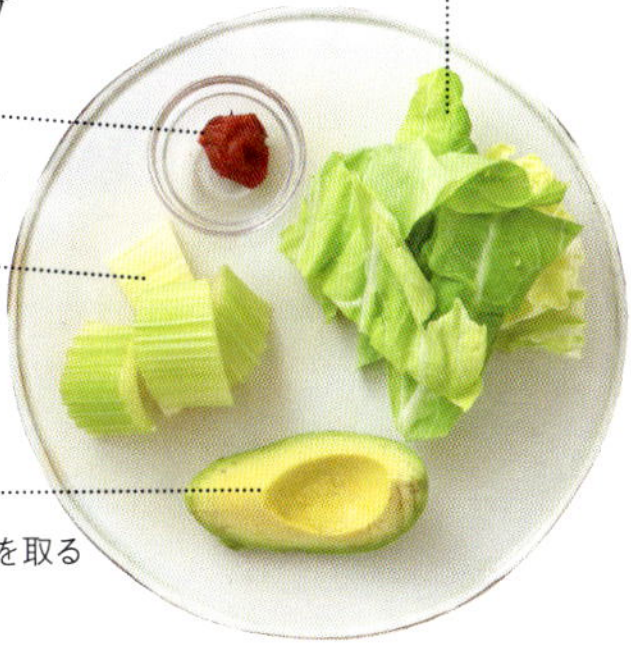

1 筋を取り、一口大に切る
2 皮をむき、種を取る
3 芯を取り、一口大に切る
4 種を取る

糖質
2.8g

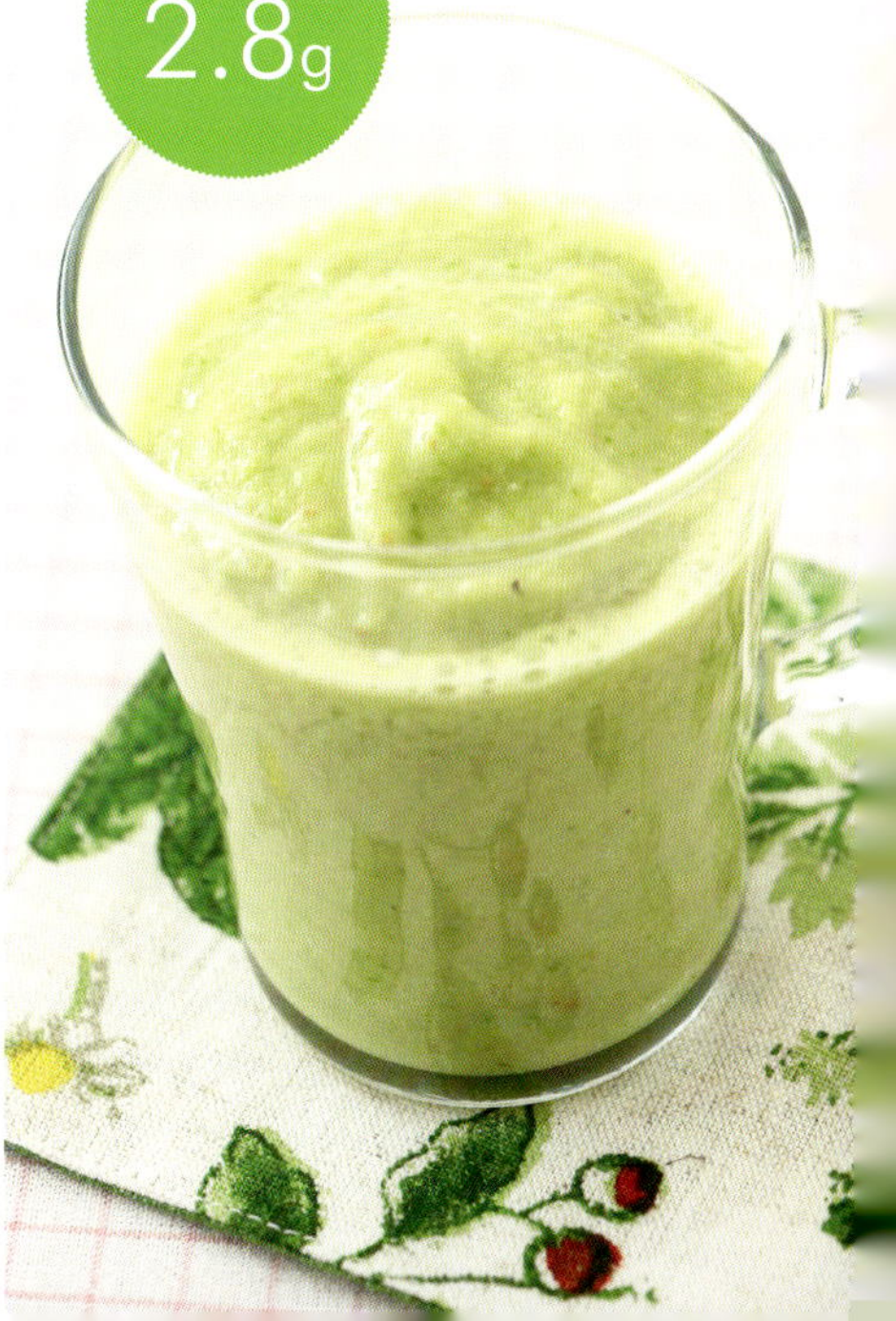

豆乳の糖質オフレシピ

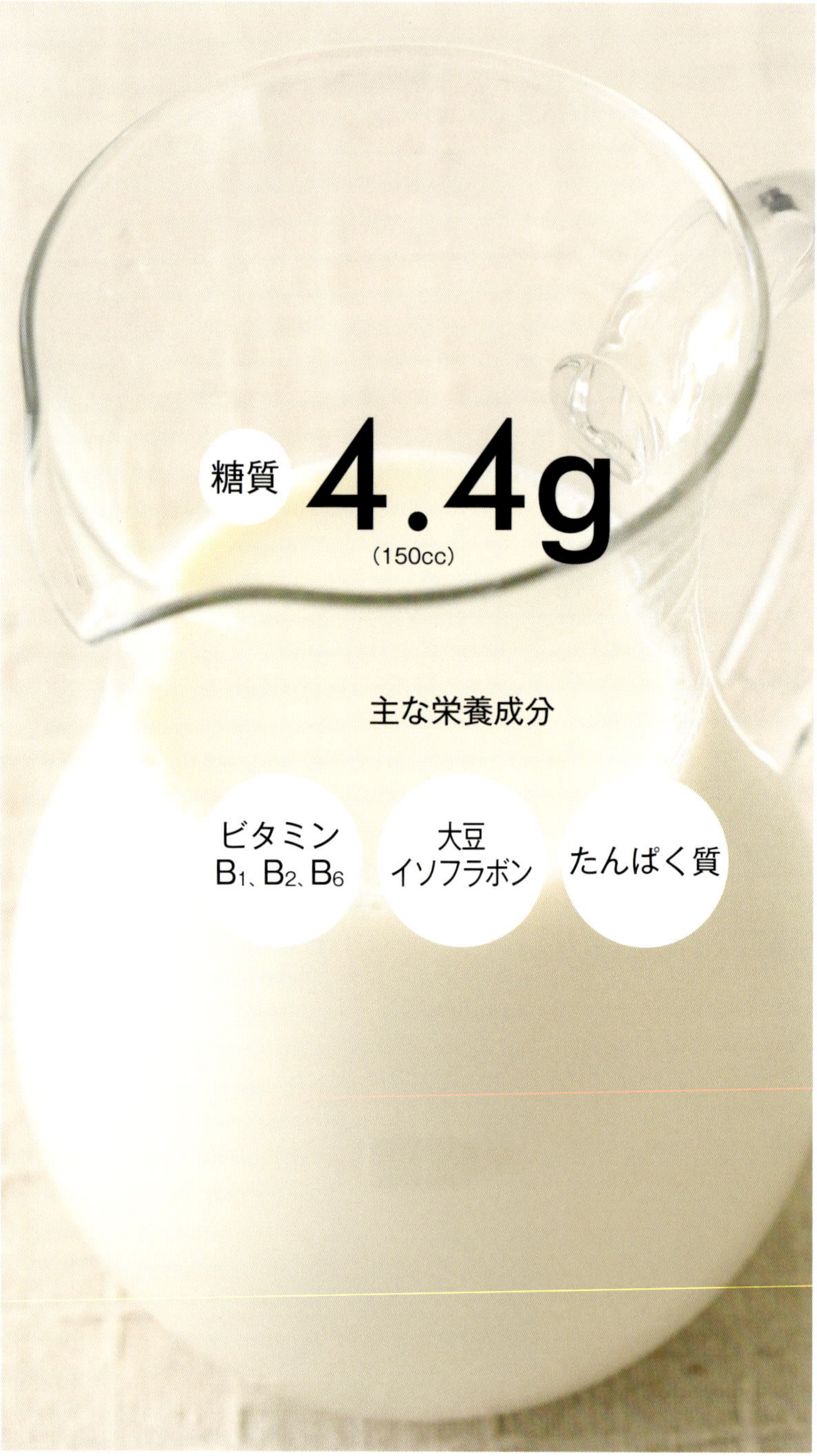

糖質 4.4g
（150cc）

主な栄養成分

- ビタミン B_1、B_2、B_6
- 大豆イソフラボン
- たんぱく質

キレイをサポートする 大豆イソフラボン

豆乳の原料となる大豆には〝畑の肉〟と称される、良質なたんぱく質が含まれています。また、大豆イソフラボンは女性ホルモンのエストロゲンと似たはたらきをすることで知られています。

繊維質を取り除いた豆乳は、栄養素を効率よく摂取できて、体内に吸収されやすいのが特徴です。およそコップ1杯（180cc）程度で、女性が1日に摂りたいイソフラボンの量をカバーできます。

調整豆乳は飲みやすくするために甘味を加えており、やや糖質量が多いので、糖質オフスムージーでは無調整豆乳を使うのがおすすめです。

美容＆健康効果
1

美肌を作ってキープする

豆乳には「美容ビタミン」と称されるビタミンB_1、B_2、B_6がたっぷり。細胞のはたらきを保って新陳代謝を活発にさせるレシチン、肌のシミの原因の一つである活性酸素を抑えるはたらきのあるサポニンなども含まれています。

美容＆健康効果
2

女性ホルモンのはたらきをサポートする

エストロゲンは妊娠のサイクルに深くかかわるだけでなく、女性の美しさを保ってくれる重要なホルモン。イソフラボンは女性ホルモンのエストロゲンが足りなければ補い、多すぎるときには減少させるなど、ホルモンバランスを整えるはたらきがあります。

美容＆健康効果
3

むくみや肩こりの解消にも

細胞内の水分調整を担うカリウムが含まれているので、むくみ対策になります。血行をよくするビタミンEは肩こりの解消にも。

豆乳
01
豆乳+パプリカ+イチゴ

大豆レシチンが血液を
サラサラにし、代謝をUP

▶材料（1杯分）118kcal
豆乳（無調整）…3/4カップ
パプリカ（赤）…1/4個（50g）
イチゴ…100g

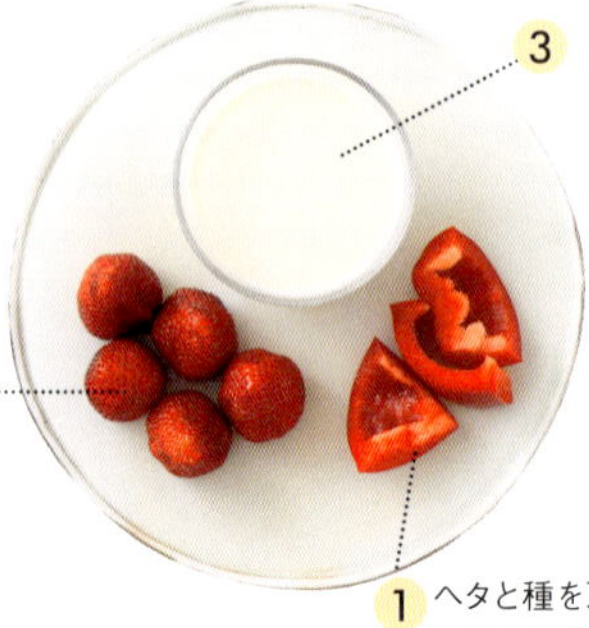
3
2
ヘタを取る
1
ヘタと種を取り、
一口大に切る

糖質
14.3g

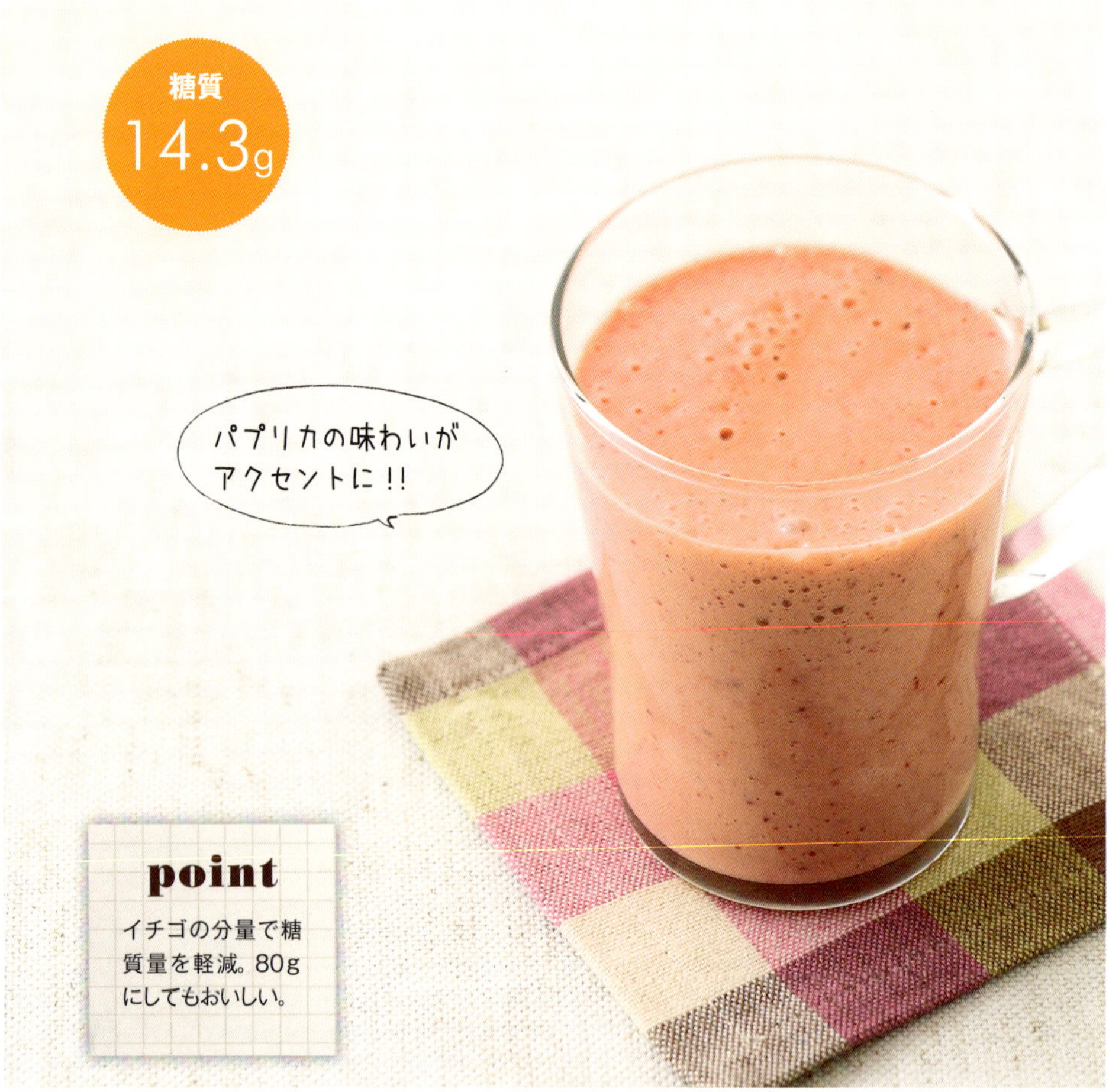
パプリカの味わいが
アクセントに!!

point
イチゴの分量で糖質量を軽減。80gにしてもおいしい。

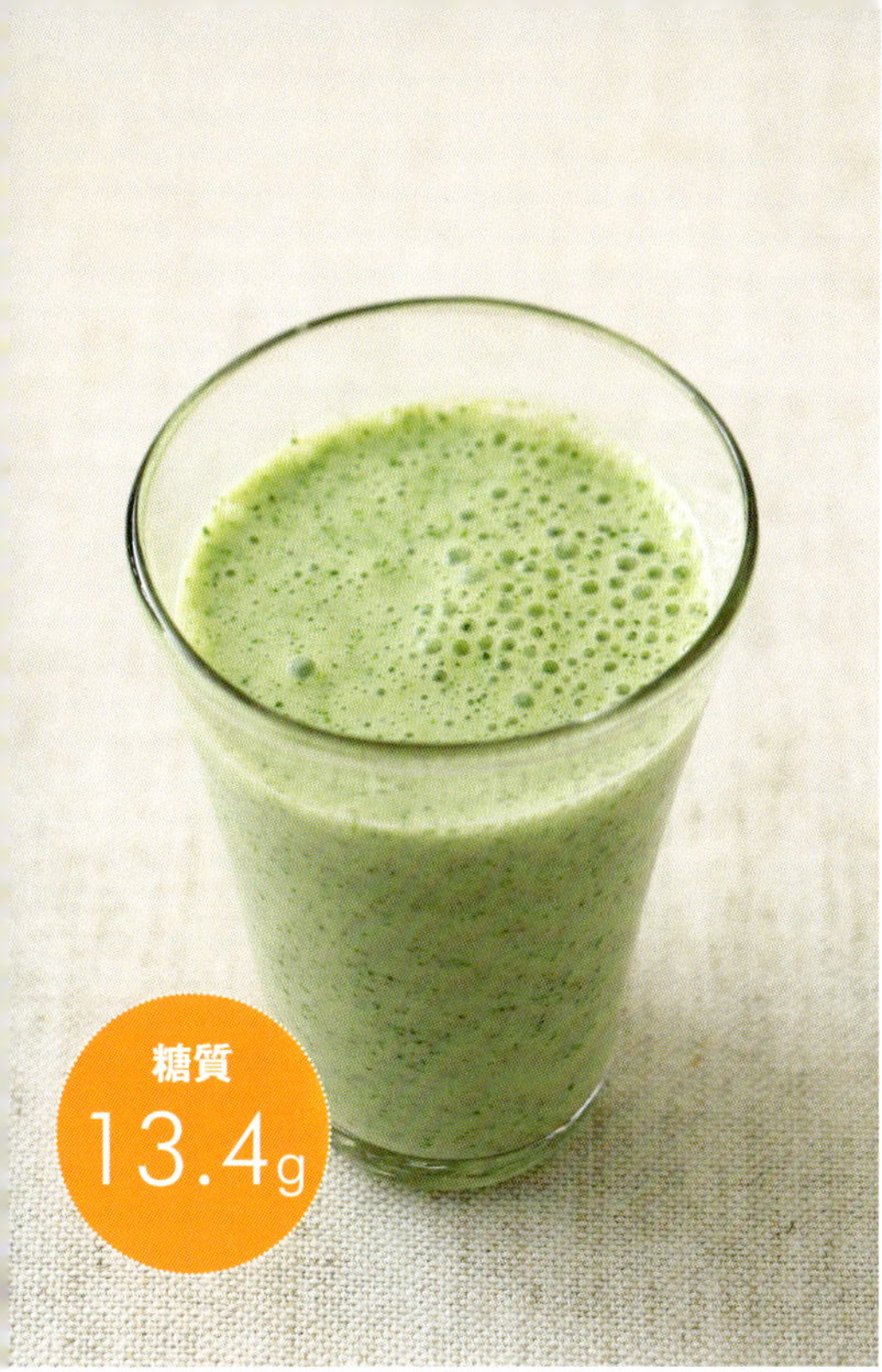
糖質
13.4g

豆乳 02 豆乳+クレソン+グレープフルーツ

高い抗酸化作用で生活習慣病を予防できる

▶材料（1 杯分）110kcal
豆乳（無調整）…3/4 カップ
クレソン…20g
グレープフルーツ…1/3 個（100g）

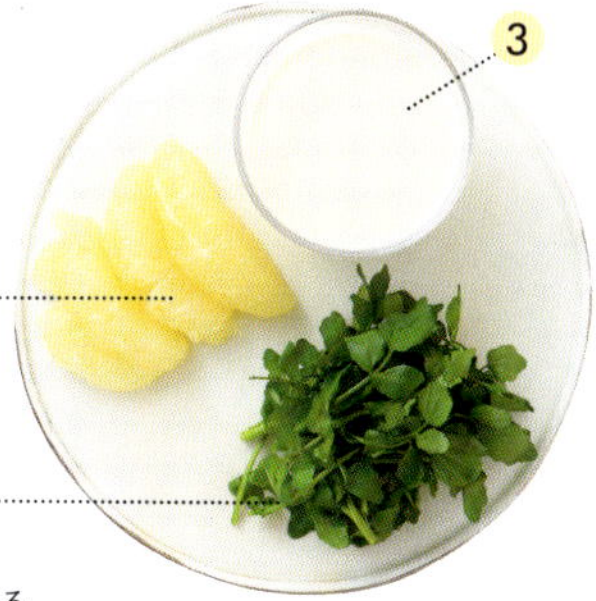
1
皮をむき、
種を取る
2
根を落とし、
3cm 幅に切る
3

豆乳 03 豆乳+パパイヤ+パセリ

豊富なビタミンCが肌のくすみやしわを予防

▶材料（1 杯分）94kcal
豆乳（無調整）…3/4 カップ
パパイヤ…50g
パセリ…10g
レモン汁…小さじ 1

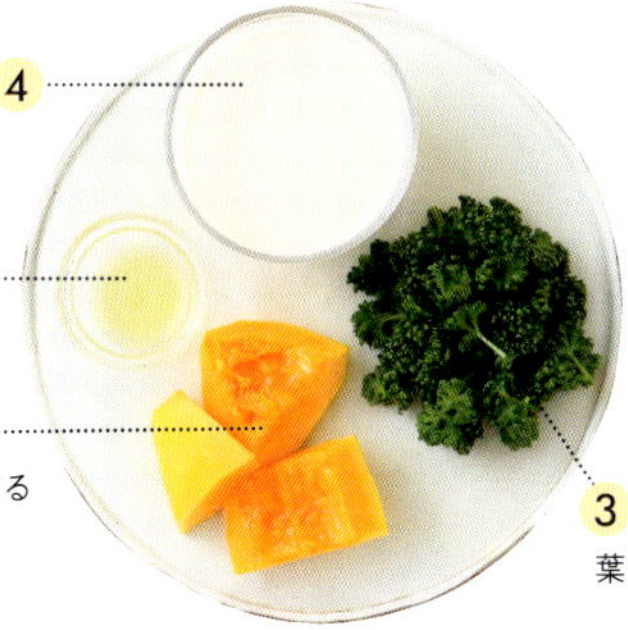
4
2
1
一口大に切る
3
葉の部分のみ

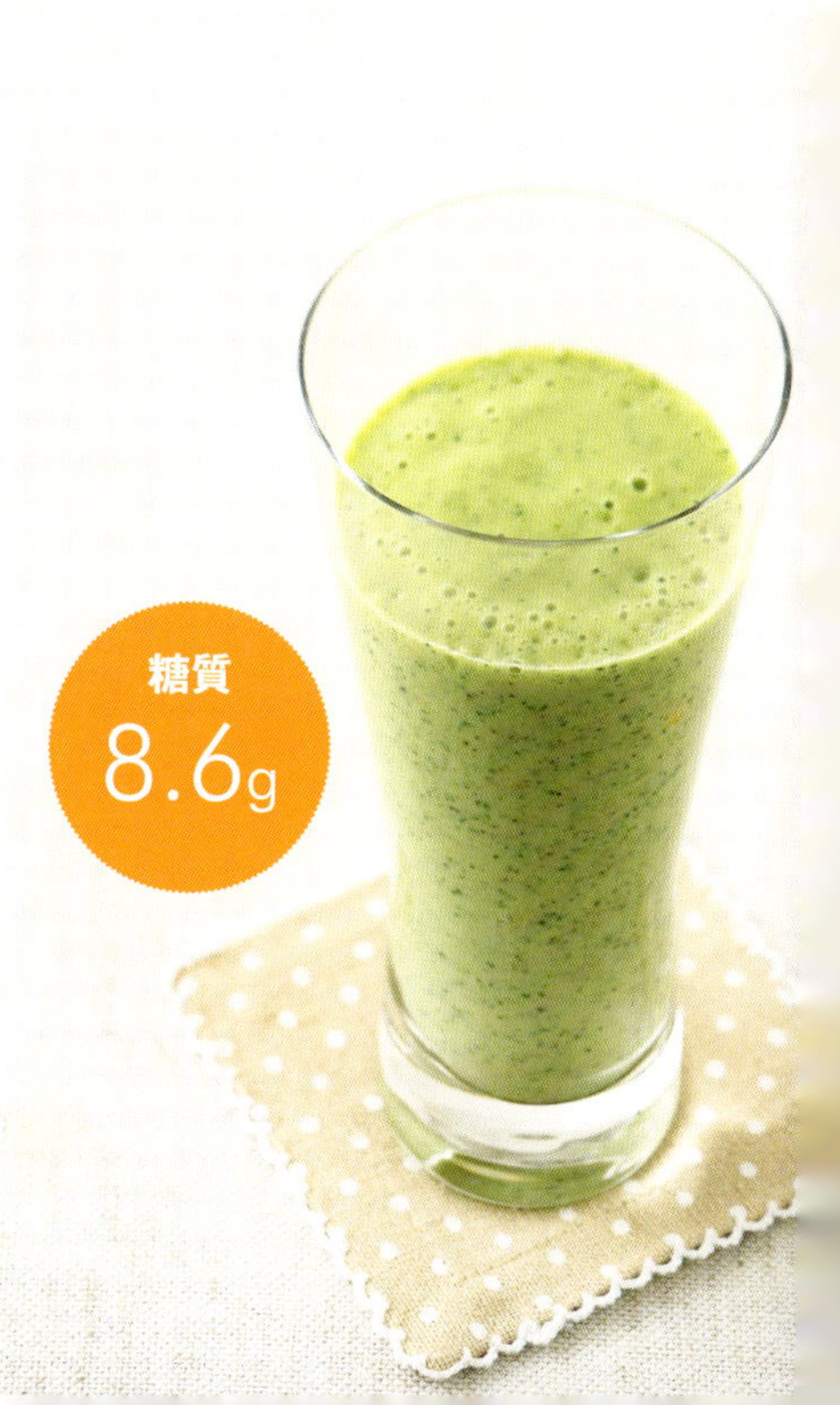
糖質
8.6g

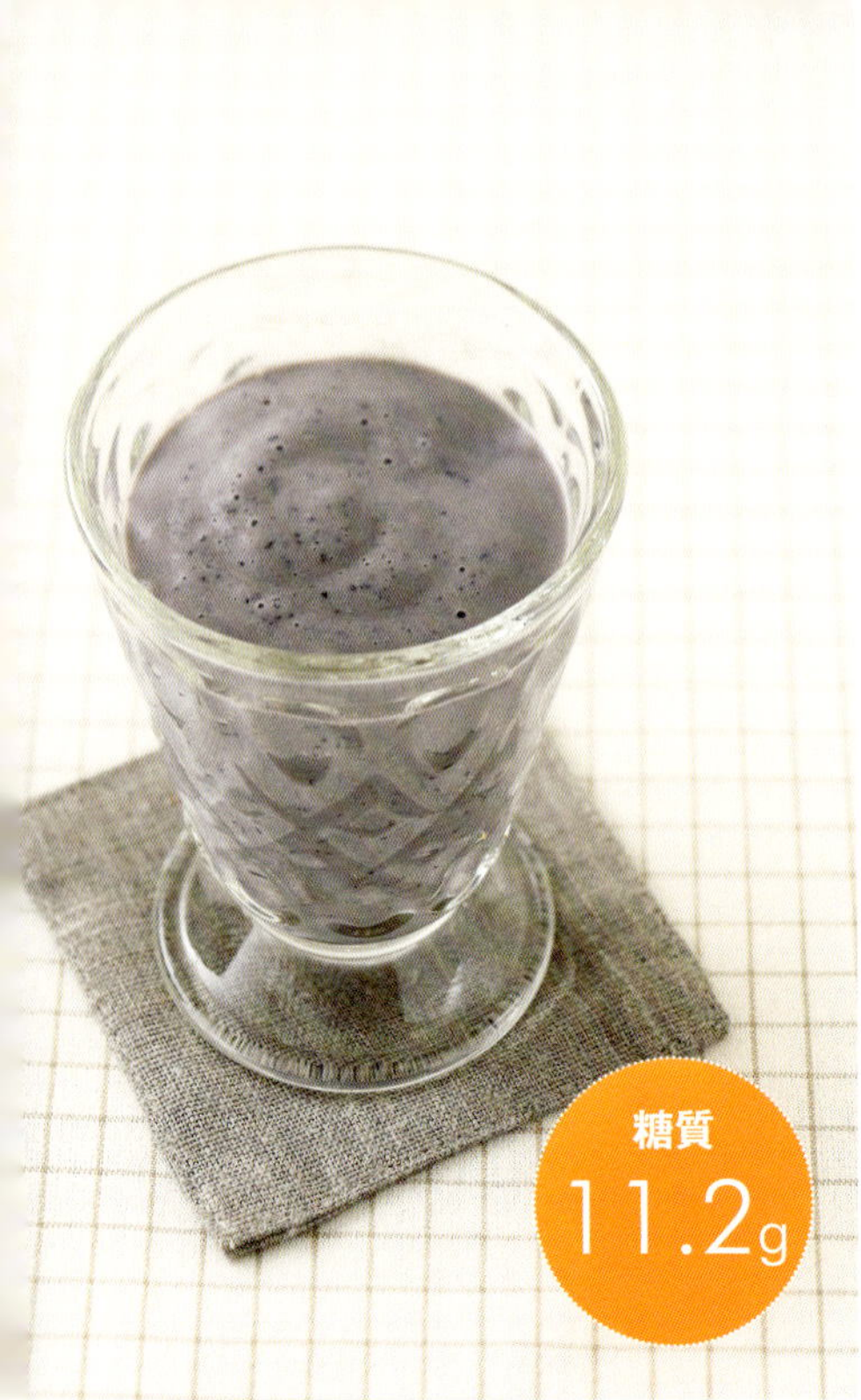

糖質
11.2g

豆乳 04 豆乳+ブルーベリー+きゅうり+ミント

ビタミンEが冷え性を改善
カリウムがむくみを解消

▶材料（1 杯分）105kcal
豆乳（無調整）…3/4 カップ
ブルーベリー…60g
きゅうり…1/2 本（50g）
ミント…10 枚

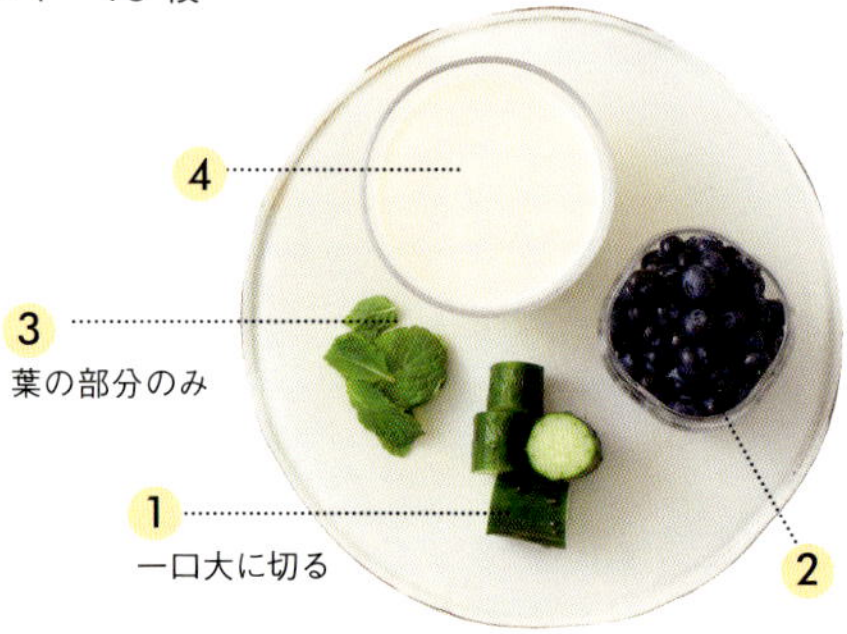

4
3
葉の部分のみ
1
一口大に切る
2

豆乳 05 豆乳+かぼちゃ+パプリカ

ビタミンPが血管を強くして
血液をサラサラに

▶材料（1 杯分）129kcal
豆乳（無調整）…3/4 カップ
かぼちゃ…50g（皮と種を取った分量）
パプリカ（黄）…1/4 個（50g）

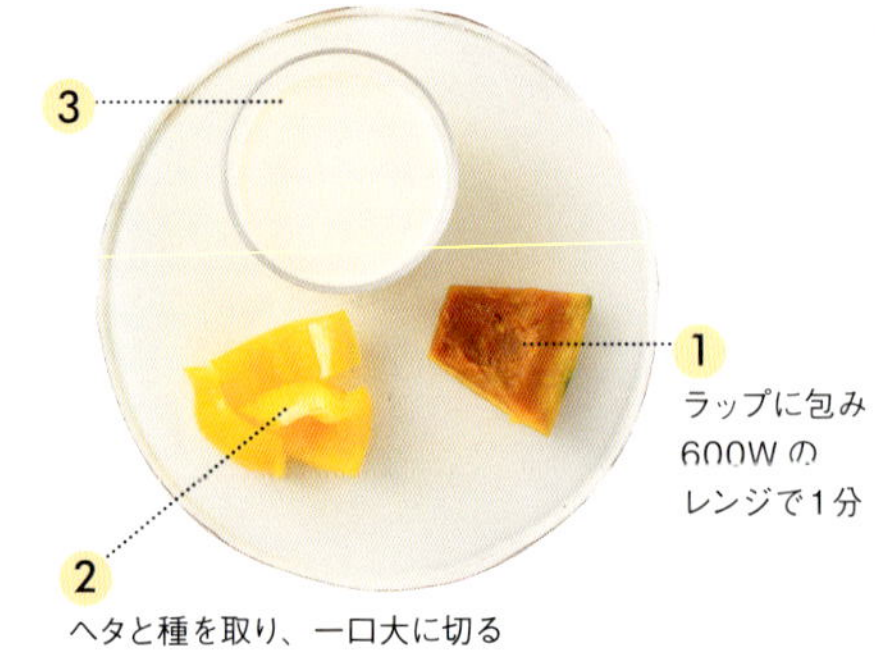

3
1
ラップに包み
600W の
レンジで 1 分
2
ヘタと種を取り、一口大に切る

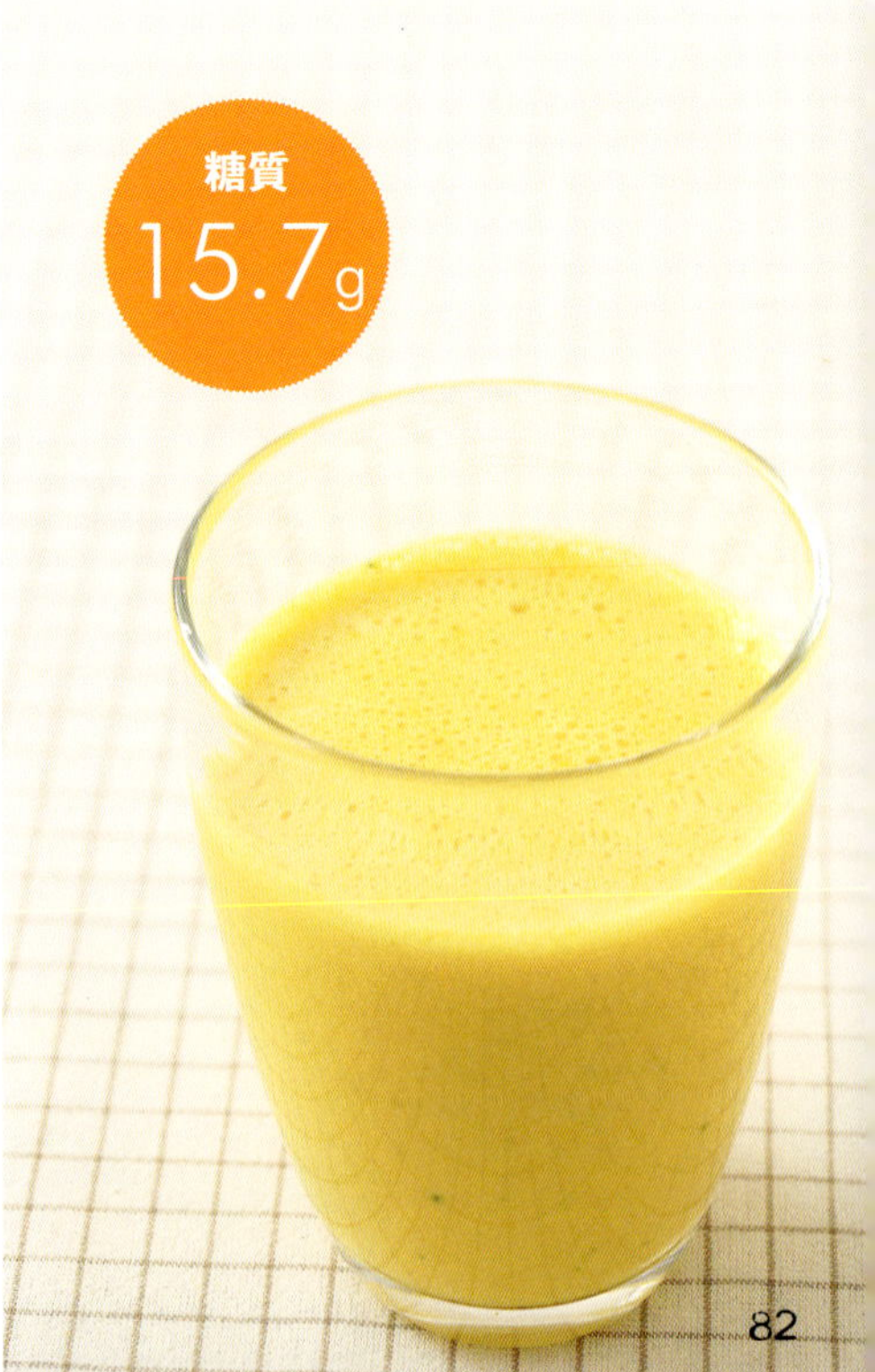

糖質
15.7g

豆乳
06

豆乳＋小松菜＋水菜＋きなこ

鉄分が豊富なスムージー
疲労回復、貧血予防にも

▶材料（1 杯分）100kcal
豆乳（無調整）…3/4 カップ
小松菜…30g
水菜…20g
きなこ…大さじ 1/2

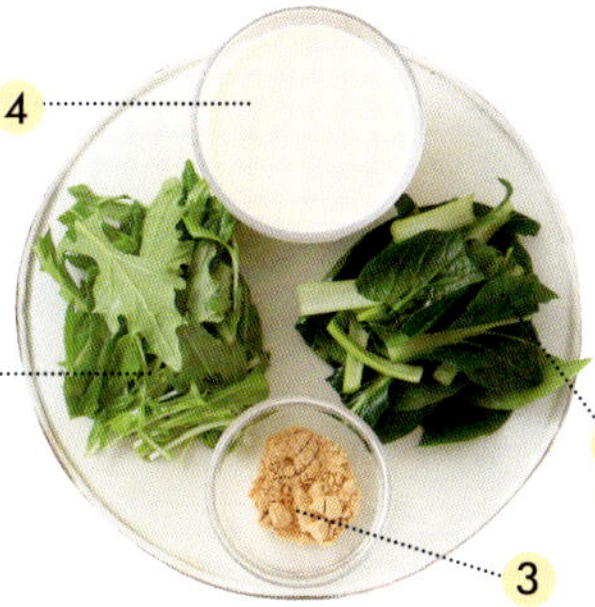
4
2
3cm 幅に切る
1
根を落とし、
3cm 幅に切る
3

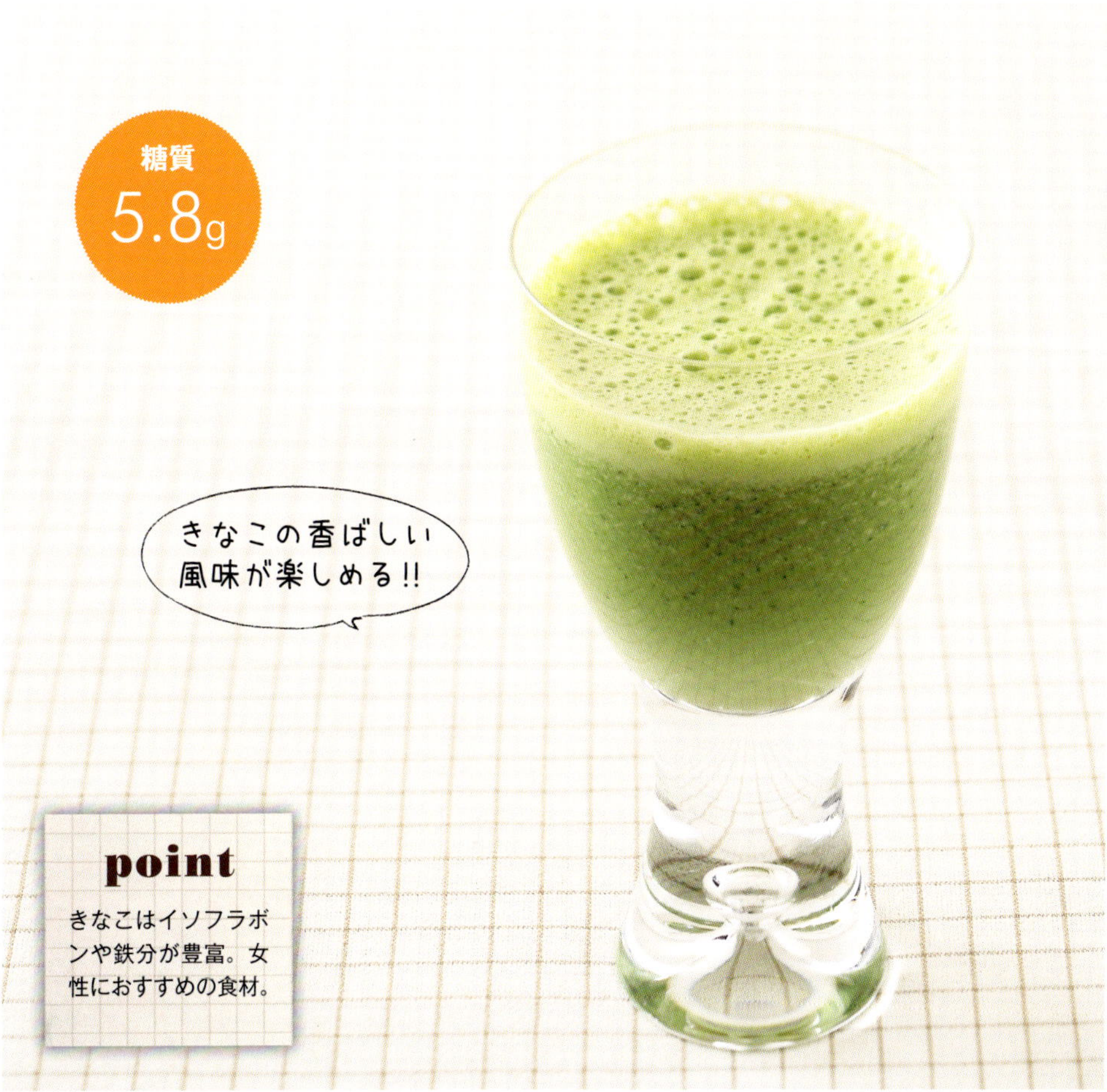
きなこの香ばしい
風味が楽しめる!!

糖質
5.8g

point

きなこはイソフラボンや鉄分が豊富。女性におすすめの食材。

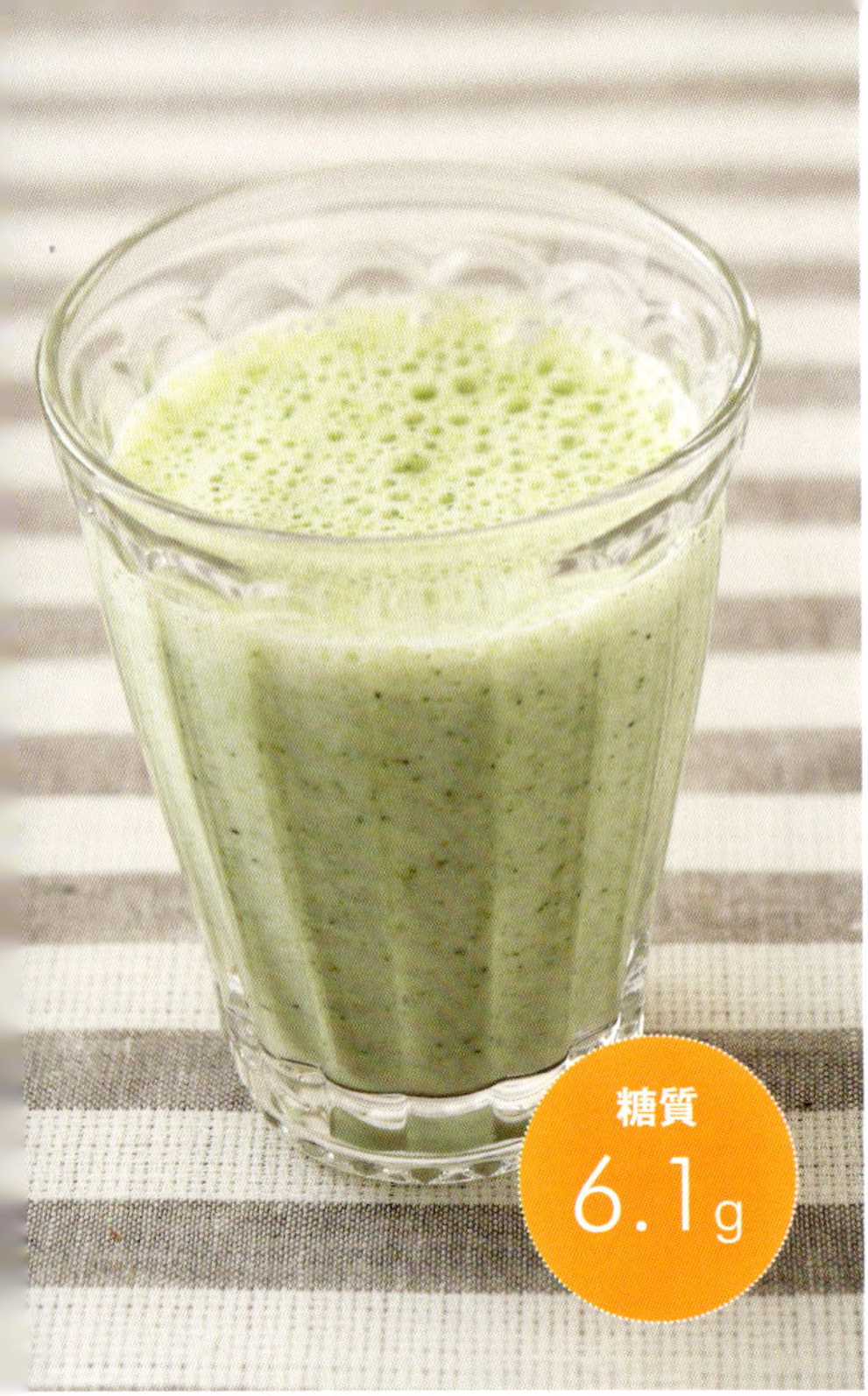
糖質
6.1g

豆乳 07 豆乳+ブロッコリー+白菜

ビタミンCで免疫力をUP
アンチエイジング効果も

▶材料（1杯分）90kcal
豆乳（無調整）…3/4カップ
ブロッコリー…30g
白菜…1枚（80g）

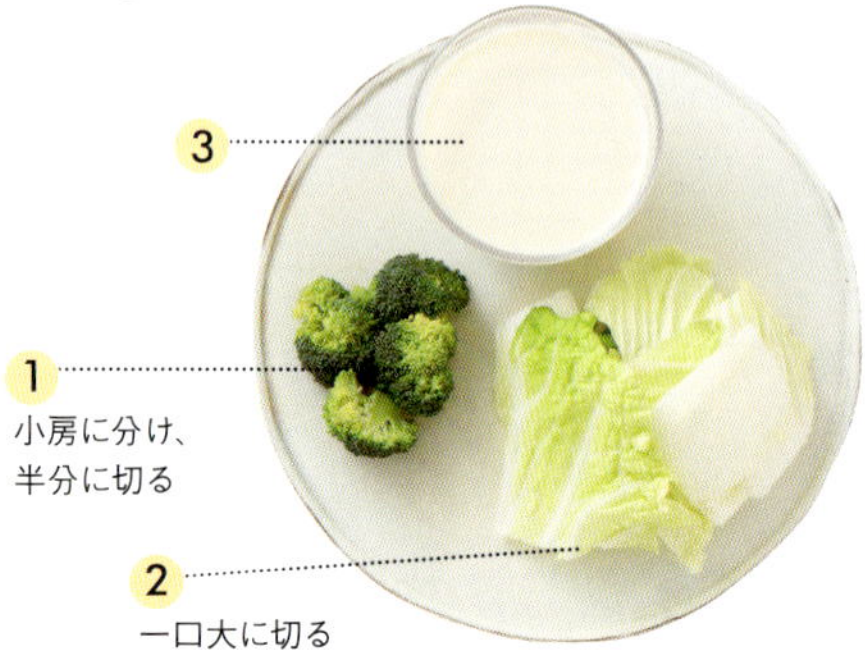
3
1
小房に分け、
半分に切る
2
一口大に切る

豆乳 08 豆乳+にんじん+しょうが

大豆サポニンで脂肪を減少
しょうがの効果で代謝力もUP

▶材料（1杯分）91kcal
豆乳（無調整）…3/4カップ
にんじん…50g
しょうが…10g

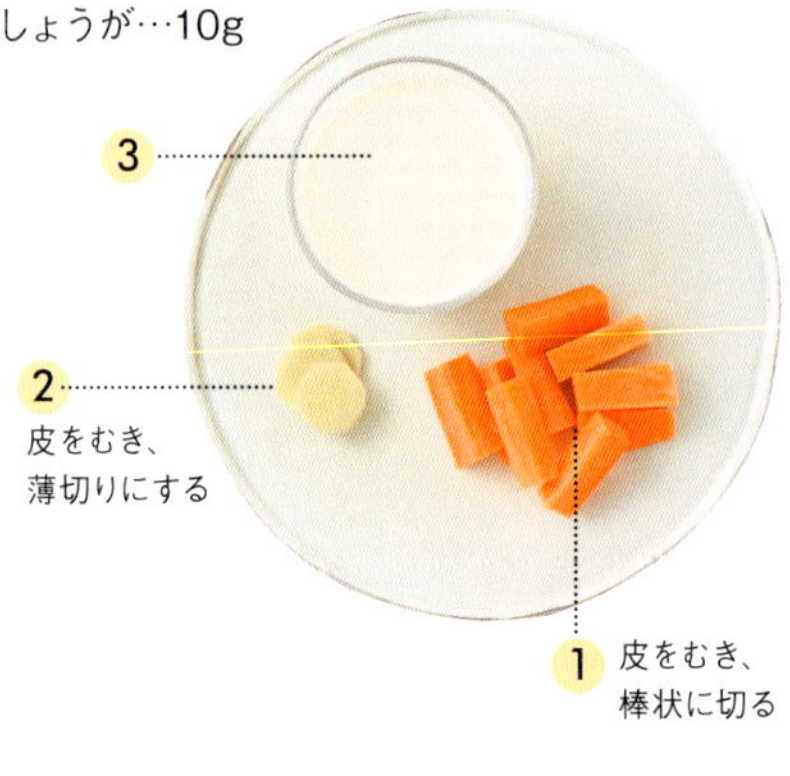
3
2
皮をむき、
薄切りにする
1
皮をむき、
棒状に切る

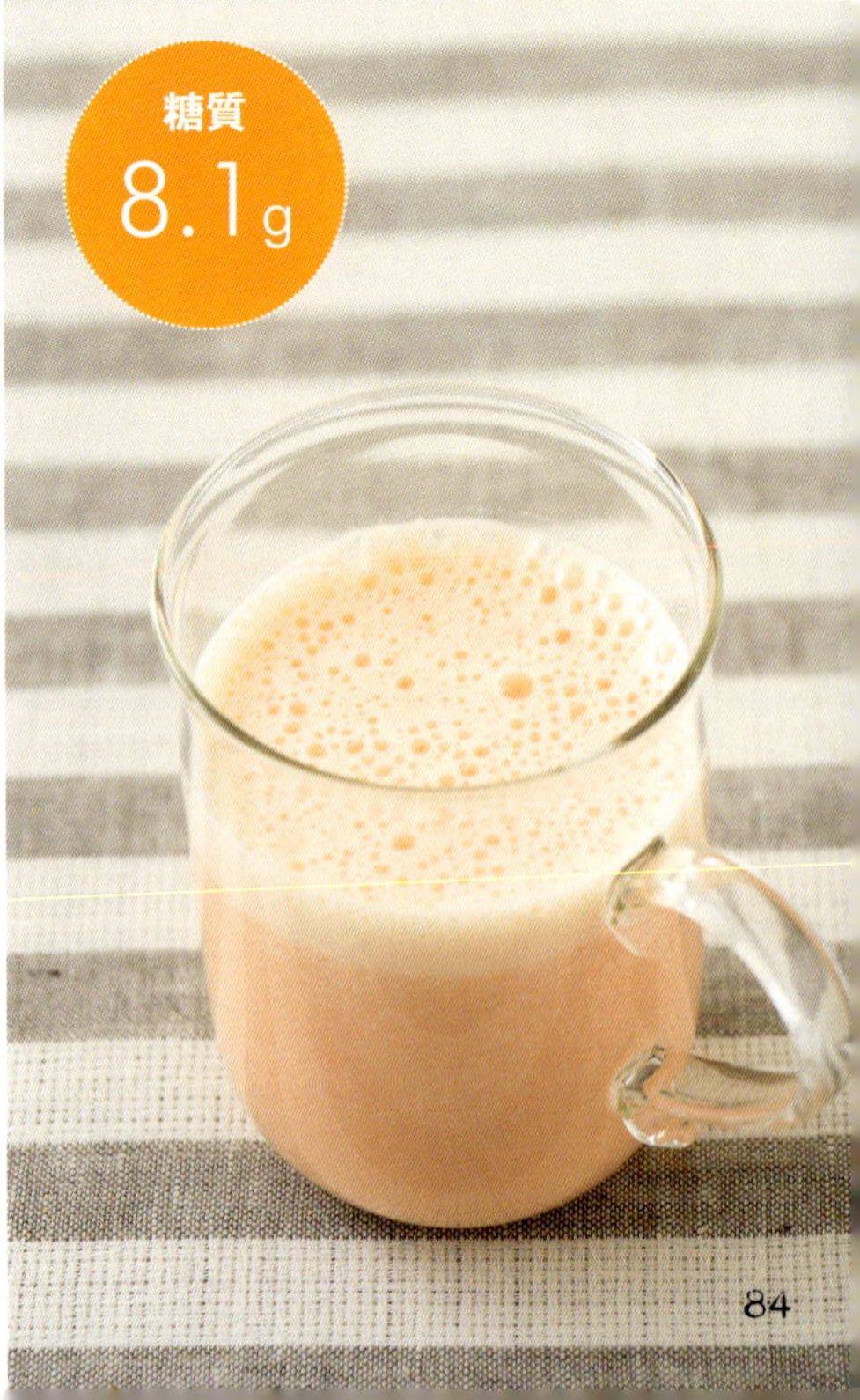
糖質
8.1g

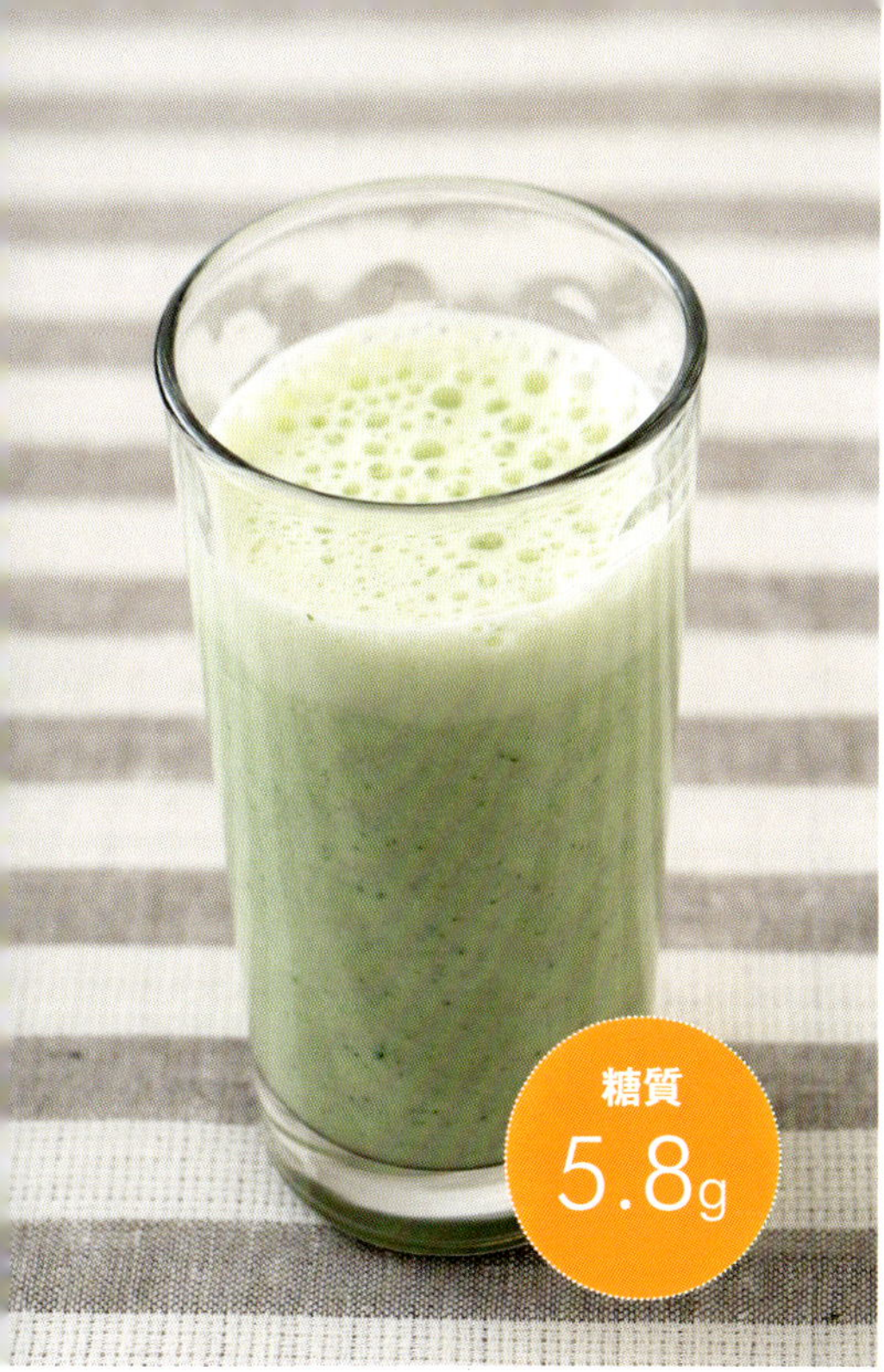

糖質 5.8g

豆乳 09

豆乳+きゅうり+ピーマン

腸内環境を正常にしてストレス解消効果も

▶材料（1 杯分）79kcal

豆乳（無調整）…3/4 カップ
きゅうり…1/2 本（50g）
ピーマン…1/2 個（15g）

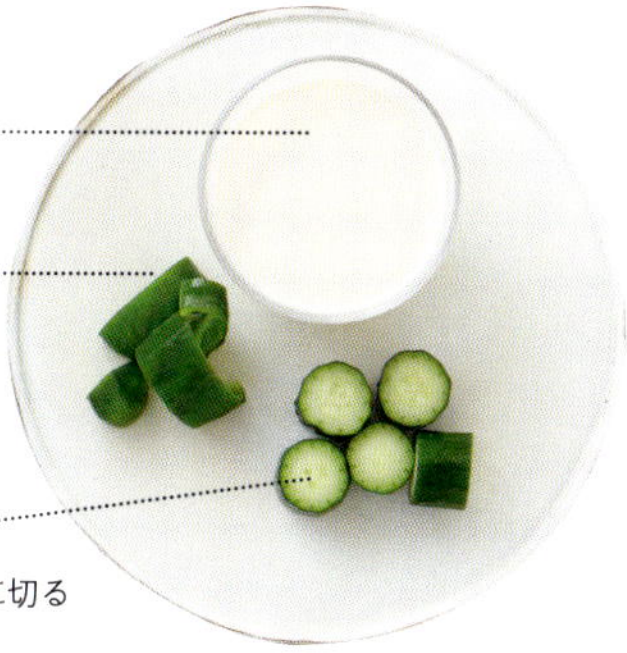

1 ヘタと種を取り、一口大に切る

2 一口大に切る

3

豆乳 10

豆乳+春菊+キャベツ+ごま

ごまが脂肪燃焼効果を高め大豆たんぱく質が基礎代謝をUP

▶材料（1 杯分）109kcal

豆乳（無調整）…3/4 カップ
春菊…20g
キャベツ…1/2 枚（40g）
白すりごま…大さじ 1/2

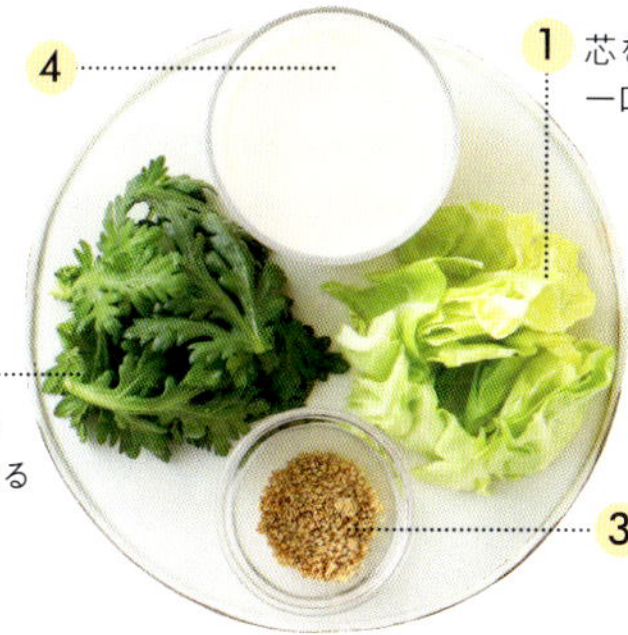

1 芯を取り、一口大に切る

2 葉の部分のみを半分の長さに切る

3

4

糖質 6.2g

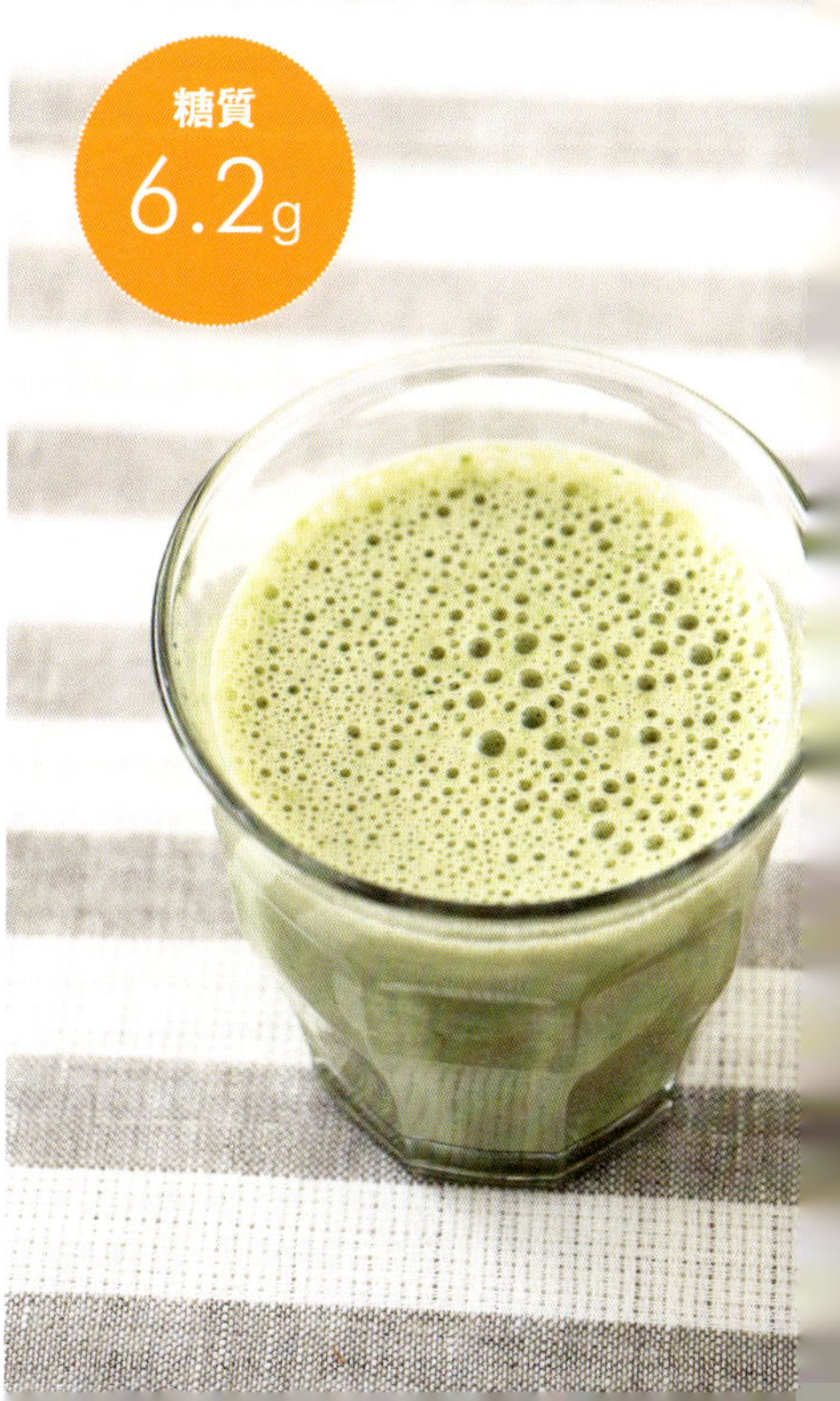

【体重がなかなか減らないときは？】

糖質オフスムージーや昼食や夕食の糖質オフ（→P89～）でもなかなか体重が減らなくても焦らずに。運動を取り入れたり、ホルモンバランスをチェックしたりして、ダイエット効果を高めましょう。

ウォーキングで糖質を消費する

糖質はブドウ糖になり体内で消化吸収されながら、余った分は中性脂肪に変わって蓄えられ、体脂肪になります。ブドウ糖が余らないようにするためには、糖質を制限するほかに、体内に取り込んだ糖質をきちんと消費することが大切です。

糖質を制限しているのに思うように体脂肪が減らないときは、摂った糖質がきちんと消費されていないのが原因かも。そんな場合は運動をプラス。運動は有酸素運動と筋肉トレーニングを組み合わせるのが理想的です。

ウォーキングなどの有酸素運動は糖質をすぐに消費してくれます。食後10～20分間、速歩でウォーキングをしましょう。

ご飯やパン、麺類など糖質が多いものを食べてしまったときも、食後すぐに行うのをおすすめします。ブドウ糖が中性脂肪に変えられる前に消費できます。

ウォーキング以外の有酸素運動は、ジョギング、サイクリング、エアロビクス、水泳などがあります。

また、脂肪を減らし筋肉の割合を増やすと、基礎代謝量が上がるのでやせやすい体になります。糖質オフで脂肪を減らしつつ、筋肉トレーニングで筋肉量を増やすと、糖質が消費されやすくなります。時間がある人は筋肉トレーニングも取り入れるといいでしょう。

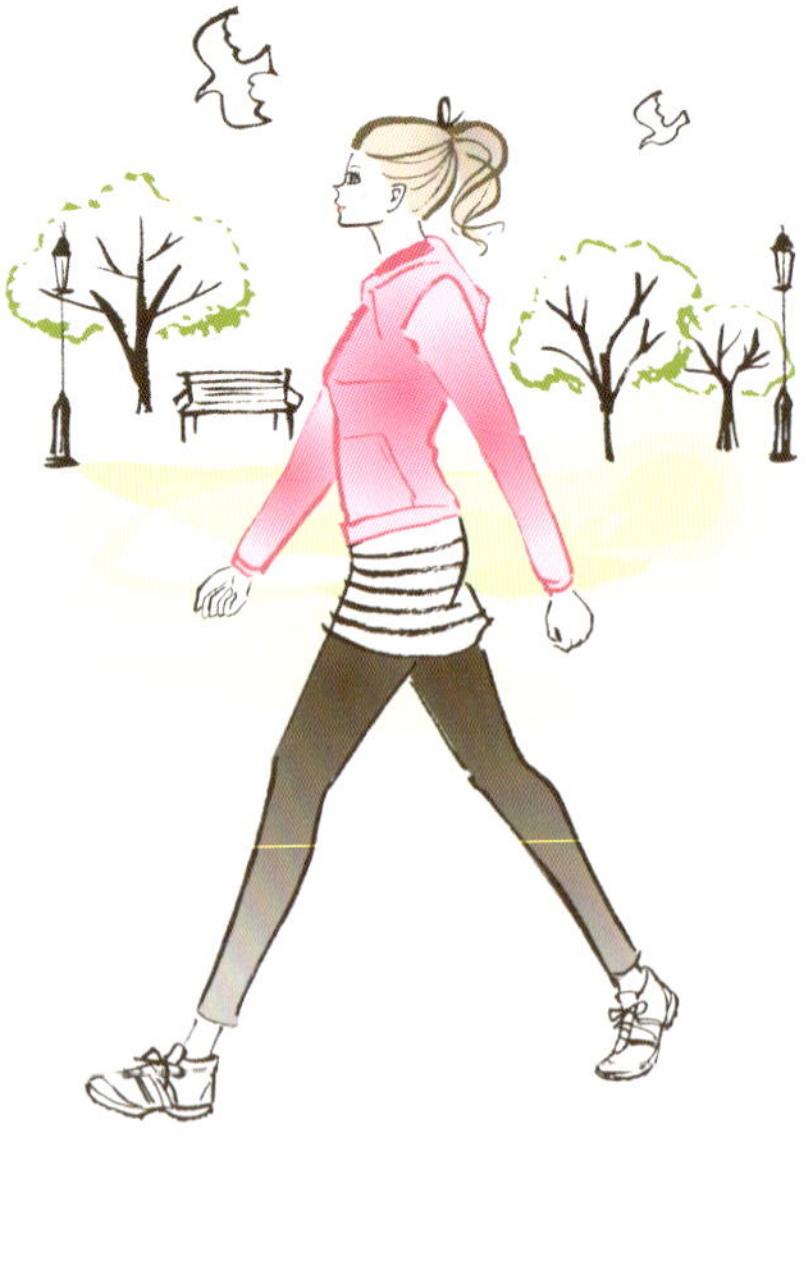

月経後1週間は ダイエットの好期

女性は月経の前後で体重も変化しやすくなります。排卵から月経までの期間は妊娠をつかさどるホルモン、プロゲステロンが多く分泌されます。妊娠に備えるために体に水分や糖分を蓄えようとする時期なので食欲が出て、むくみや体重増加といった変化が現れます。

ですから、この時期は思うように体重が減らないからといって、必要以上に気にしないように。むしろ、食欲が抑えられない時期なので牛や豚、羊の赤身やレバーなど鉄分の多い食材を使った肉料理を積極的に食べて、月経後の貧血対策を心がけるのがおすすめです。鉄の吸収を助けるビタミンCも一緒に摂るといいでしょう。

月経後はプロゲステロンの分泌が抑えられ、もう一つの女性ホルモン、エストロゲンの分泌が増えていきます。新陳代謝がよくなるので、むくみが取れて、脂肪も燃焼しやすくなります。そのため、月経後1週間ぐらいのこの時期はダイエット効果が高まるとされています。

気分も明るく行動的になれる時期なので、運動などをしてさらにダイエット効果を高めるのがおすすめです。

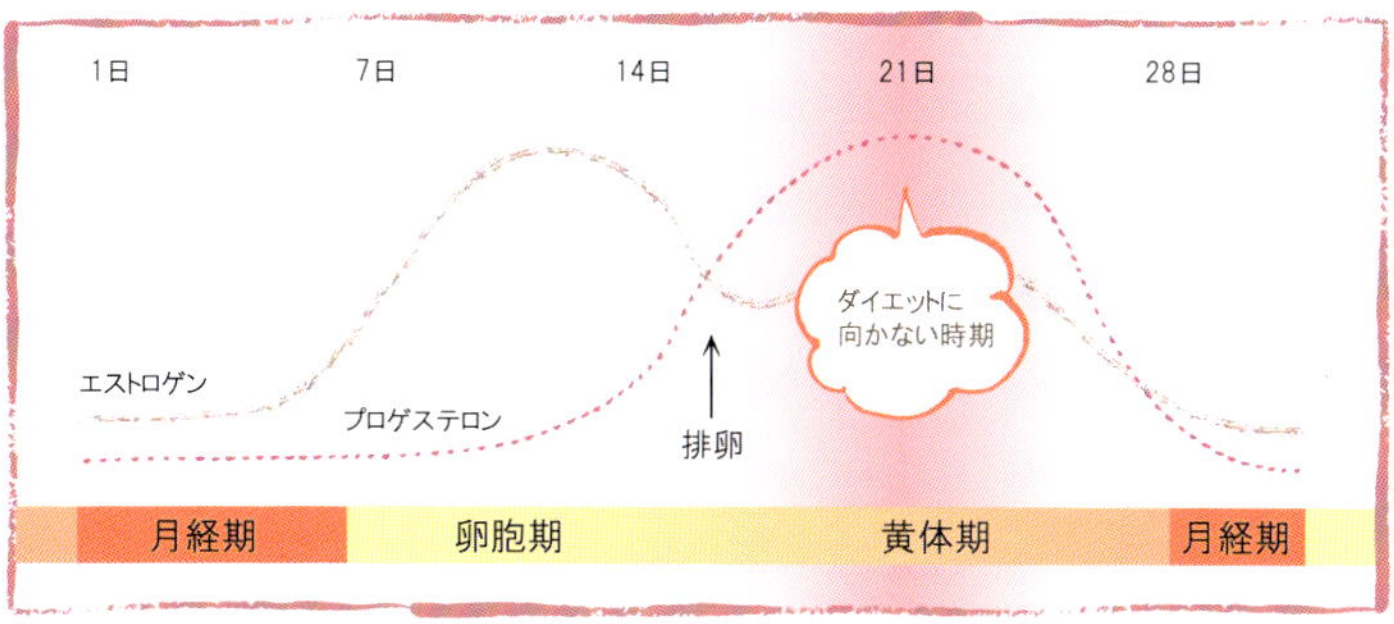

女性は皮下脂肪がつきやすい

余ったブドウ糖から変化した中性脂肪が蓄積される脂肪細胞の数は、太っている人もやせている人もほぼ同じ。ただし、太っている人の細胞はやせている人よりも約3倍の大きさに膨らんでいます。ここに中性脂肪がたっぷりと取り込まれ、体脂肪となります。体脂肪には皮下脂肪と内臓脂肪がありますが、女性がつきやすいのが皮下脂肪。皮膚の下にある柔らかくて手でつまめる脂肪のことです。

女性は特に、下腹部は子宮を守ろうとするために脂肪がつきやすくなっています。外界との温度差を調整したり、衝撃から守るためのクッションのような役割もあるので、比較的減らしにくいのです。

つまり、女性の体は脂肪で守ろうとする傾向があります。このため、体重や体脂肪が減り過ぎると、体を守るためにエネルギーの消費を抑えて、女性ホルモンの分泌をやめてしまいます。結果、月経が止まってしまうことにつながります。

糖質量の摂取を制限すれば溜まった余分な体脂肪は減っていきますが、急激な減量は体に大きな負担をかけてしまうのです。

体の仕組みを知っておけば、過度なプレッシャーを受けずにダイエットができます。またスリムな体型をキープしつつ、健康でいられます。

特にダイエット中は毎日体重の変化をチェックして、自分の体の変化に耳を傾けるようにしてください。

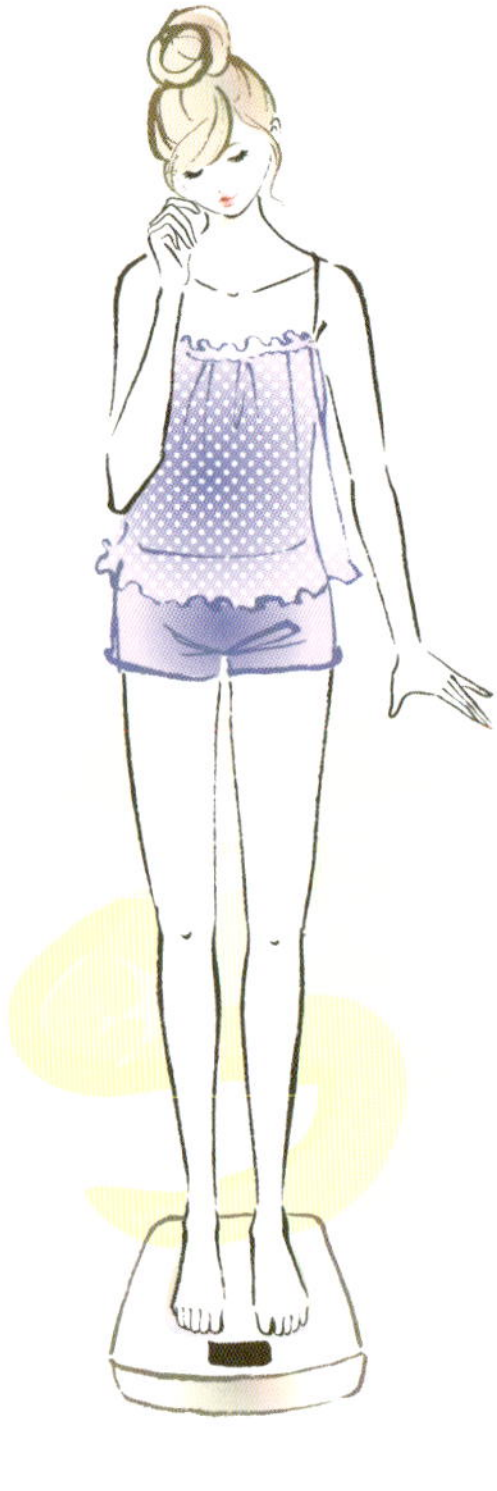

PART 3

毎食の糖質オフでダイエット効果UP

朝食の糖質オフスムージーに慣れてきたら、
昼食と夕食の主食を徐々に抜いてみましょう。
さらなるダイエット効果が期待できます。

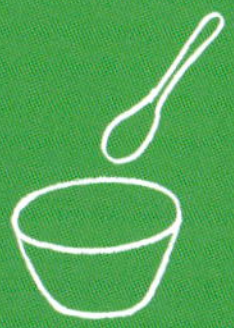

DIET

毎食の糖質オフで
ダイエット効果を上げる

糖質オフスムージーに慣れてきたところで、さらにダイエットの効果を上げたい場合は、昼食や夕食でも糖質オフにチャレンジしてみましょう。まずは主食を抜くところからスタートを。

体脂肪を落としたい人にピッタリなダイエット

体内に脂肪が蓄積される原因は糖質（→P22）。毎食、糖質のもとである炭水化物を控える食事をすれば、確実にダイエットできます。

糖質制限のダイエット法は、アトキンス式ダイエットとも呼ばれています。アメリカの医学博士ロバート・アトキンスが考案し、数々の論文でこの方式の有効性が証明されています。世界一権威のある医学誌『ニューイングランド・ジャーナル・オブ・メディシン』（2008年）でも、カロリー制限よりも糖質制限のほうが、体重の減少に効果があると発表されています。

「極端な糖質オフは健康被害をもたらす」という意見もあります。たんぱく質の摂取量が増えるために適さない人はいますが（→P93）、健康であ

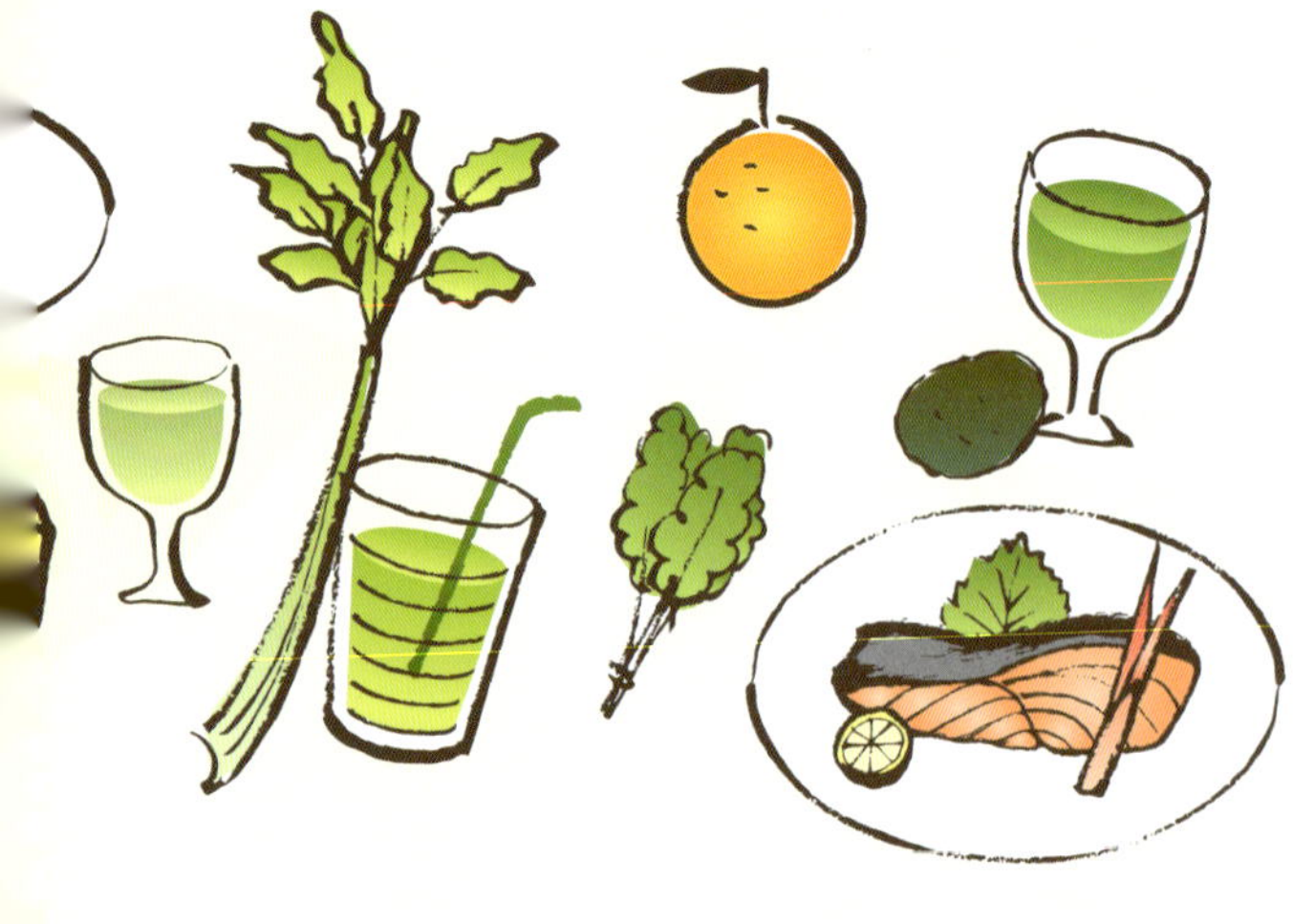

って「体脂肪を落としたい人」には有効なダイエットです。

主食を減らすだけでダイエットが加速する

朝食の糖質オフスムージーに慣れてきたら、昼食や夕食の糖質の量にも気を使いましょう。私たちの毎日の食事で炭水化物が多く含まれているのはパンやご飯、麺類です。まずは主食を抜いてみることから始めてみてください。

主食を摂らないと満足できないという人もいるかもしれません。そうした人は「カーボ・アディクション（炭水化物中毒）」にかかっている可能性があります。炭水化物中毒の人の食事は全体の90％が炭水化物。肥満は避けられないでしょう。

朝食を糖質オフスムージーに替えるだけで、糖質オフされていることを思い出してください。例えば、朝食にバタートースト1枚（6枚切り）とオレンジジュース1杯（200㎖）を摂ると糖質はあっという間に50グラム近くになってしまいます。糖質オフスムージーは20グラム以下です。

でも、スムージー1杯でも食物繊維が豊富なので腹持ちがよく、満足感もきちんと得られているはずです。糖質オフでも工夫すれば我慢しないダイエットが可能なのです。

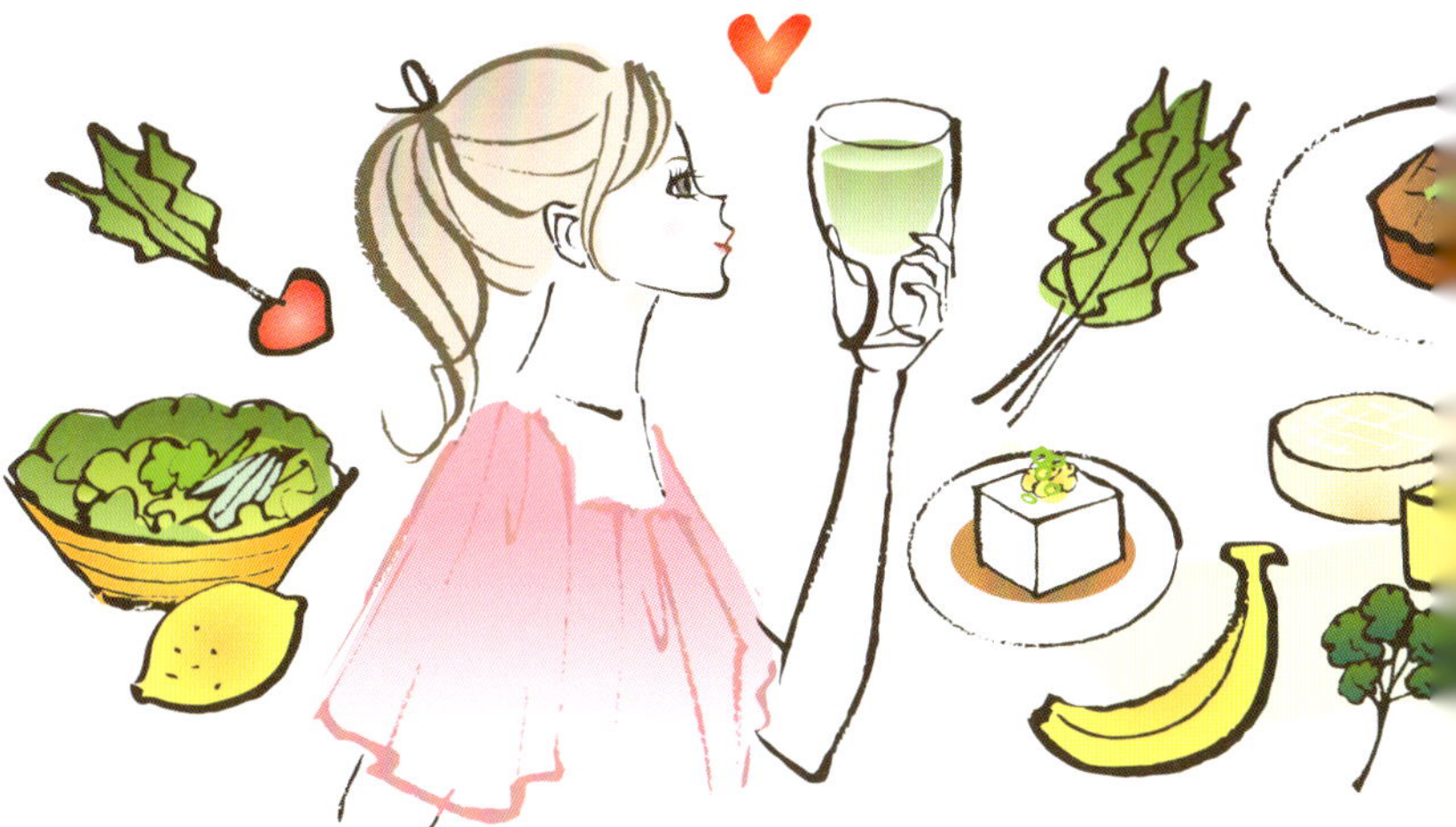

糖質オフダイエットのルール

糖質の量に気をつけていれば、外食しても飲み会に行っても大丈夫。
空腹感と戦う必要がないのが糖質オフダイエットの魅力です。

Rule

① パンやご飯などの主食は摂らない

パンやご飯、麺類などの主食を控えます。体によいとされる玄米なども栄養が良くても糖質は多いので注意が必要です。

Rule

② 肉や魚はしっかり食べる

肉や魚、卵、大豆製品などたんぱく質はたっぷり摂ります。野菜は糖質の少ないものを選び、海藻やきのこはしっかり摂りましょう。

Rule

③ 調味料に油を使ってもOK

調味料は塩、こしょう、しょう油、マヨネーズ、バター、オリーブ油は制限なし。みりんや料理酒、ソース、ケチャップ、ドレッシングは糖質が多いので注意を。

Rule

④ スムージー以外の果物は控えめに

果物はほとんど糖質を含むので控えめに。ビタミン摂取のために少量ずつ摂るようにします。糖質オフスムージーに入れる量(糖質20g以下)であれば大丈夫。

Rule

⑤ 飲み物は無糖を選ぶ

1日2リットルを目安に水分補給を。飲み物は無糖を選びましょう。紅茶やコーヒーも砂糖無しで飲むのを心がけて。

memo

以下の人は糖質オフをしないでください

- 腎機能が低下している人
- 活動性すい炎、肝硬変の人
- 妊婦

糖尿病で血糖降下剤を服薬している人、インスリン注射をしている人は、低血糖発作を起こすことがありますので、必ず医師と相談してから始めてください。
痛風のあった人、尿酸値の高い人、狭心症、心筋梗塞などがあった人、その他にも持病のある人は始める前に医師と相談してください。

Rule

⑥ お酒は糖質オフを選べばOK

焼酎などの蒸留酒、糖質ゼロビールなどであれば、飲み過ぎない程度の飲酒はかまいません。ワインは糖質を少し含みますが適量であればOK。白ワインはダイエット効果があり、特におすすめです。

糖質オフの食べ方強化プログラム

糖質オフのダイエットは昼食や夕食でも取り組むと効果が上がります。まずは主食を抜いて、おかずの糖質量にも気を配ってみましょう。

パンやご飯などの主食は糖質のかたまり

１日の糖質摂取量の目安は一般的には男性で２６０グラム程度。女性は２１６グラム程度です。肥満が気になる人であれば、これ以上の糖質を摂っていることでしょう。ダイエットに本気で取り組むなら、１日の摂取量を60グラムに設定してください。１日３食として、１回の食事の糖質量の目安は20グラムまでです。

日本人の食事は全体の60％以上を炭水化物が占めていると言われます。アメリカ人の食事が太り、和食がヘルシーというのは誤解です。食パン１枚（６枚切り）で糖質量は26・６グラム、白米のご飯１膳（１５０グラム）で55・２グラム。ヘルシーと思われているそばもゆでて１玉（２９０グラム）で69・６グラムです。

一汁三菜の食事ではすぐに１食の目安20グラムを超えてしまいます。主食だけでなく、

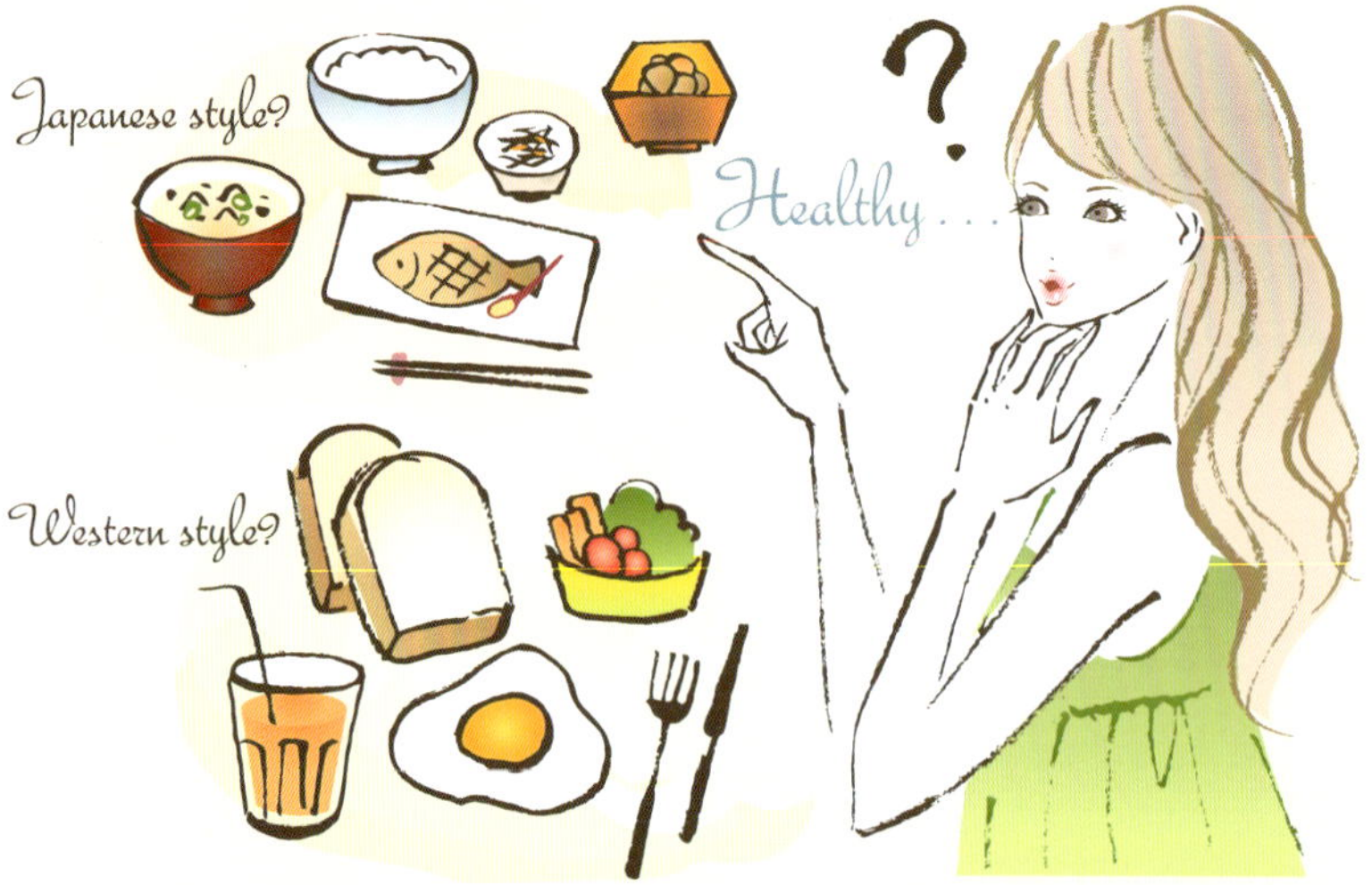

おかずにも糖質を含む食材が含まれていますから、まずは主食を摂らないことが簡単な糖質オフになります。

マイペースでキレイ&スリムをキープ

段階的に糖質オフにする場合は、まず夕食の主食を抜きます。朝食や昼食に炭水化物を摂取しても、エネルギー代謝のよい昼間であれば、食べた分を消費することができます。夜は休息の時間なので、多くのエネルギーを必要としません。おかずだけで体のメンテナンスに必要な栄養素を摂るようにしましょう。おかずのなかでも、いもやかぼちゃ、にんじんなどは糖質が多いので避けてください。

糖質オフダイエットのコース

自分の生活スタイル、ダイエットペースに合わせてコースを選びます。コース１から順に糖質量を減らしていくのもいいでしょう。

コース 1

糖質オフに慣れるためのコース。１日の糖質量は120gを目指します。主食を摂るとしても少なめに。

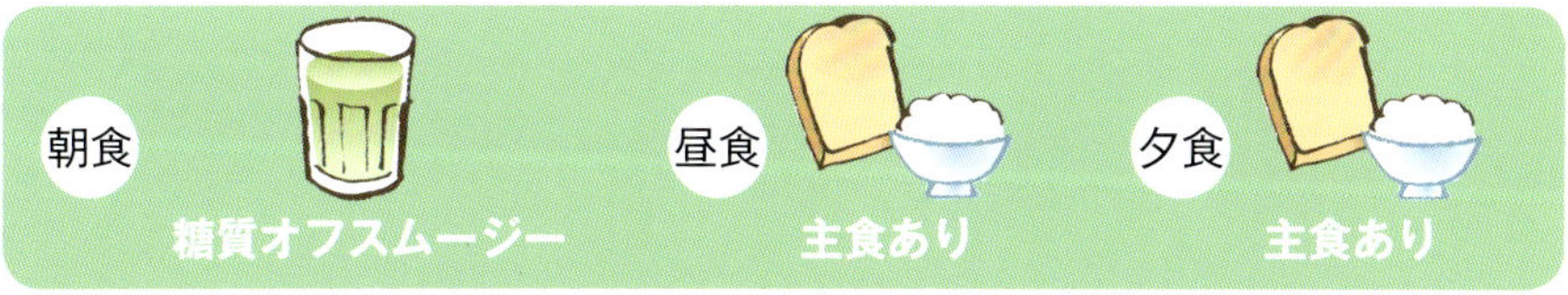

朝食
糖質オフスムージー
昼食
主食あり
夕食
主食あり

コース 2

１日の糖質量の目安は100g。夕食は主食を抜いておかずだけに。昼食の主食の量は少なめにします。

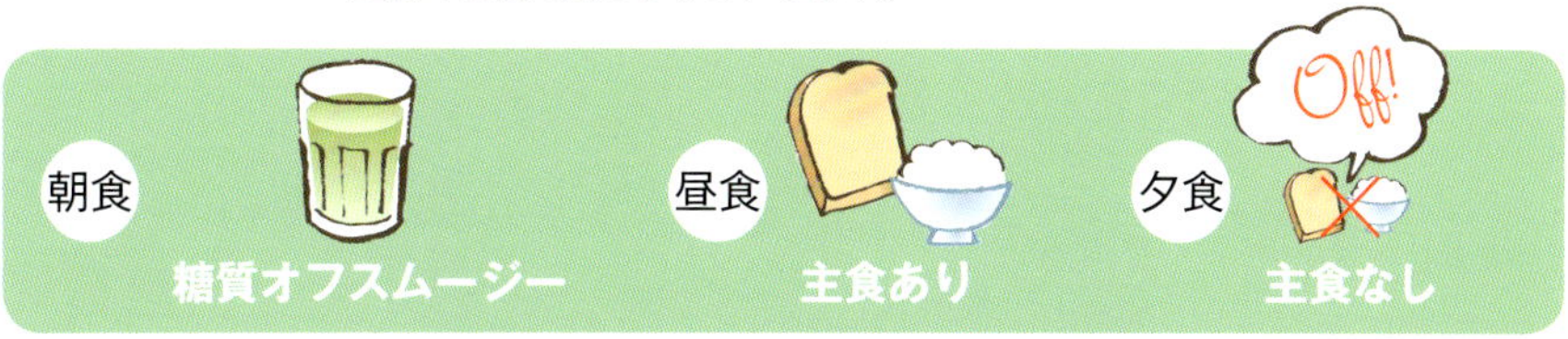

朝食
糖質オフスムージー
昼食
主食あり
夕食
Off!
主食なし

コース 3

本気のダイエットなら１日の糖質量の目安は60g。主食を抜いて、おかずの糖質量にも気をつけます。

朝食
糖質オフスムージー
昼食
Off!
主食なし
夕食
Off!
主食なし

※主食を抜く分、主菜(肉、魚、大豆製品、卵がメインのもの)は２品にしましょう。
もちろん野菜、きのこ、海藻も副菜でしっかり摂りましょう。

お酒はダイエット中でも蒸留酒やワイン、糖質オフビールは飲んでも大丈夫。つい食べ過ぎてしまう夕食もお酒を楽しみながらゆっくり食べられます。

夕食の主食を抜くのに慣れてきたら、昼食の主食も抜いてみましょう。

朝食の糖質オフスムージーを続けて、栄養を無駄なく消化吸収できるようになると、空腹を感じにくくなります。毎朝、フレッシュな野菜を摂ることで味覚が自然と変わり、スナックなどのお菓子が欲しくなくなってきているはずです。それでも、なんとなく口さびしくておやつが食べたい場合は、糖質の少ないチーズやナッツをつまみましょう。

食べ方の工夫

血糖値を上げない食べ方を心がけましょう。

① 食物繊維は最初に食べる

食物繊維は血糖値の上昇を緩やかにしてくれます。炭水化物を摂るときは、まず食物繊維を摂り、その後たんぱく質を摂ってから、最後にしましょう。

② よく噛みながら食べる

よく噛みながらゆっくり食べることも、血糖値の急上昇を防ぎます。噛むことで満腹中枢が刺激されて満足度もUP。朝のスムージーも噛みながら飲むようにして。

③ 何回かに分けて食べる

空腹時にいきなり糖質を摂ると、血糖値は急上昇してしまいます。1日3食が基本ですが、必要ならおやつを食べても大丈夫。ナッツやチーズがおすすめです。

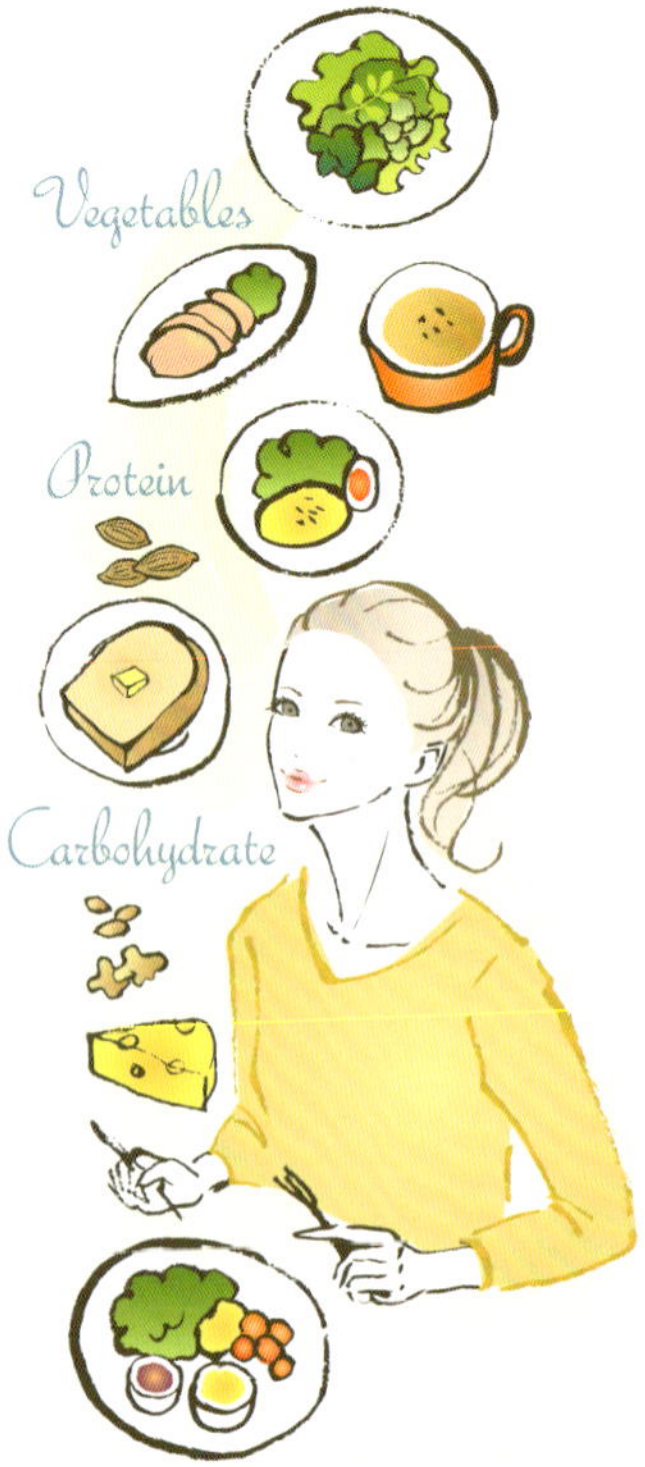

目標体重になったら糖質オフをゆるめる

糖質オフを続けると体も軽くなり、基礎代謝量も上がるので、アクティブになります。糖質オフの食事ではたんぱく質の摂取量が多くなります。たんぱく質の利用効果を上げるために適度な運動を取り入れるのもおすすめです。

目標値の体重（→P21）になったら、糖質オフをゆるめてみましょう。PART1で解説したように、糖質オフの食事は肥満解消だけでなく、エイジング防止になります。キレイでスリムな体型をキープするために、適度な糖質オフの食事をマイペースで続けることをおすすめします。

主食の代わりになる食材

主食がないと物足りないという場合は代用品を上手に使いましょう。

麺 ⇒ しらたき

100gあたりの糖質量は0.1g程度。食物繊維のグルコマンナンは血糖値を正常化するはたらきをもっています。春雨は糖質が多い食材なので避けて。

パン ⇒ がんもどき

油で揚げているのでややカロリーは高めですが、1個（80g）あたりの糖質量は0.1g程度。コクがあるので、ハンバーガーのバンズやオープンサンドのトースト代わりに。

ご飯 ⇒ 木綿豆腐

1丁（300g）で糖質量は3.6g程度。食べ応えがある木綿豆腐は炒って使うとご飯の代わりになります。丼物やカレーライスなどがどうしても食べたいときに重宝します。

どうしても主食が欲しいときはご飯1杯（150g・糖質55.2g）よりも食パン1枚（60g・糖質26.6g）を。

糖質オフの注意ポイント

・肉や魚はたくさん食べても大丈夫とは言っても、そればかりを食べるのはダメ。野菜やきのこ、海藻、卵、大豆加工品など、糖質の低い他の食材もバランスよく食べるのが◎。

・体重が目標体重（→P21）になって、その状態をキープするような段階になれば、コース2（→P95）にして糖質オフをゆるめてコントロールするようにしましょう。

外食時の糖質オフポイント

メニューにはカロリー表示があっても、糖質量の明記はないのがほとんど。糖質の少ない食材（→P100～）を覚えておくと、外食時の糖質オフも迷わずにできます。

Point 1

定食は避けて単品オーダーを

定食やセットではご飯やパンがついてくる場合がほとんど。最初から断るのがベター。もしくは肉や魚のメインディッシュにサラダや小鉢などのメニューをプラスした単品でオーダーを。

Point 2

シンプルな味つけをチョイス

トマトケチャップ、とんかつソース、オイスターソース、ポン酢などの調味料は糖質が多いので避けましょう。唐揚げや焼き魚、肉野菜炒めなど、塩やしょう油を使ったシンプルな味つけのものを選ぶように。焼肉や焼き鳥も塩をチョイス。

Point 3

つけ合わせや組み合わせに気を配る

肉料理のつけ合せによくあるフライドポテトやニンジンのグラッセ、コーンなどは糖質が高いので控えるように。サラダを頼む場合もポテトサラダやマカロニサラダはNG。トマトも適量であれば大丈夫ですが、メインになっている場合は避けましょう。

Point 4

栄養成分表示をチェック

コンビニやスーパーで食品を選ぶ場合は「原材料名」や「栄養成分表示」を見ます。原材料名は重量の多い順に記されます。糖質の多い食材が含まれていないかチェックしましょう。栄養成分表示では糖質量をチェック。記載されていない場合は炭水化物から食物繊維の量を引いて計算します。食物繊維の量の記載がない場合は炭水化物の量を目安に。

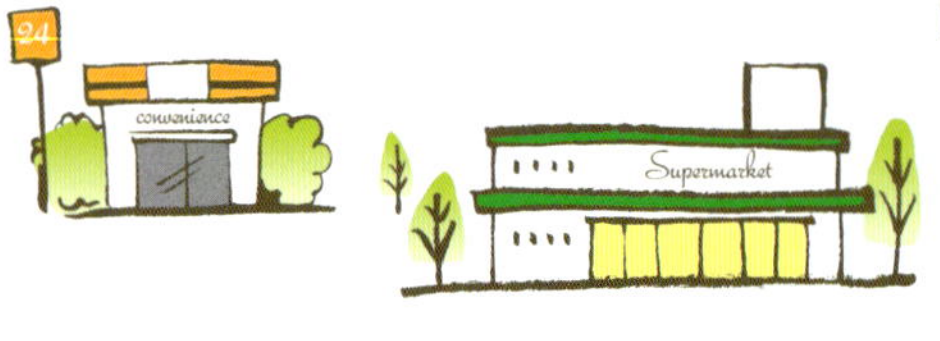

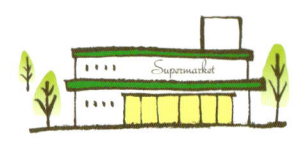

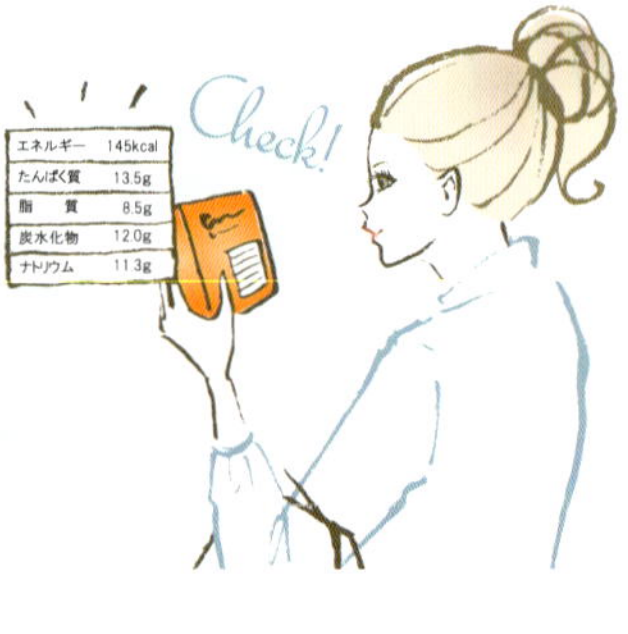

糖質オフの調理ポイント

糖質オフの食事を作るにはシンプルな味つけがベスト。塩、こしょう、しょう油、酢、オリーブ油、バターなどがおすすめです。

糖質の多い調味料は工夫して低糖に

ソースやケチャップなど甘味のある調味料には野菜や果物が使われているので糖質が高め。焼肉やすき焼きのタレ、カレーやシチューのルウにも注意が必要です。みりんの代用にはラカント（低糖甘味料）や低糖の酒を合わせましょう。みそは豆みそであれば糖質が少なめ。白みそなどは水あめが使われていることがあるので注意して。

パン粉や小麦粉の代わりにドライおから

油は糖質0gなので、糖質オフの食事で揚げ物はOK。ただし、下味や衣には糖質が含まれるので、注意が必要。下味にはみりんや砂糖は使わずに。素揚げがベストですが、衣をつけるときはおからを乾燥させた「ドライおから」や高野豆腐をすりおろしたものを使うのがおすすめです。

サラダにはドレッシングよりマヨネーズ

マヨネーズはカロリーが高めなので、ダイエットでは避けたほうがよいと思われがちですが、実は低糖な調味料。なかでも糖質が低めなのが、全卵型のマヨネーズです。カロリーオフをうたっている商品はカロリーを抑える代わりに砂糖などを加えている場合があるので、栄養成分表示を確認するように。

主な調味料の糖質

オリーブ油（大さじ 1）…0g
バター（小さじ 2）…0g
穀物酢（大さじ 1）…0.4g
薄口しょう油（小さじ 1）…0.5g
マヨネーズ・全卵型（大さじ 1）…0.5g
豆みそ（大さじ 1）…1.4g
フレンチドレッシング（大さじ 1）…0.9g
ノンオイル和風ドレッシング（大さじ 1）…2.4g
トマトケチャップ（大さじ 1）…3.8g
ウスターソース（大さじ 1）…4.7g
みりん風調味料（大さじ 1）…9.9g

※各糖質量は文部科学省の「日本食品標準成分表2010」をもとに算出しています。

糖質オフの食材をチェックしよう！

肉類

ダイエットというと「お肉を食べない」という人も多いようですが、良質なたんぱく質は体を機能させるのに大切な栄養素。糖質も低いので、しっかり食べましょう。

☑ 豚肉

糖質 0.1〜0.3g

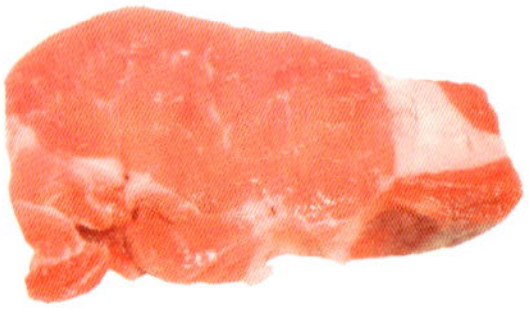

ばら肉は0.1g、ロースやもも、ヒレ肉は0.2〜0.3gです。炭水化物を分解する酵素のはたらきをサポートするビタミンB_1が多いのが特徴。疲労回復にも効果があります。

☑ 牛肉

糖質 0.1〜0.6g

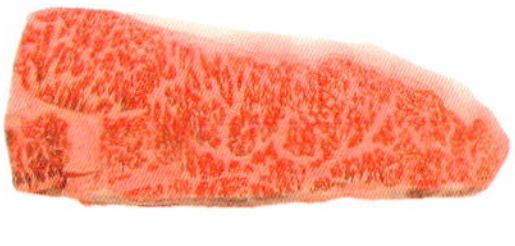

牛肉の糖質は部位によって差があり、ばら肉は0.1gですが、もも肉は0.5〜0.6gあります。赤身の肉には鉄分が豊富なほか、脂肪を燃焼させる効果も期待できます。

☑ 鶏肉

糖質 0g

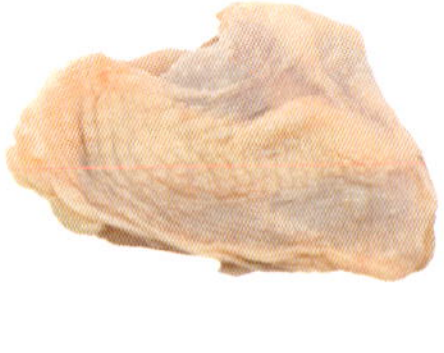

もも、むね、皮、ささみなど、部位に関係なく糖質0gの食材。軟骨やレバーには少し糖質が含まれています。良質なたんぱく質とコラーゲンの補給に欠かせない食材です。

※それぞれの糖質は100g中の値です。各糖質量は文部科学省の「日本食品標準成分表2010」をもとに算出しています。

☑ 砂肝

糖質 0g

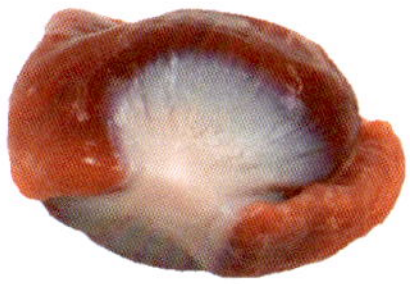

砂肝は糖質だけでなく脂質も少ないヘルシーな食材で、ビタミンB群も豊富です。鶏に比べて、牛や肉のレバーは糖質が多いので注意しましょう。

☑ 羊肉

糖質 0.1〜0.2g

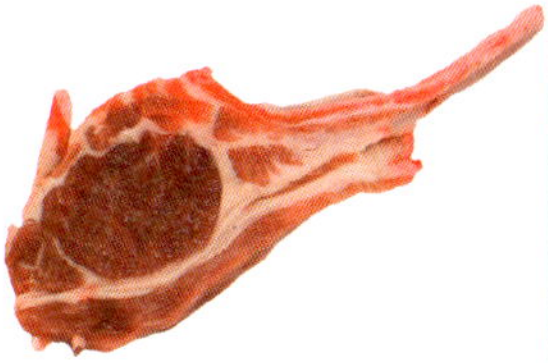

ラム肉（生後12カ月未満）、マトン（およそ生後１年後以降）がよく食されます。低カロリーで、脂質の代謝に必要なアミノ酸、L-カルニチンが含まれています。

☑ 肉加工品

糖質 0.3 〜1.3g

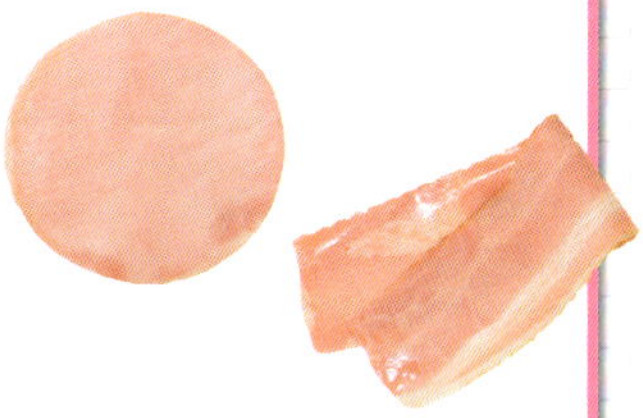

一般に販売されているベーコンは0.3g、ロースハムは1.3gの糖質が含まれています。料理に使う量に注意すれば、糖質オフに役立つ食材です。ソーセージなどは糖質が多めなので注意を。

☑ 生ハム

糖質 0g

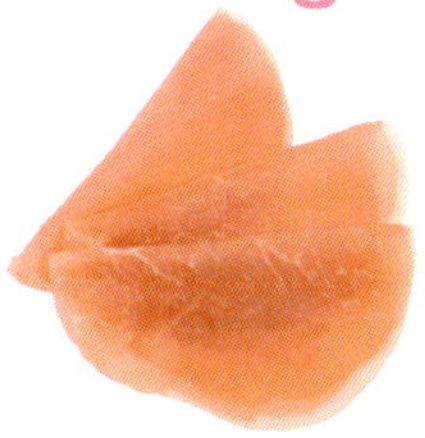

長期熟成の生ハムは糖質0g。市販のものは糖質を含むものがあるので、栄養成分表示をチェックしましょう。

魚介類

いずれも低糖質で、良質なたんぱく質を持っています。
肉類よりも脂肪分が少ないのも魅力です。
魚は焼くと生より糖質が若干増えます。
練り物、甘い味つけの缶詰は糖質が多いので避けて。

☑ タラ

糖質 0.1g

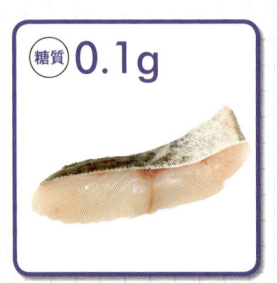

強い抗酸化・抗ストレス作用のあるグルタチオンが含まれています。消化吸収に優れています。

☑ サケ

糖質 0.1g

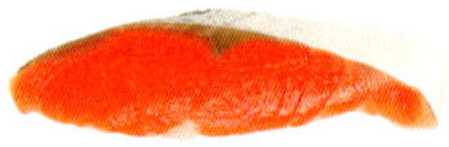

抗酸化作用のあるアスタキサンチンが含まれているので、エイジング防止が期待できます。カルシウムの吸収を促すビタミンDも。

☑ 青魚

善玉コレステロールを増やし、血中の中性脂肪値を下げるはたらきがあるDHAやEPAが豊富です。

アジ

糖質 0.1g

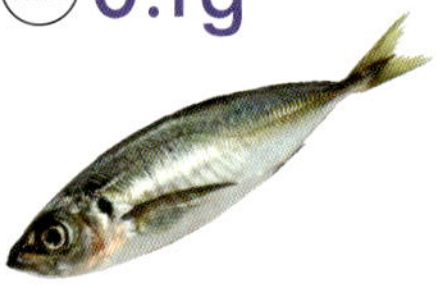

サバ

糖質 0.3g

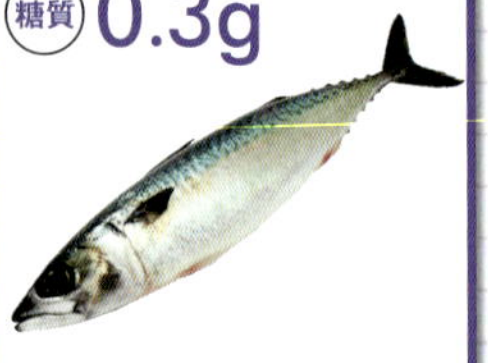

サンマ

糖質 0.1g

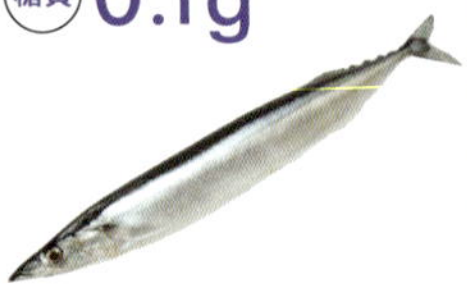

☑ タコ・イカ

糖質 0.1〜0.4g

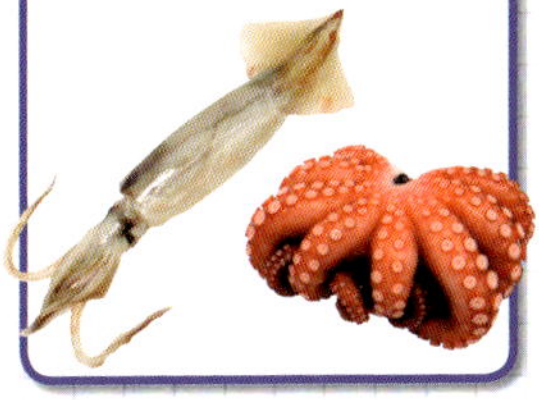

高たんぱく質で低脂肪、低カロリーで、コレステロールを排出してくれるタウリンが多く含まれています。

☑ イクラ

糖質 0.2g

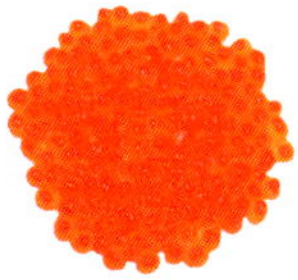

抗ストレス作用のあるパントテン酸が含まれています。たらこやすじこも糖質は低いですが、塩分が高いので注意を。

☑ マグロ

糖質 0.1g

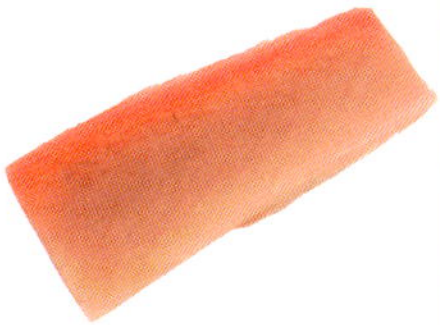

白身魚より多く鉄分を含みます。DHA、EPAも豊富。赤身は低糖質なだけでなく、低脂質、低カロリー。ツナ缶も油漬けは0.1g、水煮は0.2gなので、常備しておくと便利。

☑ わかめ

糖質 0.1g

（塩蔵わかめを塩抜きしたもの）

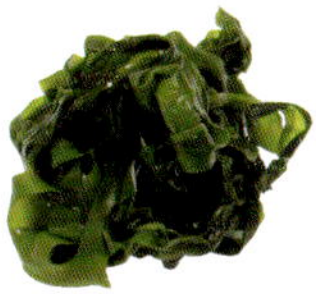

海藻類も調味料に気をつければ糖質オフの強い味方。わかめはカルシウムや鉄分が多く含まれます。ぬめりの成分、アルギン酸は血中コレステロールの上昇を抑制します。

☑ アサリ

糖質 0.4g

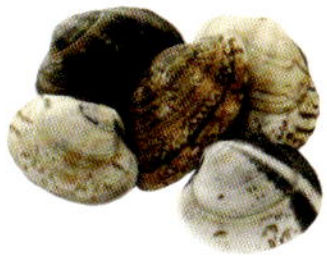

鉄とビタミンB_{12}が含まれているので貧血予防に。タウリンも豊富。

☑ エビ

糖質 0.1〜0.3g

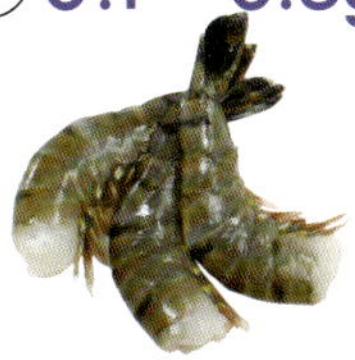

甘エビや芝エビは0.1g、ブラックタイガーなどは0.3g。高たんぱく質で低脂肪。コラーゲンも含まれています。

大豆加工品

大豆はゆでたり、加工されたりすることで
糖質が半分以下になります。
大豆に含まれる大豆イソフラボンは女性ホルモンの
エストロゲンと似たはたらきがあります。

☑ 納豆

糖質 5.4g

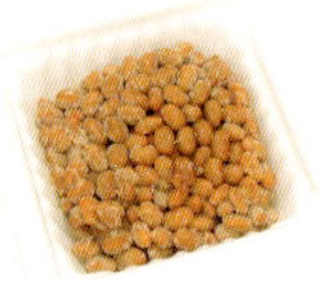

1パック分（50g）で2.7gと糖質は割と低め。脂質の代謝をサポートするビタミンB_2は肌荒れの予防の効果も期待できます。

☑ 厚揚げ

糖質 0.2g

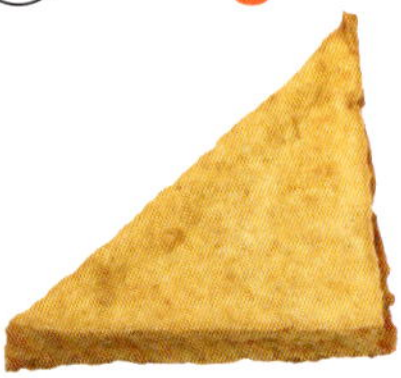

油で揚げているのでカロリーが高いのですが、大豆加工品のなかでも糖質が少ないのが特徴。コクがあるので満足感が得られます。

☑ 豆乳

糖質 2.9g
（無調整の場合）

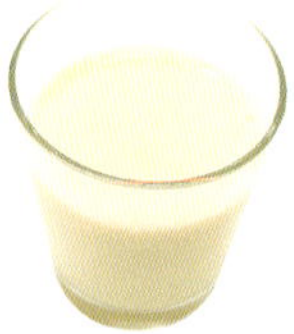

食物繊維がないので、良質のたんぱく質と脂質をすばやく消化吸収できます。調整は4.5gとやや糖質が多いのでできれば無調整のものを。

☑ おから

糖質 2.3g

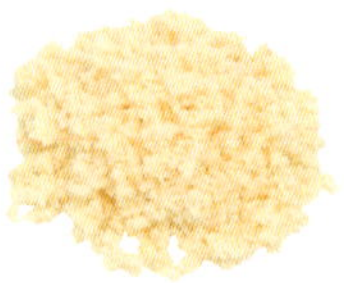

大豆の栄養がたっぷり残ったおからは、糖質が多い小麦粉やじゃがいもの代用品に。

☑ 豆腐

糖質 1.2〜1.7g

木綿は1.2g、絹は1.7gと低糖質。良質なたんぱく質を含み、低カロリーの食材です。食べごたえのある木綿はご飯の代用品にも。

卵・乳製品

卵は良質なたんぱく質を含むうえに、低糖質で糖質ダイエットに理想的な食材。
乳製品は発酵の段階で糖質が少なくなるチーズやバターがおすすめです。

☑ チーズ

糖質 0.9～2.3g

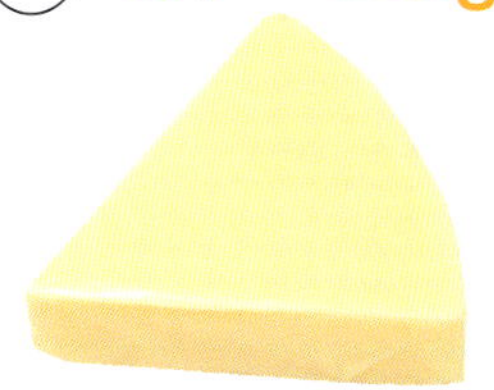

なかでも低糖質なのはカマンベールチーズ（0.9g）、ブルーチーズ（1g）。たんぱく質のほか、カルシウム、ビタミンAなどが豊富です。

☑ 卵

糖質 0.3g

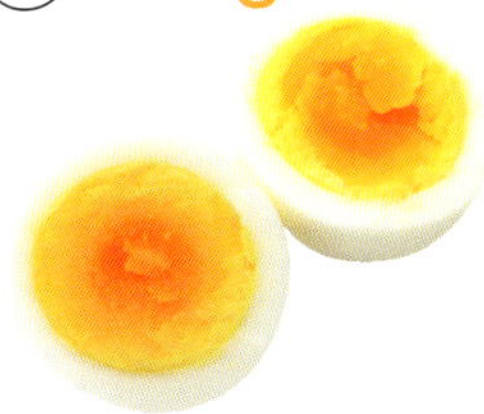

良質なたんぱく質のほか、必須アミノ酸をバランスよく含みます。卵黄に多いレシチンは、エイジング予防の効果が期待されています。

☑ 生クリーム

糖質 3.1g

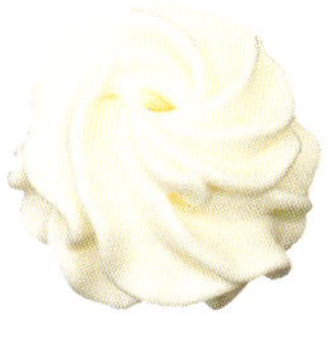

カルシウム不足を補うのには生クリームがおすすめ。ビタミンAは肌荒れ予防の効果があります。ちなみに牛乳は4.8g、ヨーグルト（プレーン）は4.9g。

☑ バター

糖質 0.2g

無塩、有塩ともに0.2gと低糖質ですが、発酵バターは4.4gあります。調理に使うとしても大さじ1～2程度なので、コクを加えるのに役立つ食材です。

野菜・きのこ

ほとんどの野菜が低糖質ですが、にんじんやれんこん、さつまいもやじゃがいもなどは糖質を多く含んでいるので控えめに。

☑ 青菜

葉物のなかでも特に糖質が低い青菜。ビタミンCや鉄分、カルシウム、食物繊維などが豊富。

チンゲン菜

糖質 0.8g

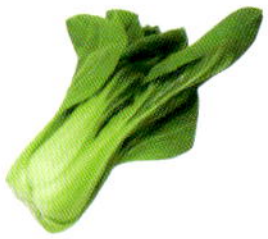

ほうれん草

糖質 0.3g

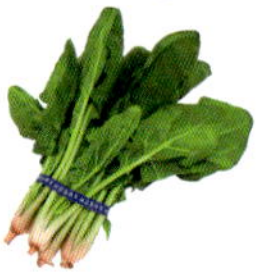

春菊

糖質 0.7g

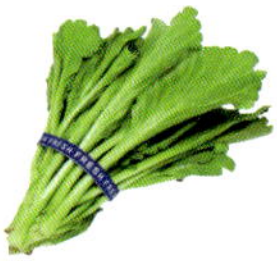

小松菜

糖質 0.5g

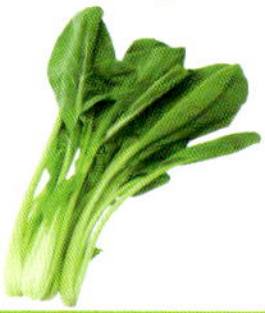

☑ レタス類

糖質 0.4 〜 1.7g

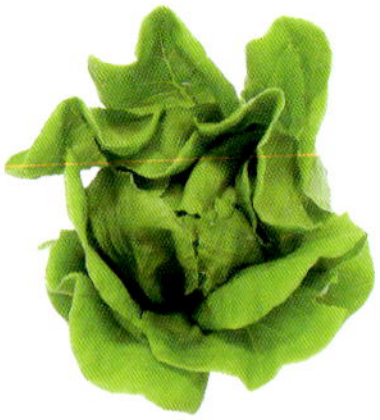

ビタミンやミネラルが豊富で低糖質。特にサラダ菜は0.4gです。サラダだけでなく、カルシウムの吸収がよくなる加熱料理もおすすめです。

☑ もやし

糖質 0.1〜 1.3g

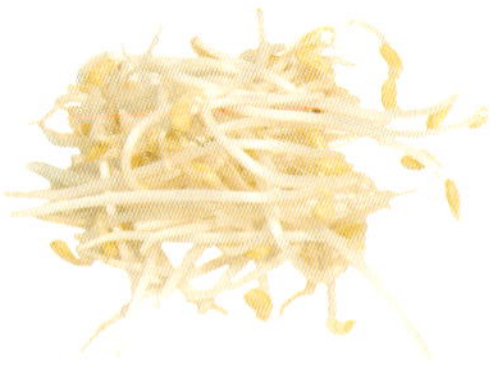

大豆もやしは0g、緑豆もやしは1.3g。ビタミンC、B群、カリウム、カルシウム、食物繊維などを含んだ栄養価の高さと、歯ざわりが魅力。

☑ きゅうり

糖質 1.9g

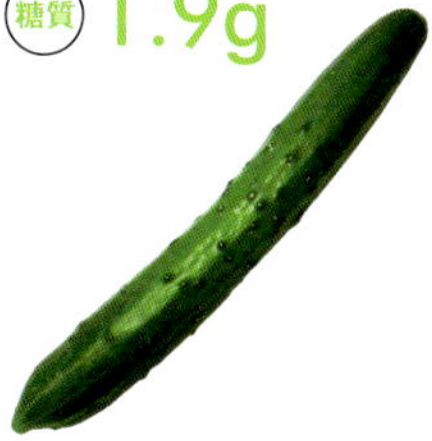

利尿作用のあるカリウムを含むので、むくみ対策に。ビタミンCを多く含む同じウリ科の苦瓜（糖質1.3g）もおすすめ。

☑ ニラ

糖質 1.3g

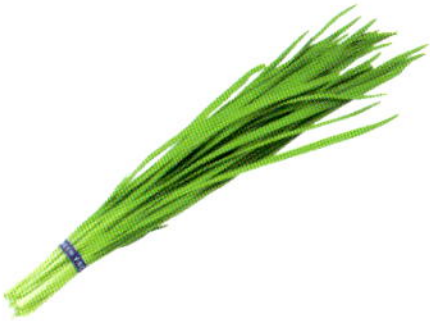

代謝がUPして血行がよくなり、体を温めてくれる効果があります。ニラ特有の香り成分アリシンは、ビタミンB_1の吸収をサポートし、糖分の分解を促します。

☑ ブロッコリー

糖質 0.8g

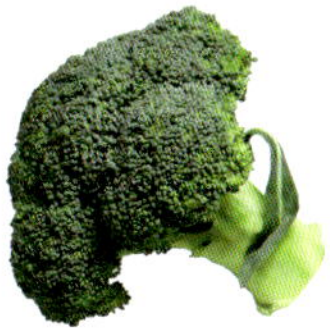

β-カロテンやビタミンCが豊富。抗がん作用が高いと注目されている野菜です。鉄も含まれているので貧血予防にも。

☑ きのこ類

いずれも食物繊維が豊富で低糖質です。なかでもまいたけは0g。整腸作用があるので便秘解消のためにも取り入れたい食材です。

しめじ

糖質 1.3g

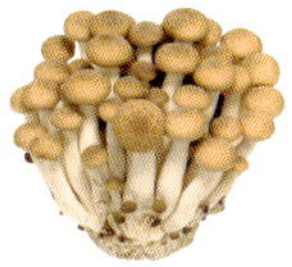

マッシュルーム

糖質 0.1g

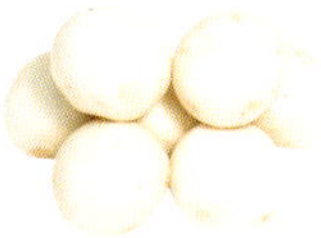

エリンギ

糖質 3.1g

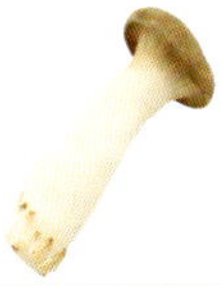

しいたけ

糖質 1.4g

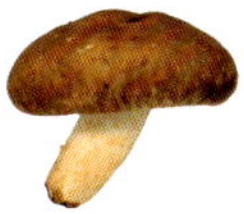

まいたけ

糖質 0g

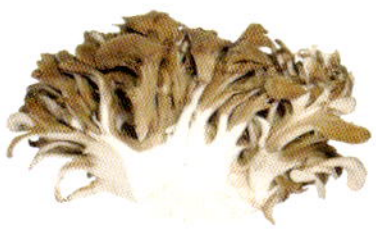

飲み物

甘い飲み物は急激に血糖値を上げてしまうので要注意。普段は水やお茶を選んで。市販の野菜や果物のジュースは食物繊維がないために消化吸収が早く、糖質も多めです。お酒は糖質のない蒸留酒か血糖値を上げないワインなどを選びましょう。

☑ お茶

ほうじ茶

糖質 0.1g

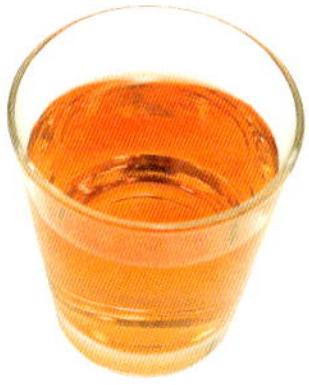

お茶はいずれも低糖質。緑茶やほうじ茶に含まれるカテキンはたんぱく質の糖化を抑えてAGEの発生を防いでくれます。紅茶は0.1g、コーヒーは0.7gですが、加える砂糖やクリームに注意を。

緑茶

糖質 0.2g

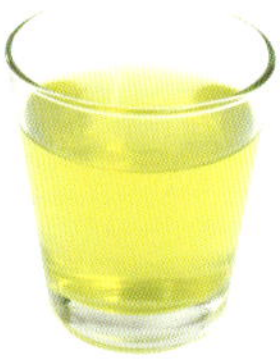

烏龍茶

糖質 0.1g

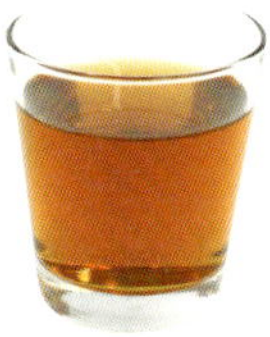

☑ コーラ・カロリーゼロタイプ

糖質 0g

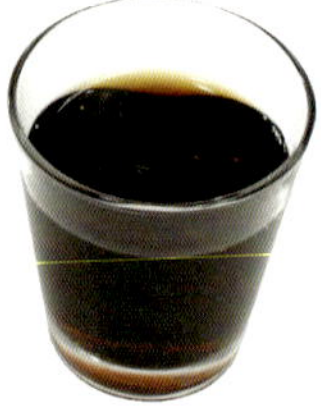

どうしても炭酸飲料を飲みたいときはカロリーがゼロのコーラを選んで。

※それぞれの糖質は100cc中の値です。各糖質量は文部科学省の「日本食品標準成分表2010」をもとに算出しています。

☑焼酎

糖質 0g

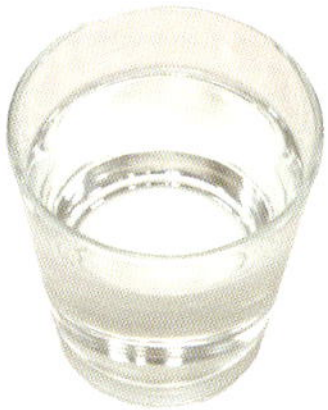

いもや麦、米などが原料ですが、蒸留酒なので糖質が含まれません。ただし、酎ハイやサワーにすると甘味がプラスされて糖質が多くなるので注意が必要です。

☑ワイン

糖質 1.5～2g

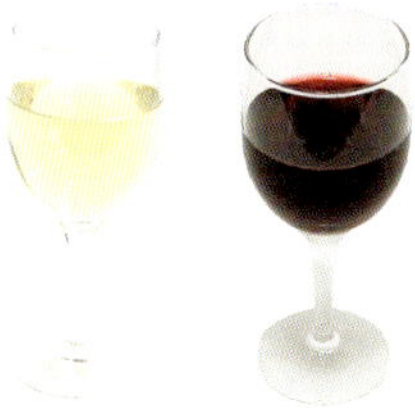

赤ワインは動脈硬化予防、そして白ワインはダイエット効果があります。また、AGEを抑止する効果が期待できます。

☑糖質オフビール

糖質 0～2g

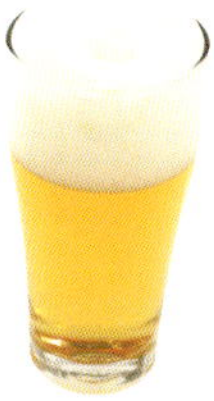

一般的なビールは糖質2.7～4gと糖質は多め。表示をよく見て、糖質オフや糖質ゼロのものを選べばOK。

☑ウィスキー

糖質 0g

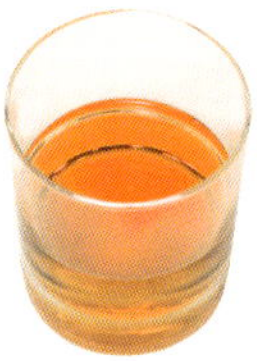

蒸留酒なので糖質は含まれません。ハイボールにするときは甘い炭酸水を使わないように。

epilogue

おわりに

「いつまでもオシャレをして、美しくいたい」。女性なら誰しもそうありたいと願っていると思います。女性は歳を重ねていくと、女性ホルモンのエストロゲンの減少で体重のコントロールが難しくなります。閉経後の女性で肥満に悩む方が増えるのはこのためです。

しかし、きちんと体重を管理して体型を維持していれば、オシャレができて、さらに美しくなれます。歳を重ねてもそうあって欲しいと思います。そのためには若いうちからベストな体重をキープして、健康を維持することが大切だと考えています。

フランスには「女とワインは熟成した方がよい」という言葉があるそうです。たとえばパリに行くと、マダムと呼ばれる、スタイルもよくて素晴らしいオシャレのセンスを持った、みんなに尊敬されるような素敵な女性がいます。

残念ながら今の日本は、若い女性の方がいいという風潮があります。そして、見るからにやせ過ぎの女性アイドルやタレントがもてはやされます。私は、日本にもパリのマダムに負けない、成熟した美しいオシャレな大人の日本の女性がたくさん増えれば、どんなに素晴らしいことかと心から期待しています。

やせてスタイルがよくなればオシャレを楽しむことができます。そのための第一歩はダイエットです。そしてダイエットに成功したら、その体型と体重をキープしてください。本書で紹介してきた通り、その手助けになるのが「糖質オフ」です。ぜひ多くの方に、「キレイにやせる」を実現して、素敵な女性になっていただきたいと思います。

AGE牧田クリニック　院長

牧田善二

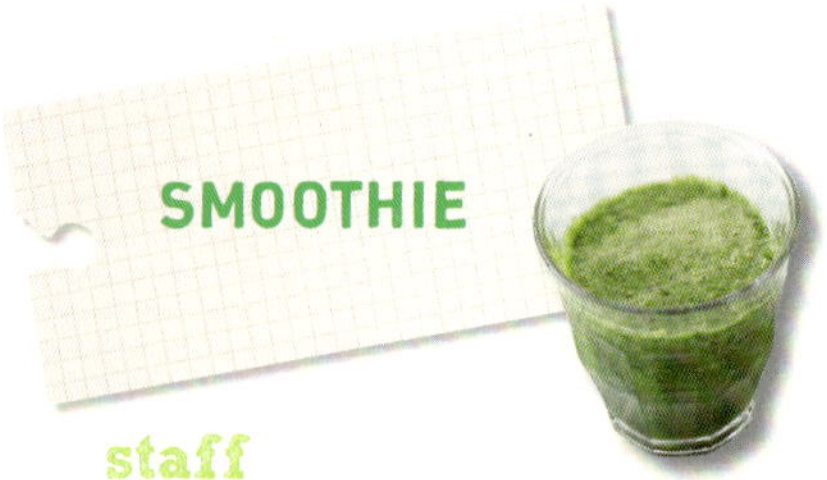

staff

料理制作＆栄養監修
岩﨑啓子（いわさき・けいこ）
料理研究家・管理栄養士。栄養学に基づいた健康的な料理、手軽で簡単に作れる家庭料理の提案など、雑誌や書籍、メニュー開発などで活動中。

料理アシスタント　上田浩子　近藤浩美
編集　株式会社 A.I　吉田桐子
本文デザイン　関根僚子
本文 DTP　芦原美優
撮影　中本浩平
イラスト　きくちりえ（Softdesign）
写真提供　株式会社マッシュルームソフト「食品写真素材集」

著者紹介
牧田善二（まきた・ぜんじ）

糖尿病専門医。1979年、北海道大学医学部を卒業。ニューヨークのロックフェラー大学医生化学講座などで、糖尿病合併症の原因として注目されているAGEの研究を約5年間行う。1996年より北海道大学医学部講師、2000年より久留米大学医学部教授。2003年より糖尿病をはじめとする生活習慣病、肥満治療のための「AGE牧田クリニック」を東京・銀座に開設し、延べ10万人以上の患者を診ている。『糖尿病専門医にまかせなさい』（文春文庫）、『糖尿病はご飯よりステーキを食べなさい』（講談社）、『糖質オフ！でやせるレシピ』（成美堂出版）など、著書・監修書多数。

キレイにやせる！ **糖質オフスムージー**

著　者　牧　田　善　二
発行者　富　永　靖　弘
印刷所　慶昌堂印刷株式会社

発行所　東京都台東区台東２丁目24　株式会社　**新星出版社**
〒110-0016　☎03（3831）0743

ISBN978-4-405-09247-1